A. B. Imhoff (Hrsg.)

Fortbildung Orthopädie
Die ASG-Kurse der DGOT

Band 4: **Fuß**

Mit 106 Abbildungen in 181 Teilabbildungen
und 11 Tabellen

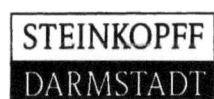

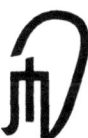

Prof. Dr. med. Andreas B. Imhoff
Abteilung und Poliklinik für Sportorthopädie
TU München
Connollystraße 32, 80809 München

ISBN 978-3-7985-1182-8

Die Deutsche Bibliothek – CIP-Einheitsaufnahme
Fortbildung Orthopädie: die ASG-Kurse der DGOT /
A. B. Imhoff (Hrsg.). – Darmstadt: Steinkopff
  Bd. 4. Fuß. – 2000
  ISBN 978-3-7985-1182-8   ISBN 978-3-642-57732-1 (eBook)
  DOI 10.1007/978-3-642-57732-1

© Springer-Verlag Berlin Heidelberg 2000
Ursprünglich erschienen bei Steinkopff Verlag, Darmstadt 2000

Herstellung: Klemens Schwind
Umschlaggestaltung: Erich Kirchner, Heidelberg
Satz: K+V Fotosatz GmbH, Beerfelden

SPIN 10736174   105/7231-5 4 3 2 1 0 – Gedruckt auf säurefreiem Papier

Vorwort

Die Fort- und Weiterbildungskurse der ASG-Fellows sind 1988 als Fortbildungs-
programm nach dem Vorbild der „Instructional Courses" der AAOS (American
Association of Orthopaedic Surgeons) entstanden und bilden heute einen festen
Bestandteil der Deutschen Orthopädenkongresse.

Diese Fortbildungskurse richten sich an angehende Fachärzte für Orthopädie
und orthopädische Chirurgie, aber auch an erfahrene Orthopäden in Praxis und
Klinik, die von bestausgewiesenen Wissenschaftlern eine kompetente Übersicht
über Neues zu aktuellen und modernen Krankheitsbildern erfahren.

ASG-Kursbücher erschienen bereits von 1990–1996 unter dem Titel „Aktuelle
Schwerpunkte der Orthopädie" (herausgegeben von H.-W. Springorum und
B.-D. Katthagen) im Georg Thieme Verlag. Nachdem diese Reihe dort nicht mehr
fortgeführt wurde, ist die jetzige ASG-Kurskommission dem Steinkopff Verlag
sehr dankbar, daß er die bedeutungsvolle Aufgabe mit neuem Engagement über-
nommen hat. Zusammen mit der Fragensammlung für die Durchführung der
Fachgespräche in Orthopädie, wie sie von der Prüfungskommission der DGOT
und des BVO zusammengestellt wurde, sollen die Kursbücher die erweiterte
Grundlage und Ergänzung bieten.

Wir haben das Ziel, mit den ASG-Kursbüchern über 3 Jahre in 6 Bänden die
gesamte Thematik der Orthopädie darzustellen. Die Bücher sind nach topogra-
phischen Gesichtspunkten gegliedert.

Der erste Band, erschienen im Mai 1999, umfaßt die Fortbildungskurse mit
den Schwerpunkten Schulter – Ellenbogen – Hüfte und Stoßwelle. Der zweite
Band behandelt das Thema ‚Wirbelsäule‘, der dritte Band ist dem Thema ‚Knie‘
gewidmet. Der jetzt vorliegende vierte Band umfaßt die überarbeiteten Manu-
skripte der Fortbildungskurse der letzten 3 Jahre zum Thema ‚Fuß‘. Der erste Teil
des Buches befaßt sich mit dem Vorfuß, wobei die differenzierte Therapie des
Hallux valgus und des Hallux rigidus wie auch die konservative und operative
Therapie des Spreizfußes und der Metatarsalgien behandelt werden. Der zweite
Teil widmet sich den Problemen des Sportfußes, den Überlastungsschäden und
Überlastungsbeschwerden bei Dysfunktion und dem medialen Tibial-Stress-Syn-
drom. Den Hauptteil des Buches nehmen die Behandlungen der OSG-Instabilität
von den biomechanischen Überlegungen, den anatomischen Rekonstruktions-
möglichkeiten bis zum Stellenwert der Tenodesen wie auch die arthroskopischen
Möglichkeiten bei Knorpelschäden, Knorpeltransplantationen und dem beim
Sportler häufigen Impingementsyndrom des OSG ein. Den Abschluß des Buches
bildet ein sehr ausführliches Kapitel zur Chirurgie des diabetischen Fußes – ein
wichtiges Gebiet, das leider in den meisten Büchern zu kurz kommt.

Wiederum danken wie allen Referenten und Mitarbeitern, die mit ihren Bei-
trägen zum Gelingen dieses nunmehr vierten Bandes der neuen ‚Fortbildungs-
reihe Orthopädie‘ beigetragen haben. Auch dieses Buch ist nur dank der sehr
guten Zusammenarbeit mit Frau Dr. Gertrud Volkert, Steinkopff Verlag, und
meiner Sekretärin, Frau Gabi Gistl, möglich geworden.

Für die ASG-Kurskommission 2000   Andreas B. Imhoff

Inhaltsverzeichnis

Autorenverzeichnis

Dr. med. J. Agneskirchner
Abteilung und Poliklinik
für Sportorthopädie
der TU München
Connollystr. 32
80809 München

Priv. Doz. Dr. med. H.-P. Becker
Chirurgische Abteilung
Bundeswehrzentralkrankenhaus Koblenz
Rübenacherstr. 170
56072 Koblenz

Dr. med. C. Bertsch
Funktionsbereich Bewegungsanalytik
Klinik und Poliklinik
für allgemeine Orthopädie
Westfälische Wilhelms-Universität Münster
Domagkstr. 3
48129 Münster

Dr. med. M.L. Dingerkus
Abteilung und Poliklinik
für Sportorthopädie
der TU München
Connollystr. 32
80809 München

Dr. med. H. Fredrich
Abteilung und Poliklinik
für Sportorthopädie
der TU München
Connollystr. 32
80809 München

Dr. med. R. Fuhrmann
Klinik für Orthopädie
der Friedrich-Schiller-Universität Jena
am Rudolf Elle-Krankenhaus
Klosterlausnitzerstr. 81
07607 Eisenberg

Prof. Dr. med. J. Grifka
Orthopädische Universitätsklinik
Regensburg
Kaiser-Karl-V.-Allee
93077 Bad Abbach

PD. Dr. med. B. Hintermann
Orthopädische Universitätsklinik
Orthopädische-traumatologische
Abteilung
Kantonsspital Basel
Spitalstr. 21
CH-4031 Basel

Prof. Dr. med. A.B. Imhoff
Abteilung und Poliklinik
für Sportorthopädie
der TU München
Connollystr. 32
80809 München

Prof. Dr. med. J. Jerosch
Johanna-Etienne-Krankenhaus
Klinik für Orthopädie
und Orthopädische Chirurgie
Am Hasenberg 46
41462 Neuss

Dr. med. G.M. Oettl
Abteilung und Poliklinik
für Sportorthopädie
der TU München
Connollystr. 32
80809 München

Dr. med. L. Perlick
Orthopädische Universitätsklinik
Regensburg
Kaiser-Karl-V.-Allee
93077 Bad Abbach

Dr. med. C. Riedel
Orthopädische Universitätsklinik Mainz
Langenbeckstr. 1
55101 Mainz

Prof. Dr. med. J.-D. Rompe
Orthopädische Universitätsklinik Mainz
Langenbeckstr. 1
55101 Mainz

Priv. Doz. Dr. med. D. Rosenbaum
Funktionsbereich Bewegungsanalytik
Klinik und Poliklinik
für Allgemeine Orthopädie
Westfälische Wilhelms-Universität Münster
Domagkstr. 3
48129 Münster

Dr. med. D. Schäfer
Orthopädische Universitätsklinik
Orthopädie – Traumatologie
Kantonsspital Basel
Spitalstr. 21
CH-4031 Basel

Dr. med. C. Schöllner
Orthopädische Universitätsklinik Mainz
Langenbeckstr. 1
55101 Mainz

Dr. med. Ph. Schöttle
Abteilung und Poliklinik
für Sportorthopädie
der TU München
Connollystr. 32
80809 München

Prof. Dr. med. K. Steinbrück
Sportklinik Stuttgart
Taubenheimstr. 8
70372 Stuttgart

Univ. Prof. Dr. med. A. Wanivenhaus
Universitätsklinik für Orthopädie
Währinger Gürtel 18–20
A-1090 Wien

Prof. Dr. med. H. H. Wetz
Klinik und Poliklinik
für Technische Orthopädie
Westfälische Wilhelms-Universität Münster
Robert-Koch-Str. 30
48149 Münster

Prof. Dr. med. N. Wülker
Orthopädische Klinik
der Medizinischen Hochschule Hannover
Helmchenstr. 1–7
30625 Hannover

Biomechanik

KAPITEL 1

Biomechanik und Diagnostik beim instabilen Sprunggelenk

B. Hintermann

Akute Bandverletzungen des oberen Sprungge-lenkes gehören zu den häufigsten Verletzungen überhaupt und dürften 15 bis 25% der in der Praxis behandelten Verletzungen des Bewe-gungsapparates betreffen. Die genaue Diagno-stik wie auch die Behandlung werden heute noch weitgehend kontrovers gehandhabt. Wich-tig zum Verständnis dazu sind jedoch grundle-gende Kenntnisse der Anatomie und Biomecha-nik. Die vorliegende Arbeit hat zum Ziel, die wichtigsten Grundlagen zum Verständnis der akuten chronischen Bandverletzung des oberen Sprunggelenkes darzustellen.

Anatomie

Der laterale Bandapparat besteht aus dem Liga-mentum fibulotalare anterius, Ligamentum fibu-localcaneare und Ligamentum fibulotalare po-sterius. Funktionell muß das laterale Ligamen-tum talocalcaneare (Ligamentum interosseum) diesem Bandapparat mit eingeschlossen werden.

Das Ligamentum fibulotalare anterius ist eine Verdickung der ventralen Kapsel des oberen Sprunggelenkes. Es zieht vom Talushals an die Vorderkante der Fibula und strahlt damit in die Fasern des Ligamentum fibulo-calcaneare ein. Es hat gelegentlich auch Faserverbindungen zum Ligamentum fibulotalare posterius. Eine Ruptur des Ligamentum fibulotalare anterius führt demnach zu einem Einriß der Gelenkkap-sel mit Entstehung eines Hämarthros und sub-kutane Hämatombildung.

Das Ligamentum fibulocalcaneare ist eine vornehmlich extraartikuläre Bandstruktur, die nachbarschaftlich sehr nahe an die Peronealseh-nenscheide gebunden ist. Es zieht von der Vor-derkante der Fibula, wo er teilweise gemeinsam mit den Fasern des Ligamentum fibulotalare an-terius inseriert, nach posterior plantar, um etwa 12mm jenseits des unteren Sprunggelenkes am

Calcaneus zu inserieren. In Neutralstellung des Fußes verläuft dieses Ligament senkrecht zur Gelenkfläche des hinteren unteren Sprunggelen-kes und projiziert sich in der seitlichen Ansicht parallel zum unteren Sprunggelenk ab [16]. Eine Ruptur des Ligamentum fibulocalcaneare führt durch seinen Verlauf sehr häufig zu einer gleichzeitigen Ruptur der Peronealsehnenschei-de, gelegentlich auch zu Mitverletzungen der Peronealsehnen selbst.

Das Ligamentum fibulotalare posterius ver-bindet das posterolaterale Eck des Talus mit der Innenseite der Fibula und strahlt hier mit den Fasern in das Ligamentum fibulocalcaneare und Ligamentum fibulotalare anterius ein.

Diese drei Bänder bilden einen kräftigen latera-len Bandfächer. Dessen Integrität ist ein Eck-pfeiler in der lateralen Stabilisierung des oberen Sprunggelenkes. Es ist aber beizufügen, daß bei zunehmender Krafteinwirkung auch andere Bandstrukturen gestreßt und geschädigt werden können. So können namentlich das Ligamentum tibiofibulare anterius, vordere Syndesmose, das Ligamentum interosseus und das Ligamentum deltoideum von einer Verletzung mitbetroffen sein.

Biomechanik

In Neutralstellung des Fußes liegt das Ligamen-tum fibulotalare anterius parallel zu der Längs-achse des Talus und ist selbst nicht unter Zug-belastung. Das Ligamentum fibulocalcaneare da-gegen liegt annähernd senkrecht zu einer Längsachse des Talus. Seine vorderen Faseran-teile sind unter Spannung, wobei die Spannung auf das gesamte Ligament mit Dorsalextension des oberen Sprunggelenkes zunimmt. Bei Plan-tarflexion des Fußes wird das Ligamentum fibu-localcaneare entspannt, währenddem das Liga-mentum fibulotalare anterius unter zunehmende

Spannung gerät. Das Ligamentum fibulotalare anterius und Ligamentum fibulocalcaneare wirken dabei synergistisch: wenn ein Bandanteil entspannt ist, ist das andere unter Zugbelastung, und umgekehrt [22]. Das Ligamentum fibulotalare anterius ist das Schwächste der Aussenbänder, gefolgt vom Ligamentum fibulocalcaneare und dem Ligamentum fibulotalare posterius. Das Ligamentum deltoideum weist die höchste Reißkraft auf [3].

In Plantarflexion des Fußes ist das Ligamentum fibulotalare anterius der Hauptstabilisator des oberen Sprunggelenkes gegen Inversion. Kommt es nun zu einem Inversionstrauma des Fußes, ist das Ligamentum fibulotalare anterius deshalb der erste Bandanteil, der zerreisst. Wird der Fuß einem Inversions-/Plantarflexionsstreß ausgesetzt, reißt zunächst die vordere Gelenkkapsel, und dann das Ligamentum fibulotalare anterius. Anschließend reißt das Ligamentum fibulocalcaneare, eher selten auch das Ligamentum fibulotalare posterius. Das Ligamentum deltoideum ist ebenfalls nur selten betroffen [6, 21].

Bei der Stabilisation des unbelasteten Fusses kommt dem Ligamentum fibulocalcaneare eine vorrangige Bedeutung zu. Es wirkt allein gegen Außenrotationsstreß und wird nur in Plantarflexion teilweise durch das Ligamentum fibulotalare posterius unterstützt. Das Ligamentum fibulocalcaneare ist beim unbelasteten Fuß ebenfalls der primäre Stabilisator gegen Inversionsstreß, und wird erst bei fortgeschrittener Inversion durch das Ligamentum fibulotalare anterius unterstützt. Analog übernimmt das Ligamentum deltoideum auf der medialen Seite die Funktion des Hauptstabilisators.

Mit zunehmender Belastung des Gelenkes übernehmen die Gelenkflächen einen Teil der Stabilisation. Diesem Faktor wurde aber zu große Bedeutung zugemessen [25]. Neuere Studien haben gezeigt, daß die axiale Belastung des Fußes zu einer Innenrotation der Tibia, Plantarflexion und Innenrotation des Talus und Eversion des Calcaneus führt [14]. Diese Bewegungen nehmen bei insuffizientem lateralen Bandapparat zu [13].

Diagnostik

Klinische Untersuchung. Die Bandverletzung des oberen Sprunggelenkes ist primär eine klinische Diagnose. Bei einer akuten Verletzung verspürt der Patient häufig ein plötzliches Reißgefühl des Bandes, gelegentlich mit einem Knall verbunden. Darauf entstehen lokale Schwellungen und Schmerzen. Besteht eine Schwellung über der Fibula, die sich nach distal ausdehnt, beträgt die Wahrscheinlichkeit einer signifikanten Bandruptur 70%. Bei zusätzlichem Schmerz über dem Ligamentum fibulocalcaneare oder Ligamentum fibulotalare anterius erhöht sich die Wahrscheinlichkeit bis über 90% [9].

Das Ausmaß der Schwellung ist allerdings kein Maßstab für die Schwere der Verletzung [7].

Röntgendiagnostik. Nach einer akuten Verletzung schliessen Standard-Röntgenaufnahmen eine knöcherne Begleitverletzung aus. Spezielle Funktionsaufnahmen in Inversionsstreß („Talar tilt") bzw. vorderem Schubladenstreß werden heute noch immer als indirekte Maße für eine Instabilität resp. Ruptur der lateralen Bänder herangezogen. Die Art und Weise der Durchführung solcher Funktionsaufnahmen beeinflußt das Resultat nachhaltig – gehaltene Aufnahmen von Hand haben die größte Verläßlichkeit [11, 12].

Eine laterale Aufklappbarkeit von absolut über 12° resp. über 10° im Seitenvergleich wird mehrheitlich als Zeichen einer kompletten Ruptur namentlich des Ligamentum fibulocalcaneare betrachtet, währenddem ein Talusvorschub von über 6mm einer vollständigen Ruptur des Ligamentum fibulotalare anterius zugeordnet wird [4].

In den letzten Jahren haben gehaltene Röntgenaufnahmen wie auch die Arthrographie in der Diagnostik der akuten Bandverletzung stark an Bedeutung verloren, da die primäre Behandlung meist funktionell konservativ ist.

Bei der Diagnostik des chronisch instabilen Sprunggelenkes haben die Erkenntnisse der letzten Jahre ebenfalls zur Vorsicht bei der Interpretation von radiologischen Funktionsaufnahmen gewarnt. Untersuchungen haben gezeigt, daß 4 bis 5% der Bevölkerung bei einwandfreier subjektiver und objektiver Stabilität radiologische Aufklappbarkeiten zeigen, die im Bereiche der pathologischen Werte liegen [2]. Zudem besteht eine schlechte Korrelation zwischen der radiologisch gemessenen Instabilität und der subjektiven funktionellen Instabilität des Patienten. Nur 40% der Patienten mit einer radiologisch demonstrierbaren Aufklappbarkeit zeigen Symptome einer OSG-Instabilität [7], und ebenfalls etwa 40% der Patienten mit subjektiver Instabilität zeigen keine pathologische Aufklappbarkeit in den radiologischen Streßaufnahmen [18]. In einer größeren prospektiven Studie zeigten wohl 81% der Patienten mit einer mechanischen Instabilität nach einer akuten Bandverletzung eine funktionelle Instabilität, jedoch auch 41% der Patienten ohne mechanische Instabilität, also ohne nachweisbare Rißbildung der Bänder [20].

Arthroskopie. Erst vereinzelte Berichte liegen über den Wert der Arthroskopie in der Diagnostik des instabilen OSG vor. Taga et al. [26] fanden in 21 von 22 (95%) chronisch instabilen OSG relevante Knorpelschäden und folgerten daraus, daß ein instabiles OSG so früh als möglich operativ stabilisert werden müsste, um Knorpelschäden zu verhindern. Schäfer und Hintermann [23, 24] konnten die hohen Anteile von schweren Begleitverletzungen am Knorpel nicht bestätigen. Eine aktuelle prospektive Untersuchung an 152 chronisch instabilen OSG hat klar aufgezeigt, wie hilfreich die arthroskopische Untersuchung des instabilen OSG ist. Dies trifft namentlich für die Erkennung und Einteilung der verschiedenen Instabilitätsmuster zu [Hintermann, in Publikation].

Die stabile Instabilität

Verschiedene Erklärungen liegen für das Phänomen vor, weshalb Instabilitätsgefühle am oberen Sprunggelenk nicht unbedingt einer mechanischen Instabilität entsprechen müssen:
- Die Instabilität sagittale (antero-posteriore) Instabilität und die Rotationsinstabilität des Talus in der Malleolengabel könnten Formen von Instabilitäten sein, die radiologisch nicht demonstriert werden können [5, 10].
- Eine Instabilität des unteren Sprunggelenkes dürfte in bis zu 25% der Instabilitäten des oberen Sprunggelenkes vorliegen und zu einer verminderten Rückfusskontrolle bei der Sportbelastung führen [19].
- Schwäche oder Riß der Peronealmuskulatur [1].
- Instabilität des Ligamentum tibiofibulare anterius (vordere Syndesmose), möglicherweise bis in 10% der akuten OSG-Distorsionen [17]. Diese Annahme hat in den letzten Jahren aber deutlich an Bedeutung verloren [15].

- Eine besondere Bedeutung dürfte dem propriozeptiven Defizit durch Zerreißung der sensomotorischen Strukturen zukommen [7]. Da die Elastizität der Nervenfasern geringer ist als die der Kollagenfasern der Bänder, kann es bei einer Banddehnung bzw. Bandruptur zu einer Zerreißung dieser Fasern kommen, mit Abriß der Mechanorezeptoren der Kapsel- und Bandstrukturen. Damit kommt es zu einer Unterbrechung des Reflexbogens. Es zeigte sich, daß die sofortige funktionelle Nachbehandlung nach Bandverletzungen zu einer besseren Stabilität führten, als die Immobilisation [8].

Zusammenfassung und Schlußfolgerungen

Verletzungen des Außenbandapparates des oberen Sprunggelenkes sind sehr häufige Verletzungen und stellen den behandelnden Arzt in der Praxis täglich vor das Problem nach der adäquaten Diagnostik und Behandlung. Die Diagnose der entstandenen Instabilität ist in erster Linie eine klinische Diagnose; bildgebende Verfahren wie Streßaufnahmen geben unzuverlässige Aussagen über die Instabilität. Der Arthroskopie könnte in der Diagnostik der chronischen Instabilität eine wesentliche Bedeutung zukommen.

Literatur

1. Abraham E, Stokes S (1979) Neglected ruptures of the peroneal tendons causing recurrent sprains of the ankle. J Bone Joint Surg (Am) 61:1247–1248
2. Anderson KJ, Lecocq JF, Clayton ML (1962) Athletic injury to the fibular collateral ligament of the ankle. Clin Orthop 23:146–160
3. Attarian DE, McCrackin HJ, DeVito DP (1985) Biomechanical characteristics of human ankle ligaments. Foot Ankle 6:54–58
4. Boruta PM, Bishop JO, Braly WG, Tullos HS (1990) Acute ankle ligament injuries: a literature review. Foot Ankle 12:107–112
5. Cass JR, Settles H (1994) Ankle instability: in vitro kinematics in response to axial load. Foot Ankle 15:134–140
6. Dias LS (1979) The lateral ankle sprain: an experimental study. J Trauma 19:266–269
7. Freeman MA (1965) Instability of the foot after injuries to the lateral liagment of the ankle. J Bone Joint Surg (Br), 47:669–677

8. Freeman MA (1965) Treatment of ruptures of the lateral ligament of the ankle. J Bone Joint Surg [Br] 47:661–668

9. Funder V, Jorgensen JP, Andersen A, Andersen SB, Lindholmer E, Niedermann B, Vuust M (1982) Ruptures of the lateral ligaments of the ankle. Acta Orthop Scand 534:997–1000

10. Hintermann B (1996) Biomechanik der Bänder des instabilen Sprunggelenks. Sportverletzung – Sportschaden 10:48–54

11. Hintermann B, Holzach PJ, Matter P (1990) Die radiologische Funktionsprüfung bei der fibularen Bandläsion – eine kritische Analyse und klinische Studie. Schweiz Zeitschr Sportmedizin 38:79–95

12. Hintermann B, Holzach PJ, Matter P (1992) Verletzungsmuster des fibularen Bandapparates. Radiologische Diagnostik und klinische Studie. Unfallchirurg 95:142–147

13. Hintermann B, Nigg BM (1995) In vitro kinematics of the loaded ankle/foot complex in response to dorsi-plantarflexion. Foot Ankle Int 16:514–518

14. Hintermann B, Nigg BM, Sommer C, Cole GK (1994) Transfer of movement between calcaneus and tibia in vitro. Clin Biomech 9:349–355

15. Hooper J (1983) Movement of the ankle joint after driving a screw across the inferior tibiofibular joint. Injury 14:493–506

16. Inman VT (1991) The joints of the ankle. Wiliams & Wilkins, pp 31–74

17. Katznel A, Lin M (1984) Ruptures of the ligaments about the tibiofibular syndesmosis. Injury 25:170–172

18. Kristiansen B (1981) Evan's repair of lateral instability of the ankle joint. Acta Orthop Scand, 52:679–682

19. Mann RA (1994) Foot problems in adults. Part 1: Biomechanics of the foot. In: Frankel VH (ed), Am Acad Orthop Surg, Vol 31. St. Louis, CV Mosby, pp 167–180

20. Perry H, Mann G, Nyska M, Mattan Y, Frankl U, Finsterbush A (1993) Ankle sprain: occurrence of chronic functional instability and its chronic relation to mechanical instability. A prospective study. Int Jerusalem Symposium on Sports Injuries 1, 19–22.

21. Rasmussen O (1985) Stability of the ankle joint: analysis of the function and traumatology of the ankle ligaments. Acta Orthop Scand (Suppl) 56:1–75

22. Renstroem PA, Wertz M, Incavo S, Pope M, Ostgaard HC, Arms S, Haugh L (1988) Strain in the lateral ligaments of the ankle. Foot Ankle 9:59–63

23. Schäfer D, Hintermann B (1995) Arthroscopic assessment of the chronic unstable ankle joint. Knee Surg Sports Traumatol Arthroscopy 4:48–52

24. Schäfer D, Hintermann B (1996) Arthroskopische Befunde im instabilen OSG. Sportverletzung – Sportschaden 10:63–66

25. Stormont DM, Morrey BF, An KN, Cass JR (1985) Stability of the loaded ankle. Am J Sports Med 13:295–300

26. Taga I, Shino K, Inoue M, Nakata K, Maeda A (1993) Articular cartilage lesions in ankles with lateral ligament injury: an arthroscopic study. Am J Sports Med 21:120–127

Vorfuß

KAPITEL 2

Differenzierte Therapie des Hallux valgus

N. Wülker

Einleitung

Obwohl der Hallux valgus schon seit über 150 Jahren operativ behandelt wird, hat sich die Therapie in den letzten zwei Jahrzehnten weiter verändert. Einige neue Operationsverfahren, wie die Chevron-Osteotomie oder die Akin-Osteotomie, wurden angegeben. Bislang sind jedoch bereits über 150 Operationsverfahren zur Therapie des Hallux valgus bekannt, so daß wesentliche technische Neuerungen nicht zu erwarten sind. Der wesentliche Fortschritt besteht vielmehr in der differenzierten Anwendung einzelner Operationsmethoden. Hallux valgus-Deformitäten unterscheiden sich nämlich erheblich, z.B. im Zustand des Metatarsophalangealgelenks, in der Kongruenz der Gelenkflächen und in der Ausprägung eines Metatarsus primus varus, der häufig mit dem Hallux valgus vergesellschaftet ist. Auch die Patienten unterscheiden sich im Hinblick auf ihre körperliche Aktivität, ihre Erwartungen von der Operation und im bevorzugten Schuhwerk. Nicht alle Hallux valgus-Deformitäten können daher mit nur einem Operationsverfahren befriedigend korrigiert werden. Die optimale Vorgehensweise wird vielmehr anhand von verschiedenen Kriterien ausgewählt, die im Folgenden erläutert werden.

Anamnese und klinischer Befund

Hallux valgus-Patienten klagen in erster Linie über einen druckschmerzhaften Ballen, also eine nach medial gerichtete Vorwölbung am Metatarsale I-Kopf. Dieser Ballen ist insbesondere beim Tragen von Schuhen schmerzhaft. Durch die Abweichung der Großzehe nach lateral bleibt den kleinen Zehen im Schuh nicht mehr ausreichend Platz, so dass sich hier Druckbeschwerden zwischen den Zehen selbst

und zum Schuh ergeben. Die gestörte Mechanik des Metatarsophalangealgelenks der Großzehe führt zu einer Fehlbelastung und zu Schmerzen im Gelenk. Schließlich verlagert sich aufgrund der gestörten Großzehenfunktion die Belastung beim Abrollen auf die lateral gelegenen Strahlen. Unter den Mittelfußköpfen II bis IV kommt es daher häufig zu Belastungsbeschwerden, die als „Transfermetatarsalgie" bezeichnet werden.

Im klinischen Befund steht die Abweichung der Großzehe nach lateral im Vordergrund. Zusätzlich ist die Großzehe häufig in Pronationsrichtung gedreht. Von Bedeutung ist eine Abweichung des Metatarsale I nach medial, die als „Metatarsus primus varus" bezeichnet wird. Dadurch wirken die Mittelfußköpfe aufgespreizt, der Metatarsale I-Kopf tritt noch weiter nach medial hervor. Dort finden sich in der Regel eine druckschmerzhafte Rötung, häufig auch eine Schwellung, gelegentlich ein in der Bursa befindlicher Erguss. In extremen Fällen kann es hier sogar zu einer Ulzeration kommen. Die kleinen Zehen treten nach oben, so daß sich hier Hammerzehen (bei denen die Zehenspitze noch den Boden berührt) oder Krallenzehen (bei denen die Zehenspitze vom Boden abgehoben ist) bilden. Die Plantarseite der Mittelfußköpfe II bis IV ist häufig druckschmerzhaft, oft findet sich hier auch eine Schwielenbildung als Anzeichen der Überlastung. Die Prüfung der Fußpulse sowie der Hautdurchblutung ist essentiell, um Komplikationen in der Hallux valgus-Chirurgie zu verhüten.

Röntgenbefund

Entscheidend für die Indikationsstellung ist eine dorsoplantare Aufnahme des Vorfußes unter Belastung. Eine seitliche Aufnahme unter Belastung wird zwar routinemäßig angefordert, ist jedoch weniger aussagekräftig. Eine Aufnahme ohne Belastung kann nicht herangezogen werden, da sich das Ausmaß des Hallux valgus und des Metatarsus primus varus entscheidend mit der Belastung verändert.

Die Röntgenbilder werden zunächst auf degenerative Veränderungen am Metatarsophalangealgelenk beurteilt. Finden sich eine Gelenkspaltverschmälerung, Osteophyten oder Gelenkflächenunregelmäßigkeiten, so ist davon auszugehen, daß bereits erhebliche degenerative Veränderungen an den Gelenkflächen bestehen. In diesem Fall sind rekonstruktive Verfahren zur Korrektur des Hallux valgus nur noch eingeschränkt erfolgreich.

Als nächstes wird entschieden, ob das Großzehengrundgelenk kongruent oder inkongruent (d. h. subluxiert) ist. Letzteres ist wesentlich häufiger der Fall. Die Inkongruenz bedeutet, daß der Hallux valgus durch eine Imbalance der Weichteile um das Großzehengrundgelenk entsteht. Zur Korrektur muß die Weichteilbalance wiederhergestellt werden. Bei geringer Inkongruenz kann man sich am Röntgenbild mit Hilfe von Punkten orientieren, die auf die Enden der Gelenkflächen gelegt werden. Das Gelenk ist inkongruent, wenn diese Punkte nicht aufeinander treffen.

Beim inkongruenten Grundgelenk besteht in der Mehrzahl der Fälle gleichzeitig eine Abweichung des Metatarsale I nach medial (Metatarsus primus varus). Sie wird auf der belasteten Aufnahme mit dem Intermetatarsalwinkel bestimmt, der zwischen den Schaftachsen des Metatarsale I und II gemessen wird (Normalwert $< 10°$). Bei einem vergrößerten Winkel muß die Stellung des Metatarsale I ggf. ebenfalls korrigiert werden.

Bei kongruentem Gelenk sind nicht die Weichteile für den Hallux valgus verantwortlich, sondern es besteht eine knöcherne Deformität oder der Hallux valgus ist nur gering ausgeprägt. Meistens ist die Gelenkfläche des Metatarsale I-Kopfs vermehrt nach lateral gekippt. Der distale Gelenkflächenwinkel zwischen einer Senkrechten auf der Metatarsale I-Schaftachse und einer Linie durch die Gelenkflächenenden ist dann vergrößert (Normalwert 5 bis 10°).

Eine knöcherne Deformität kann auch an der Grundphalanx bestehen. In diesem Fall ist der Winkel zwischen der proximalen Gelenkfläche der Grundphalanx und ihrer Schaftachse vergrößert (Normalwert 5 bis 10°). Dies wird als Hallux valgus interphalangeus bezeichnet.

Begleiterscheinungen des Hallux valgus, z. B. Kleinzehendeformitäten oder eine Metatarsalgie, werden nicht anhand von Röntgenaufnahmen, sondern klinisch diagnostiziert. Eine weitere bildgebende Diagnostik, etwa mittels Kernspintomographie, ist in der Regel nicht erforderlich.

Konservative Therapie

Schienen und Zügel zur Korrektur des Hallux valgus stehen in unterschiedlichen Modellen zur Verfügung. Sie sind jedoch nicht geeignet, den Hallux valgus dauerhaft zu korrigieren. Mit ihnen kann allenfalls am wachsenden Skelett eine Progredienz der Deformität verhütet werden.

Die konservative Behandlung richtet sich in erster Linie auf die Begleitsymptome des Hallux valgus. Am erfolgreichsten ist sie bei der Metatarsalgie, wo Einlagen mit retrokapitaler Pelotte und Vorfußweichbettung meist eine deutliche Beschwerdelinderung erzielen. Druckstellen zwischen den Zehen oder gegen den Schuh können mit konfektionierten Polstern gut entlastet werden. An den Kleinzehen ist jedoch mit Richtern oder Zügeln keine dauerhafte Stellungskorrektur zu erzielen. Polsterungen an der Innenseite des Ballens sind weniger hilfreich, da sie zusätzlich im Schuh auftragen und den Druck auf die Haut noch erhöhen. Lokale oder systemische Antiphlogistika werden nur in Ausnahmefällen, z. B. beim akuten Reizzustand eines Ballens, verordnet. Redressierende Bewegungsübungen an den Zehen sind sinnvoll, um Kontrakturen zu verhindern. Sie können in aller Regel vom Patienten selbst durchgeführt werden.

Zur konservativen Therapie gehört auch eine Beratung des Patienten über geeignetes Schuhwerk. Schuhe mit zu engem und spitz zulaufendem Vorfußbereich führen zwangsläufig zur Ausbiegung der Großzehe nach lateral und verstärken die Beschwerden über dem Ballen. Bei einem übermäßig hohen Absatz wird der Fuß bei jedem Schritt in den vorderen Schuhbereich gedrückt und die Zehen werden komprimiert. Eine dünne Ledersohle federt beim Auftritt nur unzureichend und verstärkt Beschwerden im Sinne einer Metatarsalgie.

Differenzierte Therapie

Bestehen beim Hallux valgus ausreichende Beschwerden und wünscht der Patient eine Kor-

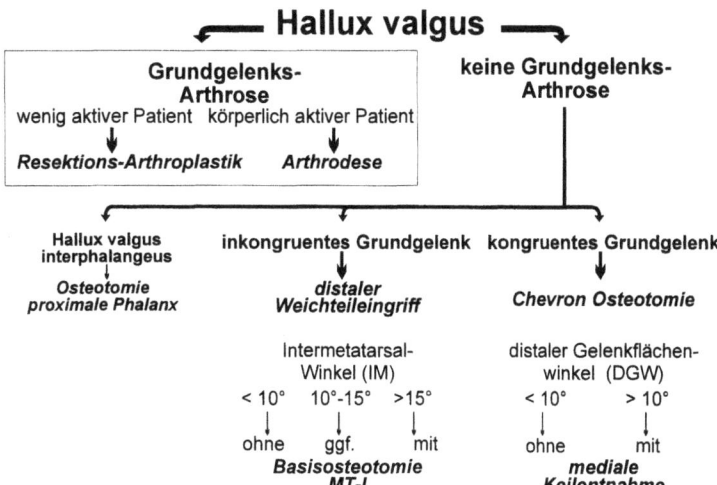

Abb. 1. Therapieschema zum Hallux valgus

rektur, ist eine Hallux valgus-Operation indiziert. Wichtigste Kontraindikation ist eine mangelhafte Blutversorgung aufgrund einer arteriellen Verschlußkrankheit. Auch übermäßige Erwartung des Patienten, insbesondere beim postoperativ zu tragenden Schuhwerk, sollten zum Überdenken der Indikation Anlaß geben. Ein Eingriff bei beschwerdefreien Patienten allein zur kosmetischen Korrektur ist nicht indiziert.

Die Wahl des Operationsverfahrens bleibt in gewissem Maße der Ausbildung und den Erfahrungen des Operateurs überlassen. Mit der gewählten Technik müssen jedoch alle Komponenten der Hallux valgus-Deformität korrigiert werden. Der Operateur wird daher eine Palette von Eingriffen vorhalten müssen, um unterschiedlichen Deformitäten und unterschiedlichen Patienten gerecht werden zu können. Bei der Wahl der Operation leistet ein Therapieschema Hilfestellung, das jedoch nicht die Erfahrung und Abwägung des Operateurs ersetzt (Abb. 1).

Die häufigste Situation ist ein Hallux valgus mit Inkongruenz des Großzehengrundgelenks und ohne degenerative Veränderungen. Meist sind dies mäßiggradige bis starke Hallux valgus-Deformitäten. Begleitend besteht bei der Mehrzahl der Patienten ein Metatarsus primus varus. Die Abweichung der Großzehe nach lateral kommt durch eine gestörte Weichteilbalance um das Großzehengrundgelenk zustande. Die knöcherne Anatomie und insbesondere die Ausrichtung der Gelenkflächen am ersten Strahl ist jedoch normal. Diese Variante des Hallux valgus wird mit einem Weichteileingriff am Großzehengrundgelenk korrigiert, bei dem die kontrakten Weichteile auf der lateralen Seite des Gelenks entfächert und die übermäßig langen

und insuffizienten Weichteile auf der Medialseite des Gelenks gerafft werden. Dieser „distale Weichteileingriff" wird mit einer proximalen Osteotomie des Metatarsale I kombiniert, wenn der Intermetatarsalwinkel deutlich über 10° beträgt. Sie ist erforderlich, um den Metatarsus primus varus zu korrigieren. Die Osteotomie erfolgt proximal, da hier das Korrekturpotential am größten ist. Nur selten besteht bei diesen Patienten eine so ausgeprägte Hypermobilität des ersten Tarsometatarsalgelenks, dass eine Basisosteotomie keine ausreichende Korrektur erzielt und statt dessen eine Arthrodese des hypermobilen Gelenks erforderlich wird.

Weniger häufig ist beim Hallux valgus ohne arthrotische Veränderungen das Großzehengrundgelenk kongruent. Meist sind dies leichte bis mäßiggradige Deformitäten, oft bei jüngeren Patientinnen und Patienten. Hier kann der distale Weichteileingriff nicht verwendet werden, da das Gelenk sonst in eine inkongruente Stellung gebracht würde. Vielmehr erfolgt eine knöcherne Korrektur am Metatarsale I-Kopf. Dabei wird das Kopffragment nach lateral verschoben. Bei vergrößertem distalen Gelenkflächenwinkel wird gleichzeitig ein medialbasiger Keil entnommen, um die Gelenkfläche anatomisch zum Metatarsale I-Schaft auszurichten. Eine große Zahl verschiedener Osteotomien steht zur Verfügung. Besonders geeignet sind biplanare Osteotomien, die in zwei Ebenen verlaufen und dadurch eine besondere Stabilität gewährleisten. Hier hat sich insbesondere die Chevron-Osteotomie bewährt.

Ein Hallux valgus interphalangeus wird selten für sich alleine durch eine Osteotomie der Grundphalanx mit Entnahme eines medialbasigen Keils korrigiert. Eine Indikation zu dieser Osteotomie ergibt sich jedoch gelegentlich, wenn die Großzehe nach Abschluß des distalen Weichteileingriffs bei ausgerichtetem Großzehengrundgelenk noch deutlich nach lateral abweicht.

Bei Patienten mit degenerativen Veränderungen am Großzehengrundgelenk sind die genannten rekonstruktiven Operationstechniken nicht erfolgsversprechend. Die eigenen Nachuntersuchungsergebnisse haben gezeigt, daß sogar ab einem biologischen Alter von etwa 60 Jahren eine ausreichende Beweglichkeit und Funktion der Großzehe in der Regel nicht mehr erreicht werden. Bei diesen Patienten liefert die Resektionsarthroplastik durch Debasierung der Grundphalanx nach wie vor die besten Ergebnisse. Degenerative Veränderungen am Großzehengrundgelenk in einem Alter unter 60 Jahren sind selten. Diese Patienten werden vorzugsweise mit einer Arthrodese des Großzehengrundgelenks versorgt, da diese die Funktion der Großzehe beim Abstoßen während des Gehens wesentlich besser erhält als die Resektionsarthroplastik. In gleicher Weise wird bei einem Hallux valgus-Winkel von über 50° verfahren, da hier Rekonstruktionen nicht mehr erfolgversprechend sind.

Gleichzeitige Korrekturoperationen an den kleinen Zehen sind erforderlich, wenn hier Deformitäten vorliegen. Eine Metatarsalgie bessert sich in der Regel alleine durch die Großzehenkorrektur ausreichend, so dass Metatarsale-Osteotomien (z.B. die Weil-Osteotomie) zunächst nicht indiziert sind.

Wichtigste Kontraindikation zu Eingriffen bei Hallux valgus sind Durchblutungsstörungen. Weitere diagnostische Maßnahmen sind erforderlich, wenn nicht beide Fußpulse deutlich zu tasten sind.

Operationstechniken

Hallux valgus-Operationen können in regionaler, spinaler oder allgemeiner Anästhesie durchgeführt werden. Auch wenn die meisten Eingriffe ambulant vorgenommen werden können, ist eine stationäre Betreuung über ein bis zwei Tage zu bevorzugen. Die Operationen erfolgen in der Regel in Blutleere. Dabei verkürzt eine über dem Sprunggelenk belassene sterile Esmarch-Bandage die Blutleerezeit. Die Hautfäden sollen am Fuß 14 Tage belassen werden. Die

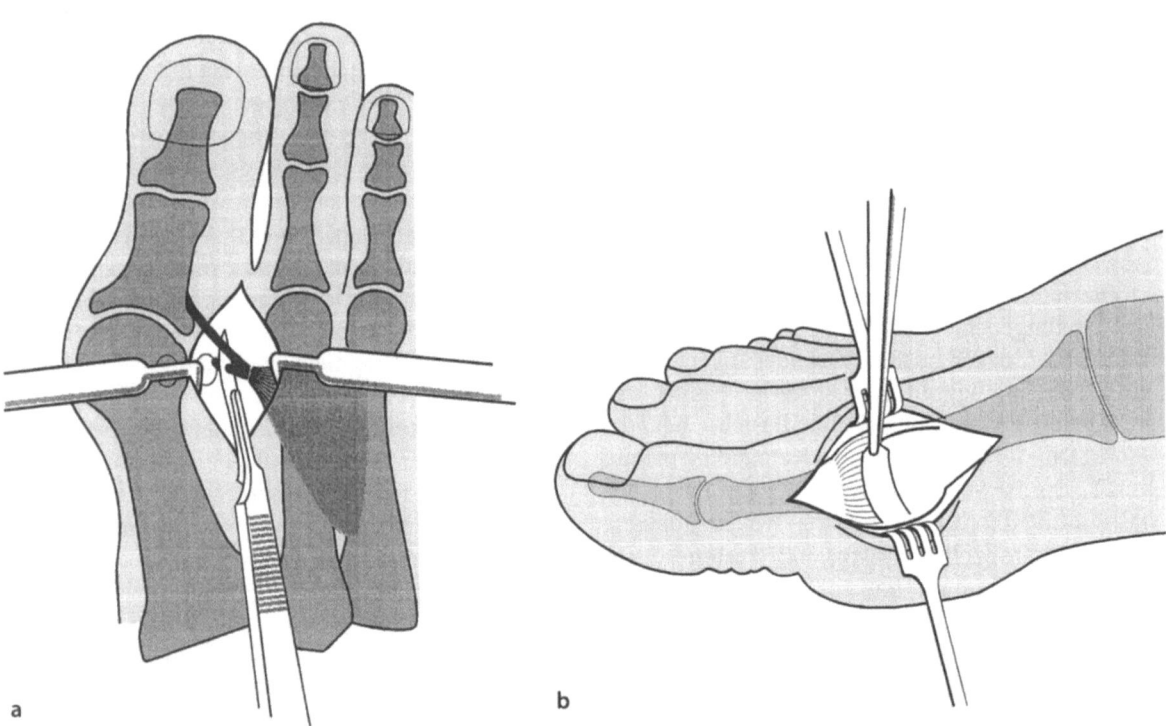

Abb. 2. Distaler Weichteileingriff: **a** die Adduktorensehne wird vom fibularen Sesambein und von der Grundphalanx abgelöst; **b** medial wird zur Raffung der Gelenkkapsel ein vertikal gestellter Streifen entnommen

Redression der Großzehe durch einen Verband in den Wochen nach der Operation trägt wesentlich zum Erfolg bei.

Distaler Weichteileingriff. Zu Beginn erfolgt das laterale Release am Großzehengrundgelenk durch einen dorsalen Hautschnitt im ersten Intermetatarsalraum (Abb. 2a). Nach Eingehen direkt bis auf die Adduktorensehne und Darstellen mit Haken wird die Sehne mit dem Skalpell von proximal nach distal von der lateralen Seite des fibularen Sesambeins und von der Grundphalanx abgelöst. Direkt darunter befindet sich das Ligamentum metatarseum transversum. Dieses Band wird zur Schonung der direkt darunter verlaufenen Nerven und Gefäße zunächst mit einer gebogenen Klemme unterfahren und anschließend mit dem Skalpell durchtrennt. Der laterale Aspekt der Gelenkkapsel wird anschließend mit einem Skalpell mehrfach gestichelt, bis die Großzehe in eine Varusposition von 30° gebracht werden kann, wobei die Kapsel hörbar und fühlbar einreißt.

Der zweite Hautschnitt erfolgt direkt medial über der Pseudoexostose. Das meist verdickte Kapsel- und Bursagewebe über der Pseudoexostose wird L-förmig inzidiert, wobei der vertikale Schenkel etwas proximal zum Gelenkspalt liegt. Die Pseudoexostose wird dargestellt und in Verlängerung der medialen Metatarsale I-Diaphyse mit dem Meißel oder der Säge abgetragen. Ein Streifen von 4 bis 8 mm Breite wird von der Kapsel entnommen (Abb. 2b). Die erforderliche Breite läßt sich abschätzen, indem die große Zehe achsengerecht ausgerichtet wird.

Ein Metatarsus primus varus muß gleichzeitig mit dem Weichteileingriff korrigiert werden. Bei einem Intermetatarsalwinkel zwischen 10 und 15° wird geprüft, ob das Metatarsale I ohne wesentliche, federnde Gegenkraft an das Metatarsale II angenähert werden kann. In diesem Fall reichen kräftige, resorbierbare Nähte aus, die in den ersten Intermetatarsalraum in den proximalen Anteil der Gelenkkapseln I und II gelegt werden. Eine Basisosteotomie am Metatarsale I ist bei einem Intermetatarsalwinkel von über 15° und wenn die Stellung des Metatarsale I bei geringeren Winkeln nicht ohne Widerstand korrigiert werden kann obligat. Die Basisosteotomie erfolgt vorzugsweise durch einen dritten Hautschnitt, der proximal und zwischen die beiden ersten Schnitte gelegt wird. Verschiedene Osteotomietechniken können verwendet

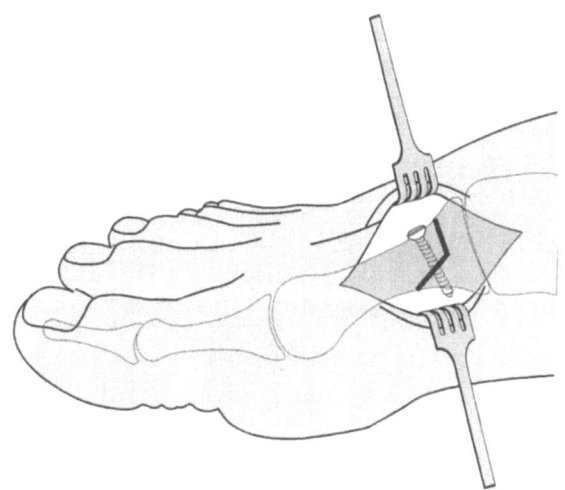

Abb. 3. Osteotomie an der Basis des Metatarsale I zur Korrektur des Metatarsus primus varus

werden. Am zuverlässigsten und leichtesten ist eine nach distal geöffnete Chevron-Osteotomie, deren dorsaler Schenkel nahezu vertikal und knapp 1 cm distal zum ersten Tarsometatarsalgelenk liegt und deren plantarer Schenkel in einem Winkel von etwa 135° nach distal und plantar reicht (Abb. 3). Der dorsale Schenkel der Osteotomie wird um den gewünschten Korrekturwinkel geöffnet. Medial kann von der Pseudoexostose entnommener Knochen eingelagert werden. Die Stabilisierung erfolgt mit einer von dorsal/distal nach proximal/plantar eingebrachten Spongiosaschraube.

Die Patienten können bereits am ersten postoperativen Tag unter voller Belastung im Verbandsschuh mit starrer Sohle mobilisiert werden, der bis sechs Wochen postoperativ verbleibt. Gleichzeitig muß die Großzehe redressierend bandagiert werden. Im Anschluß erfolgen Bewegungsübungen an der Großzehe und Gehschulung.

Chevron-Osteotomie. Durch einen medialen Zugang über der Pseudoexostose wird das verdickte Kapsel- und Bursagewebe dargestellt und L-förmig inzidiert, wobei der vertikale Schenkel etwas proximal zum Gelenkspalt liegt. Die Pseudoexostose wird mit dem Meißel oder mit der Säge abgetragen, distal nur sehr wenig, proximal in Verlängerung der medialen Metatarsale I-Diaphyse. Ein 2,5 mm Bohrloch wird zentral in den Metatarsale I-Kopf und in Richtung des Metatarsale V-Kopfs gelegt. Mit der oszillierenden Säge wird die dorsale Osteotomie nahezu

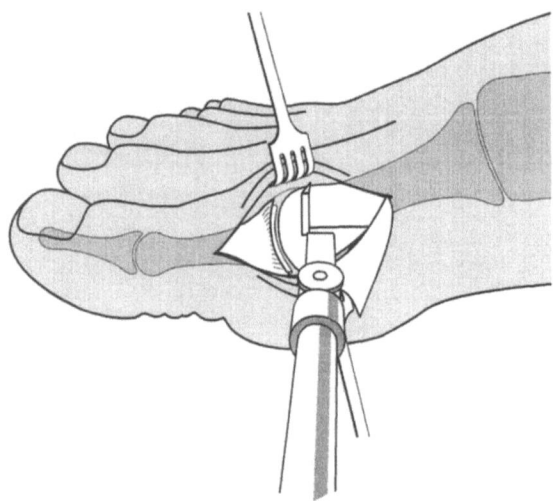

Abb. 4. Chevron Osteotomie am Metatarsale I-Kopf mit Entnahme eines medialbasigen Keils

vertikal gelegt, so daß sie etwas proximal vom Kapselansatz austritt (Abb. 4). Die plantare Osteotomie liegt eher horizontal und mündet proximal von der Metatarsale I-Kopf-Gelenkfläche. Bei vergrößertem distalen Gelenkflächenwinkel wird aus der dorsalen Osteotomie ein medialbasiger Keil entnommen, wobei die Basis eine Breite von 2 mm nicht überschreiten soll. Nachdem das Periost auf der Lateralseite mit einem Meißel gelockert wurde, wird das Kopffragment um ein Drittel bis die Hälfte der Schaftbreite nach lateral verschoben. Am Ende müssen beide Osteotomieflächen geschlossen sein. Die Stabilisierung erfolgt vorzugsweise mit einer ca. 16 mm langen Kortikalisschraube, die von dorsomedial am proximalen Fragment in den Kopf eingeschraubt wird. Der Schraubenkopf muß gut versenkt werden. Die Kapsel wird unter Verkürzung im vertikalen Anteil verschlossen, wozu ggf. ein 2 bis 3 mm breiter Kapselstreifen exzidiert werden muß.

Die postoperative Rehabilitation unter voller Belastung im Verbandsschuh über sechs Wochen schreitet meist rasch voran. Die große Zehe muß bis sechs Wochen nach der Operation redressierend bandagiert werden.

Osteotomie der Grundphalanx. Der Eingriff, der in der Regel in Kombination mit einem distalen Weichteileingriff erfolgt, wird durch Verlängerung der medialen Hautinzision nach distal vorgenommen. Die Grundphalanx wird am Ort der maximalen Deformität mit Hohmann-Haken umfahren. Ein medialbasiger Keil entsprechend

der Deformität wird entnommen, wobei das Periost auf der Lateralseite intakt belassen wird. Die Breite der Keilbasis liegt zwischen 2 und 3 mm. Die Osteotomie kann mit einem kräftigen, transossär gelegten resorbierbaren Faden stabilisiert werden. Teurere Klammern oder Schrauben sind nur erforderlich, wenn die Grundphalanx gleichzeitig verkürzt wird, wozu nach Auffassung des Autors in der Regel keine Indikation besteht.

Resektionsarthroplastik. Der Zugang erfolgt durch einen medialen Hautschnitt. Das verdickte Bursa- und Kapselgewebe wird dargestellt und so von der Pseudoexostose abpräpariert, daß ein distal gestielter Lappen entsteht. Dabei wird auch das proximale Drittel der Grundphalanx freigelegt und mit Hohmann-Haken umfahren. Mit der Säge wird die Pseudoexostose in Verlängerung der medialen Metatarsale I-Diaphyse abgetragen. Anschließend wird das proximale Drittel der Grundphalanx durch eine Osteotomie senkrecht zur Schaftachse entfernt. Dabei müssen die kräftigen Insertionen der Mm. flexor und extensor hallucis brevis durchtrennt werden. In dem etwa 1 cm breiten Resektionsspalt wird der Kapsellappen eingelegt und mit einem axial durch die Großzehe in das Metatarsale I eingebrachten Kirschnerdraht fixiert. Bei ausgeprägtem Metatarsus primus varus werden das Metatarsale I reponiert und der Draht bis über das Tarsometatarsalgelenk nach proximal vorgetrieben.

Postoperativ können die Patienten im Verbandschuh unter voller Belastung mobilisiert werden. Der Draht wird nach zwei Wochen gezogen. Anschließend wird eine Hallux valgus-Nachtschiene bis sechs Wochen nach der Operation getragen.

Arthrodese des Großzehengrundgelenks. Durch einen dorsalen Hautschnitt medial zur langen Strecksehne direkt bis auf den Knochen wird das Großzehengrundgelenk freigelegt. Osteophyten werden abgetragen. Die Gelenkfläche am Metatarsale I-Schaft wird senkrecht zur Fußsohle unter minimaler Knochenresektion entfernt. Die Großzehe wird in die gewünschte Arthrodesenstellung gebracht: Sie soll die zweite Zehe gerade berühren. Die Dorsalextension beträgt 5 bis 15° zur Fußsohlenebene, 15 bis 25° zum Metatarsale I. In dieser Stellung wird die Gelenkfläche der Grundphalanx wiederum unter minimaler Knochenresektion parallel zur ersten

Osteotomie reseziert. Die Arthrodese wird vorzugsweise mit einer dorsalen Drittelrohrplatte stabilisiert, allerdings nur ohne bestehende Vorschädigung an den Weichteilen. Ansonsten werden gekreuzte Zugschrauben verwendet. Die Drittelrohrplatte muß nur um wenige Grad gebogen werden. Zusätzlich wird eine Zugschraube, vorzugsweise von distal/medial nach proximal/lateral eingebracht. Bei Verwendung einer Metallplatte soll der Hautverschluß zweischichtig erfolgen.

Postoperativ können die Patienten in einem Verbandschuh voll belasten, wenn eine Platte verwendet wurde. Ansonsten erfolgt Entlastung im Verbandschuh bis sechs Wochen nach der Operation. Anschließend Abnahme des Verbandschuhs und Übungsbehandlungen, insbesondere zur Abrollung der großen Zehe.

Literatur

1. Akin OF (1925) The treatment of hallux valgus: a new operative procedure and its results. Med Sentinel 33:678–679
2. Austin DW, Leventen EO (1981) A new osteotomy for hallux valgus. Clin Orthop 157:25
3. Brandes M (1929) Zur operativen Therapie des Hallux valgus. Zentralbl Chir 56:2434
4. Broca P (1852) Des difformités de la partie anterieure du pied produite par faction de la chaussure. Bull Soc Anat 27:60–67
5. Cedel C, Astrom M (1982) Proximal metatarsal osteotomy in hallux valgus. Acta Orthop Scand 53:1013–1018
6. Copin G, Kloos M (1993) Subcapitale Osteotomie des Os metatarsale I nach Hohmann. In: Wirth CJ, Ferdini R, Wülker N (eds) Vorfußdeformitäten. Berlin: Springer 233–240
7. Corless JR (1976) A modification of the Mitchell procedure. J Bone Joint Surg 55-B:138
8. Cracchiolo A (1993) Chevron-Osteotomie. In: Wirth CJ, Ferdini R, Wülker N (eds) Vorfußdeformitäten. Berlin: Springer, 251–258
9. Das De S, Hamblen DL (1987) Distal metatarsal osteotomy for hallux valgus in the middle aged patient. Clin Orthop 218:239–246
10. David B, Thordarson M, Leventen EO (1992) Hallux valgus correction with proximal metatarsal osteotomy: two year follow-up. Foot Ankle 13:321–326
11. Davies-Colley N (1887) Contraction of the metatarso-phalangeal joint of the great toe (hallux flexus). Br Med J 1:728
12. Debrunner HU (1996) Ätiologie und Pathogenese des Hallux valgus. In: Blauth W (eds) Hallux valgus. Berlin: Springer, 37–44
13. DuVries HL (1959) Surgery of the foot. St. Louis, Mosby, 381
14. Gibson J, Piggot H (1962) Osteotomy of the neck of the foot metatarsal in the treatment of hallux valgus. J Bone Joint Surg 44-B:349–355
15. Glynn MK, Dunlop JB, Fitzpatrick D (1980) The Mitchell distal metatarsal osteotomy for hallux valgus. J Bone Joint Surg 62-B:188–191
16. Guise ER, Mitchell CL (1969) The Mitchell osteotomy-bunionectomy. J Bone Joint Surg 51-A:1238
17. Hardy RH, Clapham JCR (1951) Observations on hallux valgus. J Bone Joint Surg 33-B:376
18. Hart JAL, Bentley G (1976) Metatarsal osteotomy in the treatment of hallux valgus. J Bone Joint Surg 58-B:261
19. Hawkins FB, Michell CL, Hedrick DW (1945) Correction of hallux valgus by metatarsal osteotomy. J Bone Joint Surg 37-A:387–394
20. Hirvensalo E, Bostman O, Tormaia P et al (1991) Chevron osteotomy fixed with absorbable polyglycolide pins. Foot Ankle 7:212
21. Hohmann G (1951) Fuß und Bein, 5th edn, München: Bergmann
22. Johnson JE, Clanton TO, Baxter DE et al (1991) Comparison of Chevron osteotomy and modified McBride bunionectomy for correction of mild to moderate hallux valgus deformity. Foot Ankle 12:61–68
23. Keller WL (1904) The surgical treatment of bunions and hallux valgus. NY Med J 80:741
24. Lamprecht E, Kramer J (1982) Die Metatarsale-I-Osteotomie nach Kramer zur Behandlung des Hallux valgus. Orthop Praxis 28:636–645
25. Lapidus PW (1934) Operative correction of metatarsus varus primus in hallux valgus. Surg Gynecol Obstet 58:183
26. Lian G, Leventen EO (1989) Hallux valgus correction by chevron osteotomy. Presented at the American Orthopaedic Foot and Ankle Society, Sun Valley, August
27. Ludloff K (1918) Die Beseitigung des Hallux valgus durch die schräge plantar-dorsale Osteotomie des Metatarsus. Arch Klin Chir 90:305
28. Magerl F (1992) Stabile Osteotomien zur Behandlung des Hallux valgus. Orthopäde 11:170–180
29. Mann RA, Coughlin MJ (1992) Adult hallux valgus. In: Mann RA, Coughlin MJ (eds) Surgery of the foot and ankle. St. Louis: Mosby 167–296
30. Mann RA, Pfeffinger L (1991) Hallux valgus repair: DuVries modified McBride procedure. Clin Orthop 272:213–218
31. Mann RA, Rudicel S, Graves SC (1992) Hallux valgus repair utilizing a distal soft tissue procedure and proximal metatarsal osteotomy. Long term follow-up. J Bone Joint Surg 74-A:124–129
32. Mann RA (1998) Hallux valgus: soft tissue procedure with proximal metatarsal osteotomy. In: Wülker N, Stephens MM, Cracchiolo A III (eds) An Atlas of Foot and Ankle Surgery. London: Martin Dunitz, 119–127
33. McBride ED (1928) A conservative operation for bunions. J Bone Joint Surg 10:735

34. Meier PJ, Kenzora JE (1985) The risks and benifits of distal first metatarsal osteotomies. Foot Ankle 6:7–17

35. Mitchell CLO, Fleming JL, Allen R (1958) Osteotomy – bunionectomy for hallux valgus. J Bone Joint Surg 40-A:41–58

36. Resch S (1998) Hallux valgus: distal first metatarsal osteotomies. In: Wülker N, Stephens MM, Cracchiolo A III (eds) An Atlas of Foot and Ankle Surgery. London: Martin Dunitz 7–18

37. Silver D (1923) The operative treatment of hallux valgus. J Bone Joint Surg 5:225

38. Wanivenhaus AH, Feldner-Busetin H (1988) Basal osteotomy of the first metatarsal for the correction of metatarsus primus varus associated with hallux valgus. Foot Ankle 8:337–343

39. Wülker N, Rudert M, Stukenborg-Colsman C (1999) Hallux valgus. Abordaje de partes blandas a nivel de la primera articulación metatarsofalángica, exéresis de la seudoexostosis y osteotomía correctora del primer metatarsiano. Téc Quir Ortop Traumatol 8:60–69

40. Wülker N, Wirth CJ (1996) The great toe sesamoids. Foot Ankle Surg 2:167–174

41. Wülker N (1997) Hallux valgus – Hallux rigidus. Stuttgart: Enke 89–96

42. Wülker N (1997) Hallux valgus. Orthopäde 26:654–664

KAPITEL 3

Spreizfuß und Metatarsalgie – konservative und operative Therapie

J. Grifka, L. Perlick

Der Spreizfuß ist die häufigste Deformität des Fußes überhaupt. Das Sinken des Quergewölbes, mit dem vom Tiefertreten der mittleren Metatarsalia bis hin zur plantarkonvexen Wölbung unter dem Vorfuß, kann isoliert oder auch gemeinsam bei allen sonstigen Fußformveränderungen auftreten. Auch eine ausgeprägte Spreizfußdeformierung bedeutet nicht in jedem Fall eine Funktionsverschlechterung und Schmerzhaftigkeit.

Epidemiologie

Bei einer Reihenuntersuchung von leistungsmäßig aktiven Läufern und Hallensportlern fanden sich in 78% der Fälle Spreizfußdeformierungen, teils in ausgeprägter Form und in Kombination mit weiteren Fußdeformitäten (Grifka 1981).

In einer Querschnittsstudie bei Altenheimbewohnern fand sich eine Inzidenz von Spreizfüßen bei 83,5% der weiblichen und 77,5% der männlichen Heimbewohner (Grifka und Hochbruck 1986).

Während die untersuchten Sportler auch bei ausgeprägten Fußdeformitäten beschwerdefrei waren und in ihrer Leistungsfähigkeit ungehindert waren, waren nur wenige der Altenheimbewohner noch nicht wegen Fußbeschwerden in ärztlicher Behandlung. Fast alle klagten über Belastungsschmerzen bis hin zur Einschränkung der Mobilität.

Klinisches Erscheinungsbild und funktionelle Auswirkungen

Der klinische Alltag spiegelt die Daten der epidemiologischen Erhebung wider. Ohne daß ein Einfluß des sozialen Umfeldes zu erkennen wäre, finden sich in gleichmäßiger Verteilung Quergewölbssenkungen bei verschiedensten Patientengruppen. Nach dem vierzigsten Lebensjahr findet sich eine deutliche Häufung von Vorfußbeschwerden. Die Ballenlinie ist durch das Absinken des Quergewölbes deutlich verbreitet und die mittleren Mitteflußköpfchen stellen sich sekundär Veränderungen der Zehenposition ein, die im Extremfall zu sog. „dreieckigen Vorfuß" mit Hallux valgus und Quintus varus führen. Ebenson sind Krallen- und Hammerzehenbildungen häufig, wie im vorangegangenen Vortrag behandelt.

Die Senkung des Quergewölbes kann am besten an Hand eines Fußabdruckes (Trittspur) eingestuft werden. Dabei hat sich eine Einteilung der Spreizfußausprägung in drei Schweregrade bewährt (Grifka 1993):

- Bei unauffälligem Quergewölbe (Grad 0) liegen die Hauptdruckpunkte unter dem I. und V. Mittelfußköpfchen, während die Trittspur unter dem Mittelfußköpfchen II–IV eine ungefähr gleichmäßige, geringe Druckbelastung zeigt, die etwa der der Brücke entspricht. Von dorsal zeigt sich die Quergewölbsverspannung am Fuß durch eine leicht konvexe Wölbung mit dem II. Metatarsalestrahl als höchsten Punkt (Abb. 1, 2).
- Bei leichtem Spreizfuß (Grad I) zeigt die Trittspur unter dem mittleren Metatarsaleköpfchen einen etwa gleichgroßen Auftrittsdruck wie unter den Ballen. Die einzelnen Köpfchen sind gegeneinander verschiebbar. Von dorsal zeigt sich der Vorfuß ohne Wölbung. Die Metatarsaleköpfchen stehen wie in einer geraden Linie nebeneinander.
- Bei mäßigem Spreizfuß (Grad II) zeichnen sich die mittleren Metatarsaleköpfchen stärker als die Ballen ab, oder es liegt nur ein Ballen mit gleichem Druck wie das gesunkene Quergewölbe auf.
- Bei der schwersten Ausprägung (Grad III) stehen die mittleren Mittelfußköpfchen wesentlich tiefer als die Ballen und mit erheb-

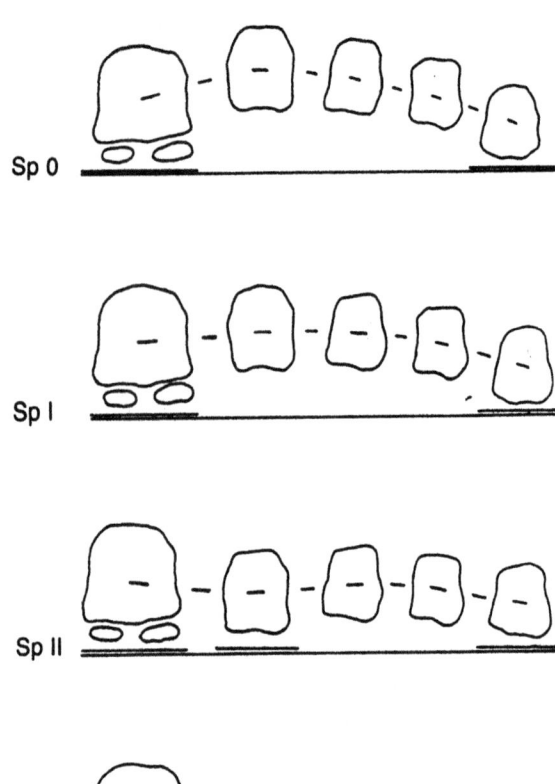

Sp 0

Sp I

Sp II

Sp III

Abb. 1. Schematische Darstellung der graduellen Einteilung der Quergewölbssenkung. Vom unauffälligen Quergewölbe mit alleiniger Belastung der Randstrahlen (SP 0) führt die Senkung über eine Abflachung, bei der alle Mittelfußköpfchen etwa in einer Linie stehen (SP 1), über eine Druckbelastung der mittleren Metatarsalia bei gleichzeitiger Belastung unter einem oder beiden Randstrahlen (SP 2) bis zur völligen Druckübernahme durch die mittleren Metatarsalia (SP 3)

lich größerem Druck auf. Sie sind zum vorderen Hauptdruckpunkt des Fußes geworden, mitunter zeichnen sie sich auf der Trittspur einzeln ab. Das einstige Quergewölbe ist nach plantar konvex durchgetreten und nach dorsal deutlich konkav gebogen.

Vorfußbelastungsbeschwerden erscheinen klinisch oft als uniformes Bild. Gleichgültig ob es sich um eine spreizfußbedingte Mehrbelastung der mittleren Metatarsalia handelt oder auch um einen Morbus Köhler oder eine Morton'sche Neuralgie. Stets klagen die Patienten über Belastungsbeschwerden im Stand und vor allem in der Abstoßphase. Oft ist das Gangbild in typischerweise verändert. Indem die Abstoßphase verkürzt wird. Der Fuß wird vorzeitig hochge-

hoben. Ein Abrollen mit Dorsalextension der Zehen und Abstoßen des Vorfußes wird vermieden. In extremen Fällen ist sogar eine schmerzbedingte Verkürzung der Aufliegephase und eine verminderte Vorfußbelastung im Stand festzustellen. Die Patienten meiden dann das Stehen auf der gesamten Fußsohle und belasten auch im Stand vermehrt den Fußaußenrand.

Mitunter kann auch bei der klinischen Untersuchung der typische Druckschmerz unter dem Mittelfußköpfchen nur bei gezielten Vorgehen ausgelöst werden. Besteht eine diagnostische Unsicherheit, ob die Beschwerden vom Spreizfuß herrühren, so sollte man bei Dorsalextension von vorne in Längsrichtung auf die Metatarsaleköpfchen drücken. Diese Druckbelastung entspricht der Druckeinteilung auf das Köpfchen in der schmerzhaften Abstoßphase (Abb. 3).

Differentialdiagnose

Auf die differentialdiagnostische Abgrenzung zur Morton'schen Neuralgie soll nicht eingegangen werden, das diese in einem gesonderten Vortrag behandelt wird.

Bei rheumatischen oder anderen entzündlichen Gelenkveränderungen fällt in der Regel bei Inspektion und Palpation die Schwellung und Deformierung im Bereich der Gelenke auf. Die teigige Schwellung zeigt sich insbesondere im dorsalen Gelenkbereich. Der Versuch der Durchbewegung der Zehen bestätigt die Schmerzlokalisation im Gelenk.

Abszesse können im Bereich des Vorfußes zu diffusen Schmerzausstrahlungen führen. Sie sind am ehesten durch das Fluktuieren und die akute Schmerzverstärkung bei Palpation festzustellen. Mitunter weist die entzündliche Umgebungsreaktion auf den Abszeß hin.

Warzen sind bei entsprechender Inspektion der Fußsohle zu erkennen. Typischerweise machen die Hautlinien bei Warzen eine bogenförmige Aussparung um die Erhebung der Warze (Braun-Falco et al. 1984).

Differentialdiagnostisch abzugrenzende Ursachen des Vorfußes sind:

- statisch
- rheumatisch
- traumatisch
- nutritiv
- entzündlich
- neurologisch.

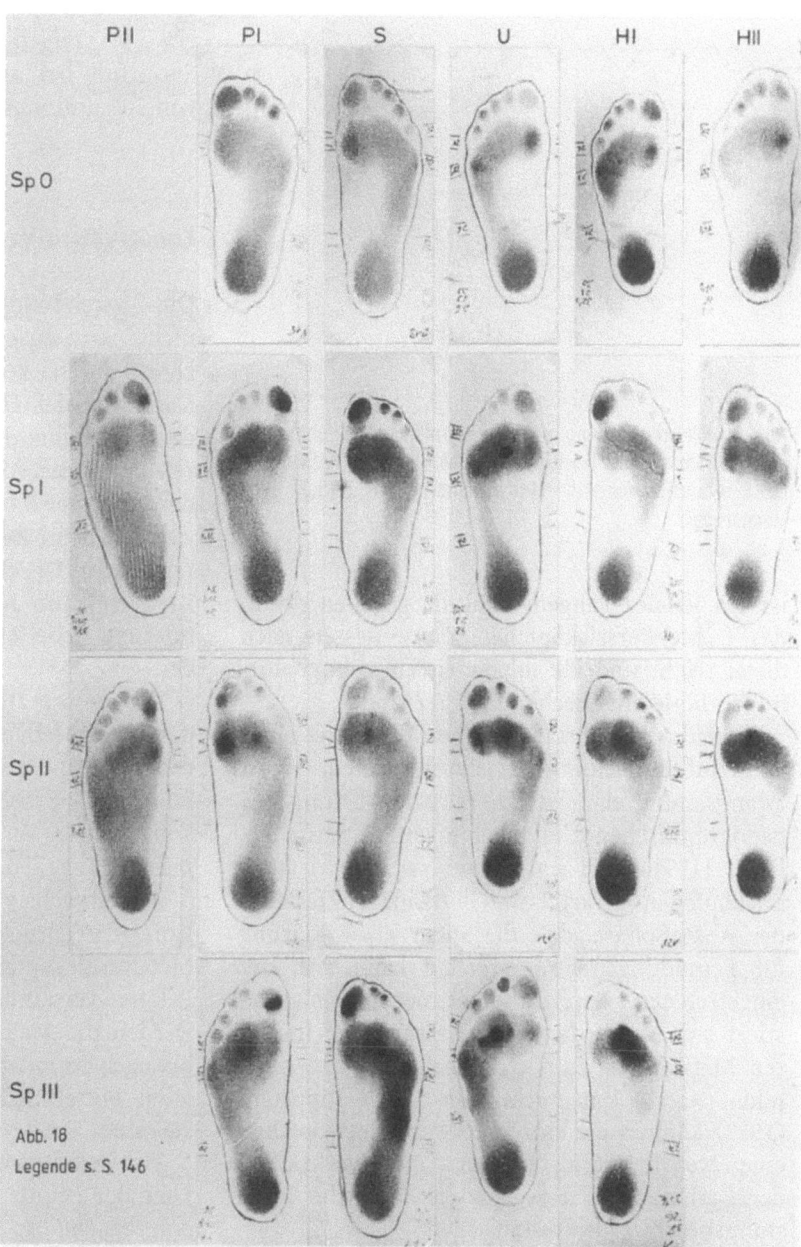

Abb. 2. Einstufung der Längs- und Quergewölbsausprägung anhand von Trittspuren anläßlich der Untersuchung von 250 Leistungssportlern (Sp: Spreizfuß; P: Plattfuß; S: Senkfuß; U: unauffällige Längsgewölbe; H: Hohlfuß; aus Grifka 1993)

Ätiologie

Als Grund für die gehäufte Spreizfußausbildung wird im allgemeinen eine Muskel- und Bandschwäche angenommen, durch die es zu einem Mißverhältnis von Belastung und Belastbarkeit kommt. Diese Annahme ist konkordant mit der oben angeführten Beobachtung, daß mit einer Abflachung des Längsgewölbes in Form eines muskelinsuffizienten Plattfußes, stets auch die Senkung des Quergewölbes einhergeht.

Für die Mehrbelastung der mittleren Metatarsaleköpfchen, inbesondere des Köpfchens II, z. T. auch das Köpfchens III, wird auch eine Minusvariante des Metatarsaleindex (II. Metatarsaleköpfchen reicht weiter nach distal als das I.) angenommen werden (Gschwend 1977). Aufgrund der Überlänge des II. Metatarsaleköpfchens kommt es in der Abstoßphase hier zu einer vermehrten Druckbelastung. Lelievre (1971) fand die besten Voraussetzungen für die funktionelle Vorfußbelastbarkeit bei einem Alignement der Metatarsalia. Nach dieser Vorstellung

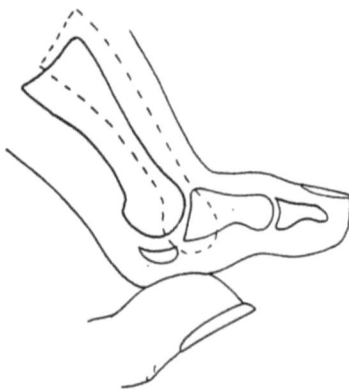

Abb. 3. Klinische Testung der Druckempfindlichkeit unter den mittleren Metatarsalia bei leichter Dorsalposition der Zehen und Druck von vorne unter die Mittelfußköpfchen als Zeichen einer Metatarsalgie

ist ein ideales Längenverhältnis gegeben, wenn das I. Metatarsaleköpfchen am weitesten nach distal reicht und die folgenden einer bogenförmigen Linie entsprechend kürzer sind.

Sind die Metatarsaleköpfchen im Sinne eines Spreizfußes nach plantar durchgetreten, so ist zwangsläufig eine weitere Druckbelastung bei pedographischen Untersuchungen festzustellen. Jacob (1991) fand unter dem zweiten Metatarsaleköpfchen derart hohe Bodendruckkräfte in der Abstoßphase, daß die sogar als Erklärung für Ermüdungsfrakturen gelten kann. Mit der eingetretenen Spreizfußdeformierung manifestiert sich somit die Überbelastung der mittleren Metatarsalia zum chronischen Beschwerdebild. Nach Untersuchungen von Rippstein (1972) können die einzelnen Mittelflußköpfchen eine Mehrbelastung bis zu 12 kp verkraften; darüberhinaus sind regelmäßig klinische Belastungsbeschwerden festzustellen.

Bei der klinischen Beurteilung ist es unerheblich, ob die Spreizfußdeformität durch ein Tiefertreten der mittleren Metatarsalia eintritt oder, wie von Wanivenhaus (1989) und Regnauld (1986) geschildert, durch eine Insuffizienz des ersten Strahls mit Aufbiegen des Metatarsale I. nach dorsal.

Bei eigenen anatomischen Untersuchungen zum Muskelstatus des Vorfußes bei Spreizfuß zeigt sich insgesamt eine Verringerung des Trockengewichtes des M. adductor transversus, wenngleich keine eindeutige Signifikanz im Vergleich zu unauffällig ausgeprägten Quergewölbe nachzuweisen war. Auch läßt sich kein eindeutiger Unterschied in Quotienten von Fußlänge durch Fußbreite im Vergleich zwischen

Spreizfüßen und unauffällig ausgeprägtem Quergewölbe zeigen. Ausnahmslos fand sich ein Spreizfuß bei allen Hallux valgus-Deviationen von 30° und mehr.

Konservative Versorgung

Die Spreizfußdeformität kann grundsätzlich nicht aktiv ausgeglichen werden. Entsprechend kann durch konservative Maßnahmen keine Korrektur der Deformität im Sinne einer Wiederherstellung des vorderen Quergewölbes erreicht werden. Beim flexiblen Spreizfuß kann das Quergewölbe lediglich passiv angehoben werden, beim kontrakten darf der gesamte Vorfuß keiner Druckeinwirkung ausgesetzt werden, sondern kann nur in der vorliegenden Deformierung gebettet und lokal druckentlastet werden.

Die konservative Versorgung zielt stet darauf, die umschriebenen Bereiche lokaler Druckvermehrung und -empfindlichkeit zu entlasten. Bei klinischer Beschwerdemanifestation kann die konservative Versorgung in Form einer Therapiestaffel gegliedert werden.

Als einfachste Form der konservativen Form kann die Druckeinwirkung auf die mittleren Metatarsaleköpfchen durch das Einbringen einer Pelotte vermindert werden. Auf diese Weise werden die Metatarsalia in ihrem Schaftbereich bis nach retrokapital gestützt, während die mittleren Mittelfußköpfchen vermindert druckbelastet sind.

Von eminenter Bedeutung ist die richtige Lage der Pelotte. Wird die Pelotte zu weit distal eingebracht, so drückt sie auf die ohnehin schon druckempfindlichen Metatarsaleköpfchen und wirkt damit schmerzverstärkend. Bei zu weit proximaler Lokalisation zeigt sie keine Wirkung, da die Mittelfußköpfchen nach wie vor in Druckbelastung sind und dadurch Schmerzen ausgelöst werden. Die Pelotte muß also mit ihrem Scheitel unmittelbar hinter dem betreffenden Köpfchen am ·Metatarsaleschaft stützen.

Nach distal hin soll die Pelotte steil abfallen, damit das Köpfchen möglichst freiliegt. Ist sie stattdessen nach distal flach ausgezogen, so kommt das Mittelfußköpfchen auf der auslaufenden Pelotte in Druckkontakt. Nach proximal soll die Pelotte flach auslaufen, um den Metatarsaleschaft breitflächig zu stützen.

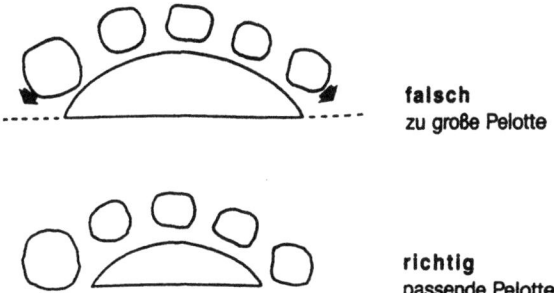

falsch
zu große Pelotte

richtig
passende Pelotte

Abb. 4. Bei einer zu breiten Pelotte werden die Randstrahlen wie auf einer schiefen Ebene weiter auseinandergedrängt. Die Pelottenbreite ist richtig gewählt, wenn die Randstrahlen belastungstragend aufliegen

Stets ist bei der Pelottenversorgung darauf zu achten, daß I. und V. Metatarsaleköpfchen regelrechten Bodenkontakt haben. Bei zu großer Pelotte werden die Randstrahlen auf dem seitlich abfallenden Pelottenanteil auseinandergedrängt (Abb. 4). Der Vorfuß hat keinen genügenden seitlichen Halt. Bei korrekter Pelottengröße liegen I. und V. Mittefußköpfchen belastungstragend auf, während die mittleren Metatarsaleknochen in ihrem Schaftbereich gestützt werden und die Köpfchen druckentlastet sind.

Anstelle der fixen Einbringung von Pelotten im Schuh, kann beim flexiblen Spreizfuß ebenso eine Einlagenversorgung durchgeführt werden. Dies hat den Vorteil, daß die Einlage in andere Schuhe gewechselt werden kann, sofern das Innenvolumen der Schuhe dies zuläßt und die Absatzhöhe verschiedener Schuhe gleich ist. Auch die gewöhnliche, halbsohlige Einlage erlaubt eine ausreichende Pelottenversorgung für einen flexiblen Spreizfuß in mäßiger Druckempfindlichkeit der mittleren Metatarsalia.

Eine bessere Möglichkeit zur weicheren Polsterung der betroffenen Mittelfußköpfchen bietet eine langsohlige Einlagenversorgung mit Quergewölbspelotte und Vorfußweichbettung. Hierbei wird der Effekt der Anhebung der betroffenen Mittelfußköpfchen mit einer zusätzlichen Polsterung kombiniert. Erforderlich ist ein ausreichendes Innenvolumen im Schuh, um diese Einlage unterzubringen und zugleich ausreichend Platz im Vorfußbereich zu haben. In der Wertung der verschiedenen konservativen Versorgungsmöglichkeiten, kann dies als gängige Versorgung bei Spreizfußbeschwerden angesehen werden.

Ihre Grenze finden solche Versorgungsmöglichkeiten bei Spreizfüßen mit ausgeprägter Metatarsalgie. Auch druckempfindliche Bursitiden

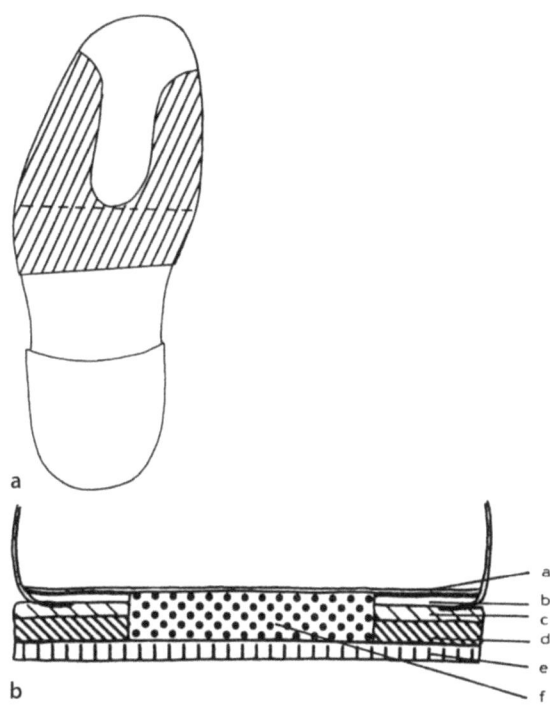

Abb. 5. a Durch die Aufbringung einer sog. Schmetterlingsrolle wird die Mitte des Quergewölbes als Auftrittsbereich ausgespart, während der Auftrittsdruck zu den Randstrahlen eingeleitet wird; **b** Bei der geschlossenen Schmetterlingsrolle mit Weichbettung nach Marquardt werden die ursprüngliche Sohle (c) und Brandsohle (b) unter dem mittleren Mittelfußköpfchen ausgehöhlt, die Schmetterlingsrolle zum Randbereich aufgetragen (d), die Sohlenaussparrung mit einer Weichbettung (f) aufgefüllt, eine innenseitige Decksohle (a) aufgelegt und die Laufsohle (e) aufgebracht

und kontrakte Spreizfüße zwingen zu weitreichenderen Versorgungen. Als günstigste konservative Maßnahme bei massiv druckempfindlichen Spreizfüßen hat sich die geschlossene „Schmetterlingsrolle nach Marquardt mit Weichbettung und Quergewölbsabstützung" bewährt (Abb. 5). Sofern I. und V. Strahl nicht belastungsschmerzhaft sind, können diese Köpfchen auf den nach distal reichenden Anteilen der Schmetterlingsrolle Druckkräfte übernehmen, während die mittleren Metatarsaleköpfchen retrokapital abgestützt sind und auch in der Abstoßphase in einer im Sohlenbereich ausgesparten weichen Bettung druckentlastet werden. Zudem wird die Abrollung durch die eingearbeitete Ballenrolle mechanisch erleichtert. Durch diese aufwendige Umarbeitung des Schuhes bleibt die Stabilität des Schuhs bewahrt, das kosmetische Ergebnis ist hervorragend und das Innenvolumen des Schuhs ist auch bei Zehendeformitäten und entzündlichen Veränderungen nicht derart vermindert, wie dies bei einer in den Schuh eingebrachten langsohligen Einlage der Fall ist. Unter dieser Versorgung ist regelmäßig eine Besserung nicht nur der Beschwerdesymptomatik, sondern auch der reaktiven Veränderungen, wie Bursitiden, zu beobachten. Die Befindlichkeit und Mobilität wird somit entscheidend verbessert.

Läßt schließlich die Vorfußdeformität an sich, etwa durch die Vorfußbreite oder die Zehendeformität mit dorsaler Subluxation oder Luxation keine Versorgung mit Konfektionsschuhwerk zu, so bleibt als letzte konservative Versorgungsstufe nur der orthopädische Maßschuh. Dies ist zwar ein Optimum in der individuellen Versorgung, stellt aber eine kostenmäßig immense Belastung dar und schränkt den Patienten auf ein Paar neue Schuhe pro Jahr ein. Die große Lücke zwischen dem Konfektionsschuh mit Zurichtung und dem orthopädischen Schuh wird mittlerweile mit dem sog. orthopädischen Aufbauschuh geschlossen. Hierbei werden industriell vorgefertigte Teile (Module) unter Berücksichtigung der individuellen Fußdeformität gerade bei nur wenig deformierten Füßen individuell angepaßt.

Operative Maßnahmen

Mit dem Ziel der Beseitigung der vermehrten Druckbelastung der Mittelfußköpfchen können verschiedene operative Verfahren durchgeführt werden. Um die Plantarisierung im Bereich der mittleren Metatarsalia anzugehen, können Verschiebeosteotomien durchgeführt werden, wie beispielsweise basisnah nach Mau (Loeffler et al. 1979), oder im Übergang zu distalen Drittel nach Helal, die im nachfolgenden Beitrag ausführlich behandelt werden. Auf diese Weise können einzelne Metatarsalia oder auch alle mittleren Mittelfußköpfchen von II.–IV. operiert werden.

Eine Besonderheit stellen die Resektionen der Mittelfußköpfchen dar, wie diese nach dem Verfahren von Gocht, Clayton, Hoffmann oder Lelievre vor allem bei Rheumatikern durchgeführt werden (Tillmann 1977). Bei der subkapitalen Resektion sämtlicher Metatarsaleköpfchen von I.–V. ist darauf zu sachen, daß die für die Abrollung wichtige Belastbarkeit auf dem I. Strahl erhalten bleibt und die Metatarsalestümpfe ein sog. Aligement aufweisen. Diesen Verfahren

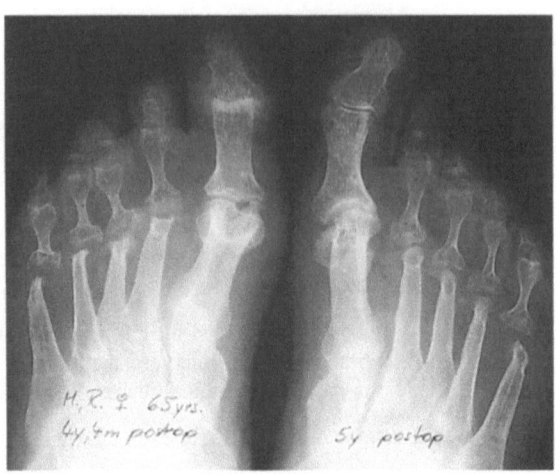

Abb. 6. Bei rheumatischer Vorfußdeformität wurde die Mittelfußköpfchenresektion mit Grundgliedbasisresektion der Großzehe nach Lelièvre durchgeführt. 4,5 Jahre postoperativ zeigt sich eine achsgerechte Zehenstellung mit Rundung der Osteotomiebereiche

sind ausgeprägte Veränderungen der Zehengrundgelenke sowie hochgradige Druckschmerzhaftigkeiten vorbehalten. Funktionell entsprechen sie einer Amputation des Vorfußes.

Bei einer Nachuntersuchung der Lelievre-Operation (Abb. 6) bei 107 Rheumatikern (29–79 Jahre) wurde das Ergebnis bei einer durchschnittlichen Nachuntersuchungszeit von 5,3 Jahren von 72% der Patienten als gut oder sehr gut bewertet. 85% gaben an, daß sie die Behandlung unter Berücksichtigung der vorherigen Beschwerden mit Einschränkungen erneut wieder vornehmen lassen würden (Grifka und Oest 1989).

Für die Nachbehandlung hat sich zur unmittelbaren Mobilisierung bei der Fersenbelastung und Entlastung des Vorfußes die Berkemann-Fersensandale bewährt, die nach der neuen Heil- und Hilfsmittelliste allgemein rezeptierfähig ist (Wilcke und Richter 1990). Hierbei sind die Sprunggelenke in Neutral-Null-Stellung eingestellt, ohne Dorsalextension des Fußes, also ohne vermehrte Spannung der Achillessehne und Rekurvation des Kniegelenkes, wie dies bei anderen Vorfußbelastungen der Fall ist (Abb. 7). Außerdem ist den Patienten das Treppensteigen und Treppabgehen bei Neutral-Null-Position vom Gelenk her einfacher möglich. Zum Schutz der Zehen besitzt die Sandale einen vorderen Bügel. Durch eine allgemeine Fußgymnastik kann die Zehenfunktion deutlich verbessert werden. Von den Patienten, die regelmäßig eine Fußgymnastik durchführen, konnten 90% ihre

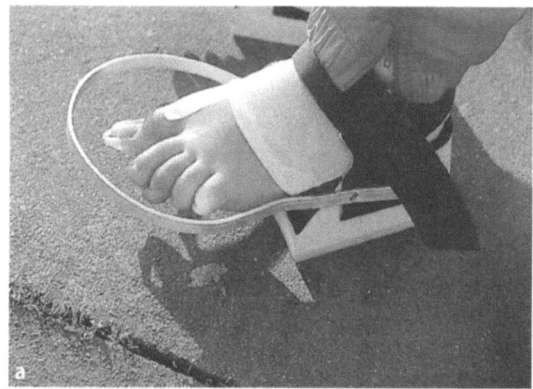
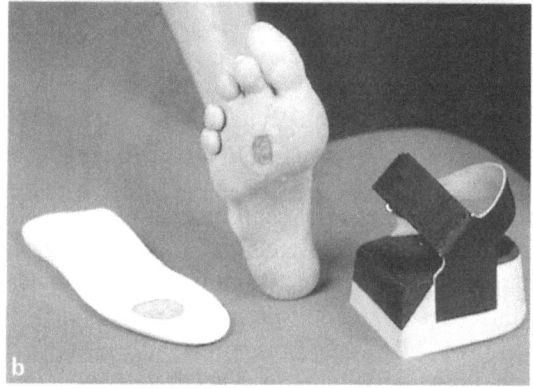

Abb. 7. a Mobilisierung mit Berkemann-Fersensandale in der früh-postoperativen Phase mit plantigrader Stellung des Fußes; **b** Aufgrund der reinen Fersenbelastung bei Entlastung des Vorfußes findet die Fersensandale ebenso Anwendung bei Ulcerationen im Vorfußbereich. Das Beispiel zeigt die spätere Übergangsmöglichkeit zu einer langsohligen Einlage mit Entlastung und Weichbettung der Ulceration (Hersteller: Fa. Berkemann, Postfach 54 07 40, 22507 Hamburg)

Zehen kraftvoll vom Boden drücken, während 59% der Patienten, die keine Fußgymnastik ausübten, die Zehen überhaupt nicht bewegen konnten.

Die Resektionsarthroplastik hat ihren festen Stellenwert beim rheumatischen Vorfuß, um einer Immobilität zu begegnen. Um postoperativen Deformitäten vorzubeugen, sollte neben einer ausgefeilten Operationstechnik eine günstige Zehenfixation zur frühzeitigen Mobilisierung und eine langfristige Fußgymnastik zum Nachbehandlungsprogramm gehören.

Schlußfolgerung

Bei der Gesamteinschätzung der Fußdeformität genießt die subjektive Symptomatik des Patien-

ten höchste Priorität. Zur Absicherung der Differentialdiagnosen sollte bei der spreizfußbedingten Metatarsalgie ein abgestuftes, konservatives Vorgehen gewählt werden. Hierbei sollten die konservativen Versorgungsmöglichkeiten der Situation des Patienten angemessen und den kosmetischen Bedürfnissen entsprechend ausgeschöpft werden. Unter diesem Vorgehen werden Fälle ausgeprägter Belastung der Metatarsaleosteotomie zugeführt. Resektionsarthroplastiken kommen bei rein spreizfußbedingten Beschwerden nur in Extremfällen zur Anwendung; bei rheumatischen Erkrankungen mit Destruktionen der Zehengrundgelenken sind als Regeleingriff zu klassifizieren.

Literatur

Braun-Falco O, Plewig G, Wolff HH (1984) Dermatologie und Venerologie. 3. Aufl, Springer, Heidelberg

Grifka J (1981) Fußuntersuchung bei Sportlern und Nichtsportlern. Med Diss, Düsseldorf

Grifka J, Hochbruck B (1986) Verbreitung von Fußerkrankungen im Alter. Schuhtechnik und abc 80:835–837

Grifka J, Oest O (1989) Verlaufsbeobachtung nach Mittelfußköpfchenresektion nach Lelièvre. Z Orthop 127:561–565

Grifka J (1993) Einlagen – Indikation, Verordnung, Ausführung. 2. Auflage, Enke, Stuttgart

Gschwend N, Barbler M, Dybowski WR (1977) Die Vorfußkorrektur – Häufigkeit und Bedeutung der Zehen- und Metatarsalindices. Arch orthop Unfall-Chir 88:75–85

Jacob HAC (1991) Zur Biomechanik des Vorfußes. Vortrag auf dem 11. Fortbildungskurs „Biomechanik und Orthopädietechnik", Münster

Lelièvre J (1971) Pathologie du pied. Masson, Paris

Loeffler F, Matzen PF, Knöfler EW (1979) Orthopädische Operationen. 2. Aufl, Enke, Stuttgart

Regnauld B (1986) The Foot. Springer, Berlin

Rippstein J (1972) Grundsätzliches zur technopädischen Versorgung des Fußes. In: Baumgartner R (Hrsg) Die orthopädietechnische Versorgung des Fußes. Thieme, Stuttgart, p 39–42

Tillmann K (1977) Der rheumatische Fuß und seine Behandlung. Bücherei des Orthopäden, Bd 18. Enke, Stuttgart

Wanivenhaus HA (1989) Zur Ätiologie und Therapie des Hallux valgus mit Metatarsus primus varus. Maudrich, Wien

Wilcke A, Richter J (1990) Die besonderen Vorteile der Fersensandale als Mobilisierungshilfe. Orthop Praxis 26:389–393

KAPITEL 4

Die Morton'sche Neuralgie

R. Fuhrmann

Historischer Überblick

Die Erstbeschreibung der Morton'schen Neuralgie geht auf den Engländer L. Durlacher zurück, der bereits im Jahr 1845 als Ursache metatarsalgieähnlicher Beschwerden die Einklemmung eines Plantarnerven zwischen dem dritten und vierten Mittelfußknochen erkannte. Die spätere Benennung der Erkrankung nach T.G. Morton erscheint daher retrospektiv unverständlich, da er erst im Jahr 1876 die Vermutung einer Nervenkompression zwischen benachbarten Mittelfußköpfen äußerte.

Trotz einer im Jahr 1893 durch A.E. Hoadley erfolgreich durchgeführten operativen Therapie („Neuromesektion") wurden weitere pathogenetische und ätiologische Theorien diskutiert (Neuritis, Bursitis, tumoröse Veränderung des Nerven) und die operative Therapie zunehmend in den Hintergrund gedrängt (Lassmann et al. 1976). Erst Mitte der siebziger Jahre erschienen mehrere Veröffentlichungen, die die Erkrankung als ein Nervenengpaßsyndrom auf dem Boden einer intermetatarsalen Bursitis oder rezidivierender Traumata darstellten und operative als auch konservative Therapiemöglichkeiten aufführten (Bossley und Cairney 1960, Gauthier 1979).

Definition

Die „Morton'sche Neuralgie" umschreibt ein mechanisches Engpaßsyndrom eines N. digitalis plantaris communis mit bevorzugtem Befall des 4. und 3. Interdigitalraums und definierten histologisch morphologischen Veränderungen (Kopell 1963, Wu 1996).

Anatomie

Der *N. plantaris medialis* teilt sich in der Regel in drei Äste. Der am weitesten proximal abgehende und medial gelegene kräftige Ast versorgt die tibiale Großzehenseite sensibel. Nach lateral folgt der Abgang des N. digitalis communis, der sich in zwei Nn. digitales plantares proprii zur Versorgung der ersten Kommissur aufteilt. Der Endast des N. plantaris medialis teilt sich in zwei Nn. digitales communis, die ihrerseits nach ihrer Aufteilung in die Digitalnerven den zweiten und dritten Zehenzwischenraum sensibel versorgen. Für die dritte Kommissur sind jedoch auch gemischte Versorgungstypen durch beide Plantarnerven beschrieben.

Der *N. plantaris lateralis* versorgt den vierten Zehenzwischenraum und mit einem eigenen N. digitalis plantaris proprii die fibulare Seite der Kleinzehe. Wichtig sind, vor allem im Hinblick auf die operative Therapie in der von der Morton'schen Neuralgie betroffenen dritten Kommissur, nervale Verbindungen zwischen den beiden Plantarnerven.

Ätiologie und Pathogenese

Hinsichtlich der möglichen Ursachen der Erkrankung sind seit der Erstbeschreibung des Syndroms zahlreiche Theorien entwickelt worden. Unterschiedlichen Spannungszuständen des Ligamentum intermetatarsale transversum profundum (Alexander et al. 1987) und deren Auswirkungen auf die angrenzenden Weichteile wird dabei eine ebenso große Bedeutung beigemessen wie dem Füllungszustand intermetatarsaler Bursen (Bossley und Cairney 1980, Reed und Bliss 1973). Graham und Graham haben in diesem Zusammenhang 1984 nachgewiesen, daß sich die makroskopisch erkennbare Nervenauftreibung meist am distalen Rand des intermetatarsalen Ligaments ausbildet. Das vermehrte Vorkommen der Morton'schen Neuralgie bei proniert eingestellten Füßen, Spreizfußdeformitäten mit dorsalen Subluxationen oder Luxationen im Zehengrundgelenk und Hohlfüßen wird dem veränderten Dehnungszustand der Plantarnerven zugeschrieben (Wachter 1984). Unstrittig ist weiterhin der ungünstige Einfluß von hohen Absätzen auf die Lastverteilung im Vorfußbereich. Der vermehrte Druck auf die Mittelfußkopfregion und die konsekutive Dorsalextension in den Zehengrundgelenken bewirken eine Zugbeanspruchung der plantaren Weichteile und damit auch der Plantarnerven. Unabhängig von der variablen sensiblen Versorgung des 3. Zehenzwischenraums soll die relativ hohe Mobilität zwischen dem rigide fixierten dritten und dem relativ mobil gelagerten vierten Metatarsale eine mögliche Ursache für einwirkende Scherkräfte auf den Nerven und das häufige Auftreten an dieser Stelle sein (Wu 1996). Allen diskutierten Ätiologien gemeinsam ist die chronische Mikrotraumatisierung des betroffenen Nerven.

Beschwerdebild

Frauen zwischen dem 40. und 60. Lebensjahr sind überdurchschnittlich häufig betroffen, ein bilateraler Befall ist eher selten. Die Beschwerdedauer liegt wegen der oftmals schwierigen Diagnostik bei mehreren Monaten bis Jahren. Aufgrund der langen Anamnesedauer verfügen die betroffenen Patienten oft über eine erstaunliche Vielzahl an Konfektionsschuhen und Einlagen.

Einen typischen und diagnostisch hinweisenden Schmerztyp gibt es nicht. Vielmehr werden die Beschwerden als diffus im Vorfußbereich geschildert, gelegentlich auch als brennend oder stechend beschrieben. Nur auf Nachfrage geben manche Patienten eine elektrisierende Schmerzausstrahlung in die betroffenen Zehen an. Sehr selten wird über ausstrahlende Beschwerden nach proximal berichtet. Das Auftreten des Schmerzes wird als intermittierend und streng belastungsabhängig beschrieben. Manche Patienten schildern ein Gefühl, als hätten sie einen Fremdkörper im Schuh.

Allen betroffenen Patienten gemeinsam ist nur die Belastungsabhängigkeit der Beschwerden beim Laufen oder beim Tragen spezieller Schuhe. Eine Schmerzlinderung wird in der Regel bei Hochlagerung des Fußes und Ausziehen des Schuhwerkes angegeben.

Hauptsächlich ist der Zehenzwischenraum 3/4, seltener 2/3 betroffen. Einige Patienten geben ein Unfallereignis als auslösende Ursache an, andere das Tragen neuer Schuhe.

Untersuchungsbefunde

Klinik. Die Untersuchung des Fußes beginnt im Stand, wobei die Postion des Rückfußes und der Fußwurzel beurteilt werden können. Auf Achsenabweichungen der Kleinzehen in der Frontalebene, Luxationen oder Gelenkkontrakturen muß geachtet werden. Die Zehengrundgelenke werden hinsichtlich ihrer Beweglichkeit untersucht. Periartikuläre Schwellungszustände wie bei einer Artikuloynovialitis sind differentialdiagnostisch abzugrenzen. Bei der Morton'schen Neuralgie findet sich als Unterscheidung zu Metatarsalgien anderer Genese kein Druckschmerz unterhalb der Mittelfußköpfe.

Der dem Patienten bekannte Schmerz läßt sich bei der klinischen Untersuchung oftmals durch manuelle Kompression des intermetatarsalen Raumes (ähnlich dem Gänsslen-Zeichen an der Hand) und gleichzeitiger plantarer Palpation des Intermetatarsalraums in Höhe der Mittelfußköpfe auslösen. Dabei kann es zu einem „Klick-Phänomen" (Mulder's sign) kommen (Mulder 1951). Dieses Zeichen ist jedoch diagnostisch nicht hinreichend verläßlich und kann ebenso durch eine vergrößerte intermetatarsale Bursa hervorgerufen werden. Auch eine gezielte tiefe Palpation intermetatarsal, beginnend proximal der Mittelfußköpfe und weiter nach distal fortgeführt, ist zur Schmerzprovokation geeignet. Die Sensibilität im Zehenbereich ist nur selten gestört. Eine vermehrte plantare Beschwielung in Höhe der Mittelfußköpfe ist nicht als Hinweis auf eine Morton'sche Neuralgie zu werten sondern spricht eher für eine unphysiologische Lastverteilung. Hauterkrankungen wie Dornwarzen müssen durch Inspektion und Palpation der Fußsohle sicher ausgeschlossen werden, da diese eine ähnliche Symptomatik hervorrufen können.

Wenn der Verdacht einer Morton'schen Neuralgie besteht, ist es immer empfehlenswert, eine probatorische Injektion mit einem Lokalanästhetikum (ca. 1–2 ml) von dorsal in den Intermetatarsalraum durchzuführen. Tritt danach eine temporäre Beschwerdebesserung oder völlige Beschwerdefreiheit auf, kann die Diagnose als weitgehend bestätigt gelten.

Bildgebende Verfahren. Die bildgebende Diagnostik einschließlich der Kernspintomographie hat sich bislang nicht als Routinemethode zum Nachweis des Neuroms etablieren können, wenngleich der Nachweis der aufgetriebenen Nervenabschnitte beschrieben ist (Erickson et al. 1991, Unger et al. 1992, Terk et al. 1993). Röntgenaufnahmen des Vorfußes unter Belastung sind notwendig, um andere knöcherne Erkrankungen ausschließen zu können. Wenngleich die sonographische Sicherung einer plantar gelegenen eochogenen Struktur einer Größe über 5 mm im transversalen Durchmesser mit einem 10 MHz-Schallkopf möglich ist (Pollak et al. 1992, Resch et al. 1994), eignet sie sich ähnlich wie auch die Kernspintomographie nicht zur Ausschlußdiagnostik, da viele Plantarnerven trotz histologischer Veränderungen im Sinn eines Engpaßsyndroms keine makroskopisch erkennbare Verdickung aufweisen.

Neurologische Diagnostik. Die Nervenleitgeschwindigkeit im Bereich des N. tibialis posterior ist bei der Morton'schen Neuralgie nicht verzögert. Auch die distale motorische Latenz und die Muskelaktionspotentiale (Oberflächenableitung über dem M. abductor hallucis und dem M. abductor digiti minimi) sind typischerweise nicht verändert. Die sensorisch evozierten Potentiale zeigen gelegentlich ein fehlendes Signalmuster an den betroffenen Zehen.

Aufgrund großer inter- und intraindividueller Schwankungen bei Messung von somatosensorisch evozierten Potentialen an den Zehen 1–5 bei erheblicher Variation des Nervendurchmesser ist eine verläßliche Aussage nicht zu treffen. Beeinflußt wird das Ergebnis ebenfalls durch die weit variierende Fußtemperatur (Guiloff et al. 1984, Oh et al. 1984). Es besteht also keine eindeutige Korrelation zwischen dem neurophysiologischen Befund und den histologischen Veränderungen.

Differentialdiagnosen

Die Palette möglicher Differentialdiagnosen ist weitreichend. Marschfrakturen müssen ebenso ausgeschlossen werden wie lokale Erkrankungen der Zehengrundgelenke bzw. der Metatarsalköpfe (Arthrose, Synovialitis, Osteochondrose, Osteonekrose, Tumoren). Neurologische Erkrankungen (Tarsaltunnelsyndrom, periphere Neuropathien) sind selten, können jedoch meist durch die klinische bzw. neurolophysiologische Untersuchung abgegrenzt werden.

Konservative Behandlung

Die Anpassung des Schuhwerkes sollte in der Beratung zu einem komfortablen, ausreichend weiten Schuh und einer Einlage mit metatarsaler Weichbettung und milder retrokapitaler Abstützung bestehen.

Durch die Injektion eines Gemisches von Lokalanästhetikum und wasserlöslichem Kortikoid in zwei- bis dreiwöchigen Abständen sind bei etwa einem Drittel der Patienten auch anhaltende Besserungen zu erreichen. Dabei ist jedoch auf die Gefahr der Atrophie des plantaren Fettkörpers hinzuweisen. Die Injektion erfolgt von dorsal nach Lokalisation des plantaren Punctum maximum des Schmerzes, wobei die Kanüle langsam bis zum spürbaren Durchtreten durch das Lig. intermetatarsale transversum profundum vorgeschoben wird (Dockerey und Nilson 1986).

Operative Behandlung

Der *longitudinale plantare Zugang* ist wegen der guten Übersicht und vor allem zur Darstellung der Verbindungsäste zwischen den Nn. plantaris medialis und lateralis empfehlenswert, muß allerdings exakt zwischen den Mittelfußköpfen plaziert werden, um eventuell auftretenden Narbenbeschwerden vorzubeugen (Abb. 1). Die Vorteile dieses Zugangs liegen in der besseren Übersicht, was auch von den Autoren bestätigt wird, die primär den dorsalen Zugang bevorzugen, jedoch sog. „Rezidivneurome" stets von plantar angehen (Wu 1996).

Der *longitudinale dorsale Zugang* ist technisch schwieriger und zur Darstellung variabler nervaler Verbindungsäste zwischen dem medialen und lateralen Plantarnerven nur bedingt geeignet. Um eine ausreichende Übersicht zu erhalten muß oft der M. interosseus abgelöst und

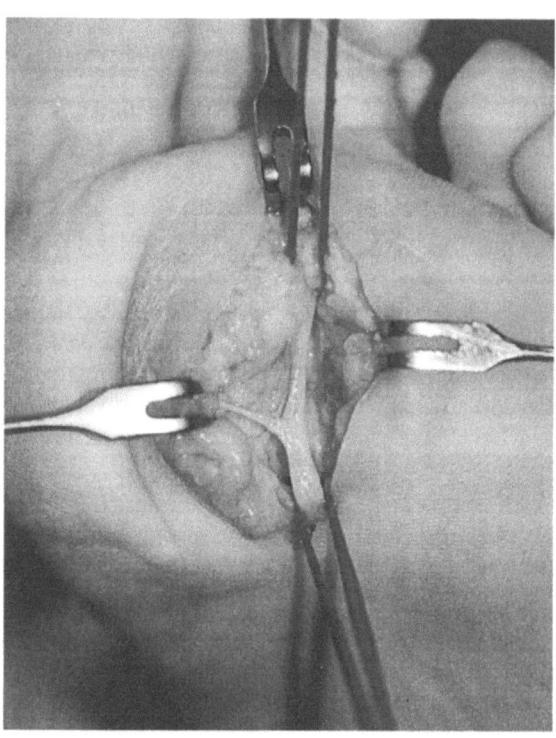

Abb. 1. Intraoperative Darstellung eines N. plantaris communis, wobei am proximalen Wundpol der aufgetriebene Nervenanteil zu erkennen ist

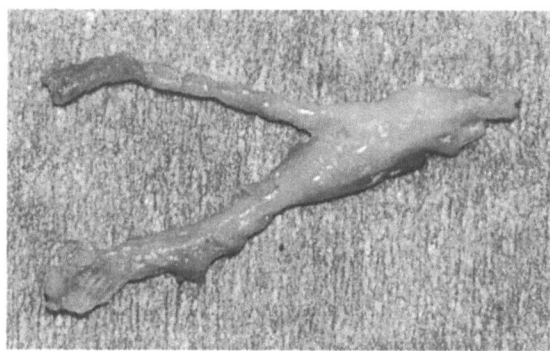

Abb. 2. Nervenresektat eines N. plantaris communis mit seinen beiden Digitalnerven

das Caput obliquum des M. adductor hallucis eingekerbt werden. Das Lig. intermetatarsale transversum profundum im betroffenen Intermetatarsalraum wird anschließend durchtrennt, bevor mit Hilfe eines Laminaspreizers die Metatarsalia auseinandergedrängt werden.

Die Gefahr der Nervenstumpfadhäsion am durchtrennten intermetatarsalen Ligament ist hierbei nicht zu unterschätzen. Gauthier (1979) empfiehlt deshalb eine gleichzeitige Exzision des intermetatarsalen Ligamentes, wobei die Auswirkung des Verlusts der ligamentären Stabilisierung nicht hinreichend bekannt ist. Der unbestreitbare Vorteil des dorsalen Zuganges ist die Vermeidung einer plantaren Narbenbildung.

Der *quere plantare Zugang* ist nicht empfehlenswert, zumal die Höhe der Nervenauftreibung präoperativ nicht sicher festgelegt werden kann und die Erweiterungsmöglichkeiten der Inzision sehr begrenzt sind.

Die Operation sollte routinemäßig in Blutleere oder Blutsperre durchgeführt werden. Der plantare Längsschnitt beginnt distal zwischen den betroffenen Mittelfußköpfen und reicht mindesten 5 cm nach proximal. Eine ausgedehnte Weichteilpräparation im plantaren Fett

sollte unterbleiben, da die Plantarnerven durch stumpfes Auseinanderdrängen der Weichteile gut aufzufinden sind. Der betroffene N. plantaris communis wird von proximal kommend nach distal bis über seine Aufzweigungsregion in die Digitalnerven präpariert. Akzessorische Verbindungsäste zum N. plantaris lateralis müssen dargestellt und ebenfalls subtil durchtrennt werden. Eine unzureichende Beachtung dieser anatomischen Variationen ist häufig die Ursache für Restbeschwerden. Eine Ligatur des Nerven proximal der Absetzungsstelle ist nicht ratsam, wohingegen die Verlagerung des Nervenstumpfes in die umgebende intrinsische Muskulatur empfehlenswert ist. Es muß unbedingt darauf geachtet werden, den betroffenen N. plantaris communis weit proximal abzusetzen, da eine spontane Retraktion des Nerven aufgrund seiner bindegewebigen Fixierung im Fettgewebe nicht zu erwarten ist und der Nerv deshalb sicher außerhalb der Belastungszone durchtrennt werden muß. Nach distal hin sind in der Regel 10 mm jenseits der Aufteilungsstelle in die Digitalnerven ausreichend.

Der typische intraoperative Befund ist die makroskopisch erkennbare kolbenförmige Verdickungen („Neurom") des Nerven (Abb. 2). Gelegentlich erscheint der Nerv jedoch auch unauffällig, wobei man bei klinisch eindeutiger Diagnose die Resektion der betroffenen Nervenanteile trotzdem durchführen sollte, da nur die histologisch dokumentierten Veränderungen beweisend sind.

Die Nachbehandlung ist unabhängig von dem gewählten Zugang unproblematisch. Nach Abschwellung des Operationsgebiets kann der Patient mit einem gepolsterten Verband frühzeitig plantigrad belasten. Die Freigabe zum Abrollen des Fußes sollte bei Anwendung des plantaren

Zugangs nicht vor der 4. postoperativen Woche erfolgen.

Histologische Befunde

Der Begriff „Neurom" ist zur Beschreibung des Nervenengpaßsyndroms nicht treffend gewählt, da es sich um lediglich um eine Fibrose des betroffenen Nerven (perineurales Fibrom) handelt.

Auch das Epineurium stellt sich fibrös verdickt dar und es ist eine Hyalineinlagerung in die Wandschichten der endo- und epineuralen Blutgefäße zu erkennen (Goldman 1980, Graham und Graham 1984). Es findet sich zusätzlich ein Ödem des Endo- und Perineuriums. Der Anteil an myelinisierten Fasern ist deutlich reduziert. Häufig findet man Renaut'sche Körper (Ansammlung hyaliner Massen als Hinweis auf eine Kompression des Nerven) sowie Einlagerungen eosinophilen Materials. Der Gehalt an endoneuralem Kollagen ist vermehrt. Gelegentlich sind axonale Schwellungen ausgebildet (Reed und Bliss 1973).

Komplikationen

Als allgemeine Komplikationen sind schmerzhafte Hämatome und Wundheilungsstörungen aufzuführen. Diese sind durch Anwendung einer subtilen Operationstechnik, Schonung der Wundränder und exakter Blutstillung zu vermeiden. Verletzungen der Gefäßbündel sollten vermeidbar sein, können jedoch im Extremfall zur Nekrose der betroffenen Zehe führen. Das sog. „Rezidivneurom" ist in den meisten Fällen hervorgerufen durch eine unzureichende oder zu weit distal gelegene Durchtrennung des Nerven (Wu 1996) bzw. eine mangelhafte Verlagerung des Nervenstumpfs in die unbelastete Zone sowie Mißachtung der Verbindungsäste zum lateralen Plantarnerven.

Ergebnisse

Bei initialen Beschwerden ist zunächst ein konservativer Therapieversuch indiziert, wobei durch die lokale Injektionsbehandlung bei etwa einem Drittel der Patienten zumindest temporär eine Schmerzfreiheit oder zumindest eine deut-

liche Besserung zu erwarten ist (Greenfield et al. 1984).

Die Morton'sche Neuralgie ist auch unter Berücksichtigung anderer Lokalisationen das einzige Nervenengpaßsyndrom, das primär durch Resektion des betroffenen Nerven behandelt wird. Bemerkenswert ist deshalb, daß Gauthier (1979) über 83% gute Langzeitergebnisse bei einer isolierten Durchtrennung des Lig. intermetatarseum transversum profundum berichtet. Auch andere Autoren (Dellon, 1989) führen zunächst nur eine Durchtrennung des intermetatarsalen Bands mit oder ohne Neurolyse und nur bei Versagen dieser operativen Methoden eine Resektion des Nervenabschnitts durch. Wenngleich sich diese Behandlungsmethoden nie durchgesetzt haben, gibt es weiterführende Erfahrungsberichte über eine erfolgreiche endoskopische Durchtrennung des Lig. intermetatarseum transversum profundum (Barrett und Pignetti, 1994).

Eine gezielte Kälteapplikation (–50 bis –70°C), die zu einer Läsion endoneuraler Gefäße und einer nachfolgenden Demyelinisierung und Wallerschen Degeneration des Nerven führt, ist ebenfalls als erfolgreich bei der Behandlung der Morton'schen Neuralgie beschrieben (Hodor et al. 1997).

Die Auswertung der wenigen Literaturangaben zu den operativen Behandlungsergebnissen ist durch das relativ kleine Patientenklientel, die unterschiedliche Vorbehandlung und die variierende Operationstechnik schwierig.

Mann und Reynolds veröffentlichen 1983 ihre Ergebnisse und berichten über 80% gute Ergebnisse nach Resektion des Nerven, wobei diese Ergebnisse durch andere Autoren bestätigt werden (Addante et al. 1986, Bradley et al. 1979, Diebold und Delagoutee 1989, Gauthier 1979, Greenfield et al. 1984, Karges 1988, Keh et al. 1992).

Ein Vergleich von Spätergebnissen in Abhängigkeit von dem gewählten Zugang hat bei Wilson und Kuwada (1995) deutlich bessere Ergebnisse bei Anwendung des plantaren Zugangs ergeben.

Zusammenfassung und Schlußfolgerung

Die Morton'sche Neuralgie ist Folge eines Engpaßsyndroms eines N. plantaris communis. Die chronische Mikrotraumatisierung des Nerven aufgrund unterschiedlicher ätiologischer Faktoren bewirkt eine zeitabhängige mikrostrukturelle Veränderungen des Nerven. Die klinische Diagnostik einschließlich einer Testinjektion mit einem Lokalanästhetikum gilt unverändert als der „golden standard". Bildgebende Verfahren sind erst dann geeignet, wenn der Nerv einen deutlichen Kalibersprung, das sog. „Neurom", aufweist. Die Behandlung kann zunächst konservativ durch geeignete Schuhwahl, Einlagen und lokale Applikation von Steroiden erfolgen, wobei hierdurch nur selten eine dauerhafte Beschwerdefreiheit zu erreichen ist. Die Therapie der Wahl ist deshalb bei Versagen konservativer Maßnahmen die operative Resektion des betroffenen Nervenabschnitts. Dabei erweist sich der plantare Zugang vor allem wegen der besseren Übersicht als vorteilhaft. Die Erfolgsquote ist mit 80% anzunehmen. Sogenannte „Rezidivneurome" sind bei kritischer Analyse meist Folge unzureichender Operationstechnik. Andere operative Methoden, wie die alleinige Dekompression des Nerven durch Resektion des intermetatarsalen Ligaments, haben sich bislang nicht durchgesetzt, sind jedoch unter Berücksichtigung der rein mechanischen Nervenkompression ein interessanter therapeutischer Ansatzpunkt.

Literatur

Addante JB, Peicott PS, Wong KY, Brooks DL (1986) Interdigital Neuromas. Results of Surgical Excision of 152 Neuromas. J Am Pod Ass 76:493–495

Alexander IJ, Johnson HA, Parr JW (1987) Morton's neuroma: a review of recent concepts. Orthopedics 10:103–106

Barrett SL, Pignetti TT (1994) Endoscopic Decompression for Intermetatarsal Nerve Entrapment – The EDIN Technique1: Preliminary Study with Cadaveric Specimens; Early Clinical Results. Foot Ankle 33: 502–508

Bossley CJ, Cairney PC (1980) The intermetatarso-phalangeal bursa – its significance in Morton's metatarsalgia. J Bone Joint Surg 62B:184–191

Bradley N, Miller WA, Evans JP (1979) A nerve entrapment syndrome: A new surgical technique. Clin Orthop 142:90–92

Dellon AL (1989) Treatment of recurrent metatarsalgia by neuroma resection and muscle implantation: case report and proposed algorithm of management for Morton's neuroma. Microsurgery 10:256–259

Diebold PF, Delagoutee JP (1989) True neurolysis in the treatment of Morton's neuroma. Clin Orthop Belg 55:467–471

Dockery GL, Nilson RZ (1986) Intralesional injections. Clin Podiatric Med Surg 3:473–485

Durlacher L (1845) Treatise on Corns, Bunions, the disease of Nail and the general Management of the Feet. Simkin Marshall & Co. London: 52

Erickson SJ, Canale PB, Carrera GF, Johnson JE, Shereff MJ, Gould JS, Hyde JS, Jesmanowicz A (1991) Interdigital (Morton) neuroma: high-resolution MR imaging with solenoid coil. Radiology 181:833–836

Gauthier G (1979) Morton's disease: a nerve entrapment syndrome – a new surgical technique. Clin Orthop 142:90–107

Goldman F (1980) Intermetatarsal neuromas – light and electron microscopic observations. J Am Podiatr Assoc 70:265–278

Graham CE, Graham DM (1984) Morton's neuroma: a microscopic evaluation. Foot Ankle 5:150–153

Greenfield J, Rea J, Ilfeld FW (1984) Morton's Interdigital Neuroma. Clin Orthop Rel Res 185:142–144

Guiloff RJ, Scadding JW, Klenerman L (1984) Morton's Metatarsalgia. Clinical, Electrophysiological and Histological Observations. J Bone Joint Surg 66B:586–590

Hodor L, Barkal K, Hatch-Fox LD (1997) Cryogenic denervation of the intermetatarsal space neuroma. Foot Ankle 36:310–314

Karges DE (1988) Plantar excision of primary interdigital neuromas. Foot Ankle 9:120–124

Keh RA, Ballew KK, Higgins KR, Odom R, Harkless LB (1992) Long-term follow-up of Morton's neuroma. Foot Ankle 31:92–95

Kopell HP, Thompson WAL (1963) Peripheral Entrapment Neuropathies. Williams & Wilkins, Baltimore: 164

Lassmann G, Lassmann H, Stockinger L (1976) Morton's Metatarsalgia. Light and electron microscopic observations and their relation to entrapment neuropathies. Virchows Arch Pathol Anat 370:307–321

Morton TG (1876) A peculiar and painful affection of the fourth metatarsophalangeal articulation. Am J Med Sci 71:37–45

Mulder JD (1951) The causative mechanism in Morton's metatarsalgia. J Bone Joint Surg 33B:94–95

Oh SJ, Kim HS, Ahmad BK (1984) Electrophysiological diagnosis of interdigital neuropathy of the foot. Muscle and Nerve 7:218–225

Pollak RA, Bellacosa RA, Dornbluth NC, Strash WW, Devall JM (1992) Sonographic analysis of Morton's neuroma. J Foot Surg 31:534–537

Reed RJ, Bliss BO (1973) Morton's neuroma: regressive and productive intermetatarsal elastofibrosis. Arch Pathol 95:123–129

Resch S, Stenstrom A, Jonsson A, Jonsson K (1994) The diagnostic efficancy of magnetic resonance imaging and ultrasonography in Morton's neuroma: a radiological-surgical correlation. Foot Ankle 15:88–92

Terk MR, Kwong PK, Suthar M, Horvath BC, Colletti PM (1993) Morton's neuroma: evaluation with MR imaging performed with contrast enhancement and fat suppression. Radiology 189:239–241

Unger HR Jr, Mattoso PQ, Drusen MJ, Neumann CH (1992) Gadopentetate-enhanced magnetic resonance imaging with fat saturation in the evaluation of Morton's neuroma. J Foot Surg 31:244–246

Wachter SD, Nilson RZ, Thul JR (1984) The relationship between foot structure and intermetatarsal neuromas. J Foot Surg 23:436–439

Wilson S, Kuwada GT (1995) Retrospective study of the use of a plantar transverse incision versus a dorsal incision for excision of neuroma. Foot Ankle 35:536-540

Wu KK (1996) Morton's interdigital neuroma: a clinical review of ist etiology, treatment and results. Foot Ankle 35:112–119

KAPITEL 5

Hallux rigidus: Konservative und operative Therapie

A. Wanivenhaus

Definitionsgemäß handelt es sich beim Hallux rigidus um die Arthrose des Großzehengrundgelenkes, die zur schmerzhaften Gelenkseinsteifung führt. Anders als beim Hallux valgus führt nicht die mediale Pseudoexostose zum Schuhkonflikt, sondern die Funktionsstörung beim Schrittablauf in Extensions-Flexionsrichtung. Der Begriff wurde durch Davies-Colley 1887 geprägt und er war es auch der dafür die 1/2 Resektion der proximalen Phalange erstmals empfahl (Abb. 1).

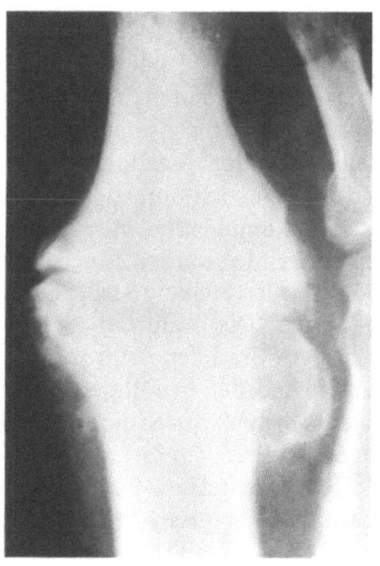

Abb. 1. Radiologischer Aspekt eines ausgeprägten Hallux rigidus mit typischen Veränderungen, wie Gelenkspaltverschmälerung, Gelenksflächenaufhebung und Kongruenzbildung durch Osteophytenausformung entsprechend dem Grad 3 nach Regnauld.
Graduierung nach Regnauld:
• Grad 1 = leichte Gelenksspaltreduktion und Abplattung der Kopfkonvexität mit Kongruenz des Gelenkpartners
• Grad 2 = deutliche Gelenksspaltreduktion mit peripherem Gelenksaufbau. Hypertrophie des gelenknahen Knochens und Ebonisierung.
• Grad 3 = Komplettes Verschwinden des Gelenkspaltes mit Hypertrophie von peripheren knöchernen Anteilen

Ätiologie

Der osteochondrale Defekt des Metatarsalköpfchens beim Adoleszenten entspricht (Thomas und Dwyer 1989, Karasick und Wapner 1991, Lyritis 1983) frühen Entwicklungsstufen des Hallux rigidus. Lyritis fand in 3,5% von 1500 untersuchten Kindern eine epiphysäre Veränderung. In 1% aller Kinder war eine Fragmentierung der Epiphyse zu finden, die durch massive Regeneration zu einer Abflachung von Epiphyse und Metatarsalköpfchen führte – ähnlich dem Hallux rigidus. Barlett bezeichnet 1988 die Osteochondritis ebenfalls als möglichen Vorläufer des Erwachsenen-Hallux rigidus und hält die von ihm durchgeführte arthroskopische Dissekatentfernung für präventiv wirksam und empfehlenswert.

Pathogenese

Die Form der Gelenkspartner führt nach Shereff 1986 zu eine Reduktion der normalen Translation, die bei Dorsalflexion die Kompression dämpft. Die reduzierte Translation führt zu erhöhtem Druck bei Dorsalflexion ebendort und auch im Sesamoidgelenk wo ebenfalls eine deutliche Reduktion der Translation zu verzeichnen ist (Hawkins und Haddad 1988).

Behandlungsprinzipien

Konservativ

Bei der konservativen Behandlung ist die Vermeidung der Dorsalflexion und damit die Druckerhöhung und Schmerzauslösung das Ziel. Dies kann einerseits durch Zurichtungen im Schuh, andererseits am Schuh erfolgen.

Rigidusfeder. Dabei handelt es sich um die Steiflegung des 1. Zehengrundgelenkes auf einer Modelleinlage, oder lediglich auf einer Lederbrandsohle, wodurch das Abrollen über das Großzehengrundgelenk im Schrittablauf verhindert wird. Der Nachteil dieser Versorgung ist ein gestörter Schrittablauf, der häufig aufgrund der völligen Einsteifung im Bereich des medialen Fußrandes zu einer Transfermetatarsalgie an den lateralen Fußstrahlen führt.

Quere Metaleiste. Durch Versorgung mit einer queren Metaleiste, die das MTP-Gelenk ebenso wie die übrigen Gelenke des Fußes der Entlastung entzieht, ist es möglich entsprechend der Höhe der Metaleiste bis zu einem gewissen Ausmaß abzurollen, ohne eine Bewegung im Metatarsophalangealgelenk auszulösen. Diese Versorgung hat den Nachteil, daß durch die erforderliche Kappenhöhe nur ausgewähltes Schuhwerk Anwendung finden kann.

Verwendung einer Mittelfußabrollwiege (Abb. 2). Auch bei Verwendung der Mittelfußabrollwiege wird die Bewegung im MTP-Gelenk vermieden, da bei der Abrollwiege der Schrittablauf über die Wiege erfolgt, sodaß die Sohle nicht gebogen wird, womit Schmerzfreiheit erzielt werden kann. Gerade die letztgenannte Versorgung wird vom Patienten am bestehen toleriert, da vorhandenes Schuhwerk in der Regel zugerichtet werden kann und der kosmetische Aspekt bei entsprechender Ausführung kaum störend ist.

Ergänzend zu den bettenden und ruhigstellenden Maßnahmen können *antiphlogistische Anwendungen* lokal und systemisch erfolgen. Die gelegentlich beträchtliche Begleitsynovitis kann durch Einnahme nichtsteroidaler Antirheumatiker und lokale Salbenbehandlung ebenfalls gelindert werden. Des weiteren sind begleitende *balneologische Maßnahmen* (Diosep®-Bad, Fußwechselbäder) ebenso zweckmäßig wie die Anwendung von *Moor- und Schlammpackungen* (allerdings nicht bei akut entzündlichen Begleitreaktionen). Auch die Verwendung von *Salizylationtophorese* kann eine Besserung des Zustandes herbeiführen.

Operativ

Unzählige Operationsverfahren für die Operation des Hallux valgus und rigidus wurden erprobt. Es zeigte sich, daß Verfahren welche

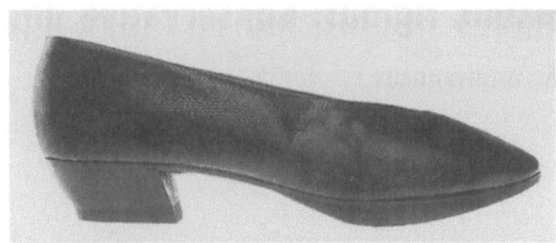

Abb. 2. Mittelfußabrollwiege auf einem Damenschuh. Zu beachten ist die korrespondierende Absatzerhöhung. Die gezeigte Adaptation ermöglicht ein Abrollen bis 15° bevor eine schmerzhafte Dorsalextension im MTP Gelenk ausgelöst wird

beim Hallux valgus durch Stellungskorrektur erfolgreich sind nicht zwangsläufig auch für den Hallux rigidus erfolgreich waren.

Prinzipiell erscheinen Verfahren die den Druck im Metatarsophalangealgelenk der Großzehe reduzieren erfolgversprechend. Die Erkenntnis, daß der Metatarsalindex „Plus" gehäuft beim Hallux rigidus gefunden wird (Ramach und Stockinger 1981) läßt Verkürzungen am ersten Zehenstrahl zweckmäßig erscheinen. Dies kann durch Osteotomien oder Resektion eines Gelenkspartners erzielt werden. Ein weiterer Therapieansatz ist in der Vermeidung eines Rezidivs der osteophytären Gelenkseinsteifung zu finden, was durch Interposition von Gewebe oder Fremdkörpern stattfinden kann. Die Abmeisselung der Pseudoexostosen im Köpfchen und Basisbereich vor allem dorsal kann alleine oder in Kombination mit vorgenannten Verfahren verwendet werden. Auch die Arthrodese in funktioneller Stellung stellt eine verbreitete Methode dar. Die Wahl der Therapie richtet sich nach dem Grad der Arthrose, dem Alter der Patienten und der benötigten Funktion unter Abwägung von Vorteilen und Risiken der differenten Verfahren.

Die verbreitetste Methode in Europa ist die *Basisresektion nach Keller-Brandes* (1904 und 1929) erstmals als Therapie des Hallux rigidus von Davies-Colley 1887 beschrieben und empfohlen.

Abweichend von der Originalmethode empfehlen wir die Interposition eines Kapselperiostlappens und eine Minimalresektion von 1 bis zu 1 1/2 cm der Phalangenbasis. Resektionen unter diesem Ausmaß führen zu Rezidiven, Resektionen in größerem Ausmaß zu kosmetisch wenig ansprechenden Zehenstummeln (Abb. 3, 4).

Die subjektive Patientenzufriedenheit war in unserem Patientengut durchschnittlich 11 ½ Jah-

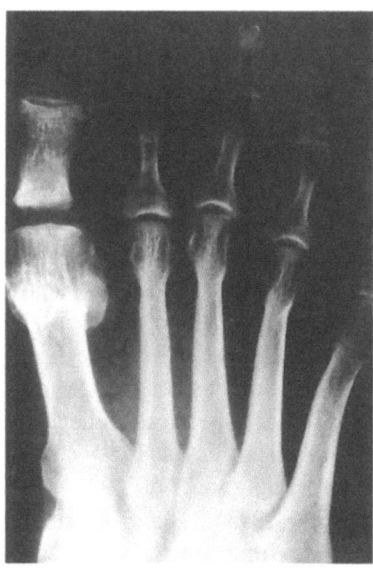

Abb. 3. Radiologisches 10-Jahresergebnis nach Resektionsinterpositionsarthroplastik modifiziert nach Brandes-Keller bei einer zum OP-Zeitpunkt 52-jährigen Patientin

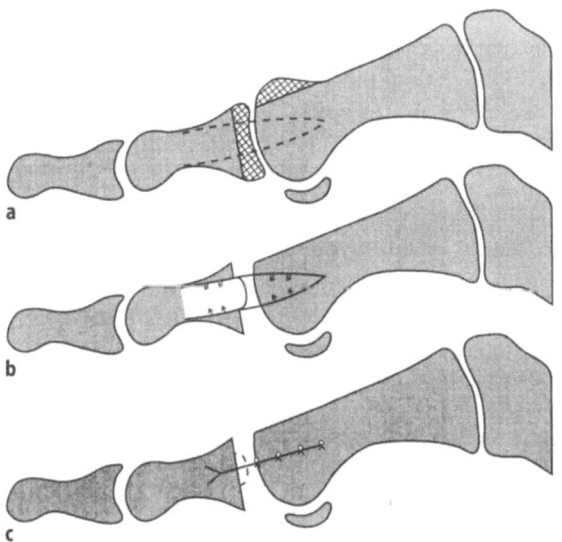

Abb. 4. Darstellung der von uns modifizierten Basisresektion
a Präparation eines distal gestielten Kapselperiostlappens;
b Basale Resektion; **c** Interposition des Kapselperiostlappens in den Gelenkspalt und Naht der Kapselränder zueinander mit dem Effekt einer Cerclage fibreuse und zur Stabilisierung des eingelegten Lappens

re postoperativ bei 141 operierten Füßen in 90,8% sehr gut oder gut und auch die Kosmetik wurde in 70% als zufriedenstellend eingestuft (Toma 1994). Die Unzufriedenheit resultierte aus Dorsalextensionskontraktur der Großzehe. Überlänge der zweiten Zehe, starker Großzehenverkürzung oder Transfermatatarsalgie. In kei-

nem Fall konnte eine Korrelation zwischen Gelenkspaltbreite und Zufriedenheit hergestellt werden.

Andere Autoren bestätigen die subjektiv guten Langzeitresultate (Anderl et al. 1991, O'Doherty et al. 1990, Niezold und Ferdini 1993) verweisen aber ebenfalls auf Transfermetatarsalgie und funktionelles Zehendefizit. Die ursprüngliche Annahme, daß das Ausmaß des Gelenkspaltes mit der Zufriedenheit korreliere war in allen Nachuntersuchungen nicht erhärtbar. Gelenkstransfixationen mit der Idee der Distraktion sind somit nicht zielführend, sondern nach Sherman et al. (1984) mit einer verstärkten Sekundärarthrose einhergehend.

O'Doherty (1990) verglich die Resektionsarthroplastik mit der *MTP 1 Arthrodese* und findet keine signifikanten Unterschiede im Ergebnis. Die technisch aufwendigere Arthrodese hat in seinem Patientengut 6 mal eine Re-Operation notwendig gemacht, so daß er – vor allem beim älteren Patienten – die Resektionsarthroplastik als die bessere Operation bezeichnet.

Die Arthrodese wird in der Regel in 10° Dorsalflexion und 20° Valgus durchgeführt. Der Hallux valgus-Winkel ist von der Fußform abhängig und ist beim Hallux rigidus wo keine komplexe Vorfußdeformität besteht exakt einzuhalten. Eine zu gerinde Valgusberücksichtigung zu der man gerade beim Hallux rigidus gerne tendiert führt zu Problemen im Bereich des Interphalangealgelenkes (Smith et al. 1992, Wu 1993, O'Doherty 1990, Salis Soglio 1993). Die Techniken variieren stark und reichen von der Fixation mit 2 gekreuzten Bohrdrähten, bis zur Fixation mit Herbert's Schrauben oder dorsaler Platte.

Die Interposition eines Kapselperiostlappens bei der Resektionsarthrosplatik schwächt die Kapsel, so daß andere Interponate Verwendung finden. Regnauld hat dies in seinem Buch (1985) Grad-abhängig definiert, wobei er in keinem Fall auf eine deutliche Strahlkürzung (Basisteilresektion) verzichtet. Das Reenclavement eines Knorpelknochentransplantates von der resezierten Basis erscheint wegen der Verwendung eines durch die Biomechanik vorgeschädigten Knorpels (Shereff et al. 1986) nicht günstig (Abb. 5). Die *Interposition des Metallspacers nach Regnauld* mit unzureichender Basiskürzung führt zwar zur Ausbildung kongruenter Gelenkflächen, Langzeitresultate sind aber bisher nicht dokumentiert. Im Kurzzeitverlauf hat Wanke und Wagner (1994) festgestellt, daß kein

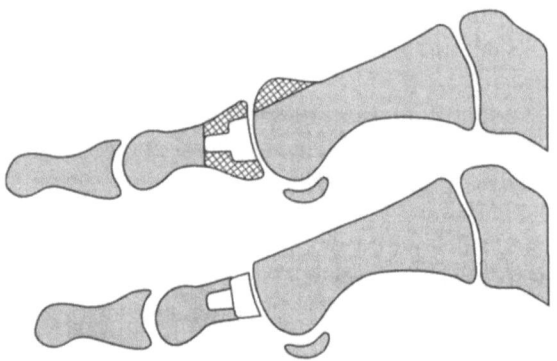

Abb. 5. Schema des Reenclavements nach Regnauld

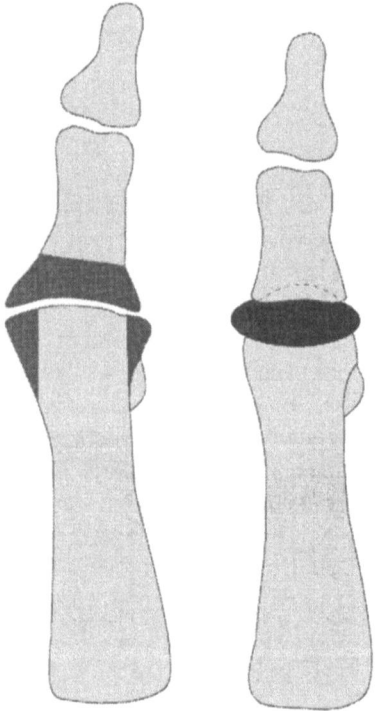

Abb. 6. Schema der Anwendung des temporären Metallspacers nach Regnauld

subjektiv besseres Resultat erzielt werden konnte, die Funktion durch Erhaltung der kurzen Großzehenbeugeransätze aber deutlich besser – wenn auch nicht vom Patienten honoriert – war. Der Zweiteingriff zur Metallspacerentfernung stellt einen weiteren Nachteil dar (Abb. 6).

Die *Periosttransplantation*, die in der Lage ist hyalinen Knorpel an der belasteten Gelenkfläche zu reproduzieren (Ritsilä et al. 1992, 1994), stellt eine vielversprechende wenn auch derzeit noch aufwendige Alternative dar. Nach ausgiebigem Gelenksdebridement und Formung kongruenter Gelenkspartner wird das von Knorpel befreite und zu einem Drittel verkleinerte Metatarsalköpfchen mit Tibiaperiost überzogen, was in Kaninchenmodellen in sofortiger Bewegung zur Ausbildung von hyalinem Knorpel geführt hat.

Silikonimplantate wurden zur Erhaltung der Zehenlänge und zur Vermeidung des Rigidusrezidivs eingesetzt. Der ausgezeichneten Funktion und Kosmetik stand jedoch im Langzeitverlauf der Silikonabrieb induzierte Knochenverlust entgegen. Vor allem der einfach gestielte mit dem Silikon artikulierende Spacer führte früh zu Lysen um das Implantat mit dem Nachweis von Fremdkörperriesenzellen und Silikonpartikeln (Verhaar et al. 1989, Wanivenhaus et al. 1991, Cracchiolo et al. 1992, Mahieu et al. 1992, Rahman 1993). Die Knochenlysen einerseits, das gute funktionelle Resultat des doppelt gestielten Spacers andererseits führten zu der Empfehlung von Ferdini et al. 1988 den Spacer nur als temporäres Implantat zu belassen und dieses nach 2–3 Jahren wieder zu entfernen. Krismer und Eichenauer (1990) schränkten beim Alter des Patienten auf über 60 Jahre und bei der Indikation auf Halluces ohne valgus ein, um damit den Streß auf den doppeltgestielten Spacer zu minimieren. Einige Arbeiten sahen die Problematik des Werkstoffes Silikon in dieser Lokalisation als nicht bedrohlich an, obgleich diese Arbeiten meist nur kurz bis mittelfristige Nachuntersuchungszeiten aufwiesen (Shankar et al. 1989, Krismer 1990).

Andere Autoren (McAuliffe et al. 1990) benützten den von Helal entwickelten ballartig geformten Interponatspacer. Der Abrieb war mittelfristigen Nachuntersuchungen zufolge geringer, das Implantatdesign aber migrationsanfälliger (Broughton et al. 1989). Die Silikonproblematik führt unweigerlich zu neuen Werkstoffen und echten Gelenkprothesen. Townley et al. berichteten 1994 über 312 zum Teil von 33 Jahren implantierte *Hemiprothesen*, die die Basis der proximalen Phalange durch ein Metallteil ersetzen, das eine konkave Gelenkfläche korrespondierend zum Metatarsalköpfchen aufweist. Nur 13 Fälle waren unzufrieden, über 95% (!) wiesen ein sehr gutes oder gutes Resultat auf. Das Resultat war auch nach mehr als 20 Jahren stabil. Osteolysen waren nicht zu finden und Fremdköperriesenzellenarthritis ebenfalls nicht nachweisbar. Die funktionellen Resultate waren sogar im Vergleich einer Langzeituntersuchung mit kurzfristigen Resultaten der passageren mobilen Titangelenksspacer nach Regnauld besser.

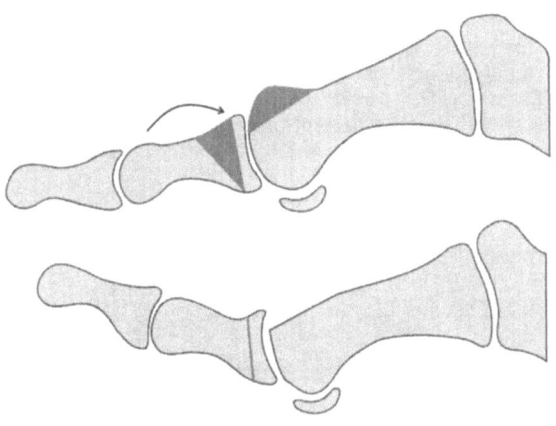

Abb. 7. Schema der Cheilektomie und der dorsalen Keilentnahme aus der Basis der proximalen Phalange

Der erhaltene Gelenkspalt, vor allem im seitlichen Röntgen beurteilbar, von Regnauld als Grad-1-Läsion bezeichnet bietet sich für biologische Lösungen mit Erhalt der Gelenkflächen an. Die *Cheilectomie*, dies entspricht der Entfernung der dorsalen und lateral sowie medialen Osteophyten im Köpfchenbereich wurde routinemäßig als Begleiteingriff bei diversen anderen Verfahren angewendet (Abb. 7). Gould hat 1981 auf die Möglichkeit der alleinigen Cheilotomie verwiesen und damit bessere Resultate als mit Implantaten erzielt. 1988 berichtete Mann über 25 so behandelte Patienten (31 Füße) mit 55 Monaten Nachuntersuchungszeitraum. 28 von 31 Füßen waren bei der Nachuntersuchung schmerzfrei, nur 2 Patienten hatten unter 15° Dorsalextension, 23 sogar über 30°. Er empfiehlt die Resultate als vergleichbar mit allen anderen. Hattrup hat 1988 58 Patienten mit Nachuntersuchungszeiten von 4–11 Jahren untersucht und nach Cheilectomie in 72,5% ein weitgehend zufriedenstellendes Resultat erhalten. Die Resultate verschlechterten sich mit längerem Nachuntersuchungsintervall nicht. Die Röntgenveränderungen jedoch gravierend. Die Cheilectomie stellt sich als „konservatives" Verfahren dar, welches vor allem beim jüngeren Patienten, mit noch erhaltenem Gelenksspalt und intaktem Knorpel (Grad 1 Läsion) vielversprechend erscheint.

Citron hat 1987 über 10 Fälle nach *dorsaler Keilentnahme von der proximalen Phalange* berichtet. Ausgehend von der Tatsache, daß nach Shereff et al. (1986) vor allem die Dorsalextensionsresektion Schmerz macht wird dabei der Freiheitsgrad nach dorsal unter Reduktion der

Plantarflexion erweitert, wie dies von Kessel und Bonney 1958 empfohlen wurde. In 10 Fällen war 9 mal über 22 Jahre lang Schmerzfreiheit erzielt worden. Hohmann und Hirschfelder empfehlen eine 10–15 gradige dorsale Keilentnahme und fordern eine praeoperative Plantarflexionsfähigkeit von 20°. Sie berichteten über 94% subjektive Patientenzufriedenheit und fanden im Gegensatz zu Hattrup bei der Cheilectomie keine radiologische Verschlechterung.

Zusammenfassend kann ausgesagt werden, daß unzählige Verfahren zu Resultaten mit hoher Patientenzufriedenheit von 90% durch Schmerzfreiheit führen. Die Abweichungen im Bereich dieses Wertes sind untersuchungsspezifisch und indikationsabhängig. Jedes Verfahren unterliegt auch einer Lernkurve.

Der Grad der Läsion am MPT 1 Gelenk, sowie das Patientenalter führt unter Berücksichtigung der aktuellen Literatur und eigener Erfahrungen zur Wahl des Operationsverfahrens. Die hohe Patientenzufriedenheit und die einfach reproduzierbare Operationsmethode stellen die Resektionsinterpositionsarthroplastik modifiziert nach Keller-Brandes nach wie vor als Routinemethode dar. Bei hochgradigen Veränderungen der Gelenkpartner, Aufhebung des Gelenkspaltes oder hohem Lebensalter des Patienten. Die klare Feststellung, daß die Resultate nach Arthrodese nicht besser sind und Fusionsprobleme in 20 – 5% zu finden sind, lassen die Arthrodese nicht meht als Routineverfahren, sondern als Methode für den Einzelfall erscheinen. Beim aktiven jüngeren Patienten, meist auch mit Läsionen Grad-1 vergesellschaftet, sollte die funktionell beste Lösung angestrebt werden. Cheilectomie und dorsale Keilentnahme aus der proximalen Phalange scheinen hier vielversprechend. Die Implantate sollten, obgleich vereinzelt ausgezeichnete Langzeitresultate berichtet wurden zurückhaltend betrachtet, Silikonimplantate nicht mehr implantiert werden. Passagere Spacer aus Metall zeigen funktionell gute Kurzzeitresultate, Verläufe sind jedoch bis heute nicht dokumentiert. Auch konnte die Patientenzufriedenheit damit nicht signifikant erhöht werden, so daß der Anspruch des Orthopädischen Chirurgen auf funktionell „bessere" Verfahren offensichtlich nicht immer das subjektive Resultat beeinflussen kann. Daher sollte ein gewähltes Operationsverfahren einfach, reproduzierbar und patientenabhängig gewählt werden.

Literatur

Anderl W, Knahr K, Steinböck G (1991) Langzeitergebnisse der Hallux-Rigidus Operation nach Keller-Brandes. Z Orthop 129:42–47

Barlett DH (1988) Arthroskopic management of osteochondritis dissecans of the first metatarsal head. Arthroscopy 4:51–54

Brandes M (1929) Zur operativen Therapie des Hallux rigidus. Zbl Chir 56:2434–2440

Broughton NS, Doran A, Meggitt BF (1989) Silastic ball spacer arthroplasty in the Management of halluxvalgusand hallux rigidus. Foot & Ankle 10:61–64

Citron N, Neil M (1987) Dorsal wedge osteotomy of the proximal phalanx for hallux rigidus. J Bone Joint Surg 69-B:835–837

Clayton ML, Ries MD (1991) Functional hallux rigidus in the rheumatoid foot. Clin Orthop 271:233–238

Cracchiolo A, Weltmer JB, Lian G, Dalseth T, Dorey F (1992) Arthroplasty of the first Metatarsophalangeal Joint with a double-stem silicone implant. J Bone Joint Surg 74-A:552–562

Davies-Colley N (1887) Contractions of the metatarsophalangeal joint of the great toe (hallux flexus). Br Med J 1:728

Ferdini F, Schöppe K, Wölbert E (1988) Silikonimplantate am Großzehengrundgelenk. Eine kritische 10-Jahres-Studie. Z Orthop 126:606–608

Gould N (1981) Hallux rigidus: Cheilectomy or Implant. Foot & Ankle 1:315–320

Hawkins BJ, Haddad RJ (1988) Hallux rigidus. Clin sports Med 7:37–49

Hattrup SJ, Johnson KA (1988) Subjective results of hallux rigidus following treatment with cheilectomy. Clin Orthop 226:182–191

Hohmann D, Hirschfelder H (1993) Dorsale Keilentnahme im Großzehengrundglied. In: Wirth CJ, Ferdini R, Wülker N (ed) Vorfußdeformitäten. Springer, Heidelberg, S 158–161

Johannsson JE, Barrington TW (1984) Cone arthrodesie of the first metatarsophalangeal joint. Foot & Ankle 4:244–248

Karasick D, Wapner KL (1991) Hallux rigidus deformity: radiologic assessment. Am J Roentgenol 157:1029–1033

Keller WL (1904) Surgical treatment of bunions and hallux valgus. NY Med J 80:741–742

Kessel L, Bonney G (1958) Hallux rigidus in the adolescent. J Bone Joint Surg 40-Br:668–673

Krismer M, Eichenauer M (1990) Mittelfristige Ergebnisse mit dem Großzehenimplantat nach Swanson. Z Orthop 128:519–524

Lyritis G (1983) Developmental disorders of the proximal Epiphysis of the hallux. Skelet Radiol 10:250–254

Mahieu C, Chaput A, Bouillet R (1992) Traitment de l'hallux rigidus par les implants en Silastic de Swanson (single et double stem). Revue clinique, radiologique et podobarographique avec 16 ans de recul maximal. Acta orthop Belg 58:314–324

Mann RA, Clanton TO (1988) Hallux rigidus: treatment by Cheilectomy. J Bone Joint Surg 70-A:400–406

Mann RA (1990) Hallux rigidus. Instr Course Lect 39:15–21

McAuliffe TB, Helal B (1990) Replacement of the first Metatarsophalangeal Joint with a silicone elastomer ball-shaped spacer. Foot & Ankle 10:257–262

Niezold D, Ferdini R (1993) Resektionsarthroplastik. In: Wirth CJ, Ferdini R, Wülker N (ed) Vorfußdeformitäten. Springer, Heidelberg, S 163–173

O'Doherty DP, Lowrie IG, Magnussen PA, Gregg PJ (1990) The management of the painful first Metatarsophalangeal joint in the older patient. J Bone Joint Surg 72-B:839–842

Rahman H, Fagg PS (1993) Silicone granulomatous reaction after first metatarsophalangeal hemiarthroplasty. J Bone Joint Surg 75-B:637–639

Ramach W, Stockinger G (1981) Die Fußform als ätiologischer Faktor von Hallux valgus und Hallux rigidus. In: Murri A (ed) Der Fuß. ML, Uelzen, S 59–61

Regnauld B (1986) The Foot. Springer, Berlin Heidelberg New York

Ritsilä V, Eskola A, Hoikka V, Santavirta S (1992) Periosteal resurfacing of the metatarsal head in hallux rigidus und Freiberg's disease. J Orthop Rheumatol 5:79

Ritsilä VA, Santavirta S, Alhopuro S, Poussa M, Jaroma J, Rubak JM, Eskola A, Hoikka V, Snellman O, Osterman K (1994) Periostal and perichondral grafting in reconstructive surgery. Clin Orthop 302:259–265

Salis-Soglio v G, Sprick O (1993) Arthrodese und Alloarthroplastik. In: Wirth CJ, Ferdini R, Wülker N (ed) Vorfußdeformitäten. Springer, Heidelberg, S 175–183

Shankar NS, Orth MCh, Asaad SS, Craxford AD (1991) Hinged silastic implants of the great Toe. Clin Orthop 272:227–234

Sherman KP, Douglas DL, Benson MK (1984) Keller's arthroplasty: is distraction useful? J Bone Joint Surg 66-B:765–769

Shereff MJ, Bejjani FJ, Kummer FJ (1986) Kinematics of the first Metatarsophalangeal Joint. J Bone Joint Surg 68-A:392–397

Smith RW, Joanis TL, Maxwell PD (1992) Great toe Metatarsophalangeal joint arthrodeses: a user-friendly technique. Foot & Ankle 13:367–377

Thomas AP, Dwyer NS (1989) Osteochondral defects of the first metatarsal head in adolescence: astage in the development of hallux rigidus. J Pediatr Orthop 9:236–239

Toma C (1994) Die Operation nach Keller-Brandes zur Behandlung des Hallux ridigus. Wien Klin Wochenschr 106:381–383

Townley CO, Taranow WS (1994) A metallic hemiarthroplasty resurfacing prosthesis for the hallux Metatarsophalangeal joint. Foot & Ankle 15:575–580

Verhaar J, Bulstra S, Walenkamp G (1989) Silicone arthroplasty for hallux ridgidus. Acta Orthop Scand 60: 30–33

Wanek St, Wagner Th (1994) Hallux rigidus; Operationsmethode; Vergleichsuntersuchungen zwischen Brandes, Valenti und Regnauld – Spacer. Oral Presentation/Abstract: Sitzung der Ö Ges f Orthop 8.10., Eisenstadt

Wanivenhaus A, Lintner F, Wurning Ch, Missaghi-Schinzl M (1991) Long term reactions of the osseous bed around silicone implants. Archives of Orthop and Traum Surgery 110:146–150

Wu KK (1993) Fusion to he Metatarsophalangeal joint of the great tow with Herbert screws. Foot & Ankle 14:165–169

Sportlerfuß

KAPITEL 6

Propriozeption des oberen Sprunggelenkes

J. Jerosch

Überblick über Verletzungen des Sprunggelenkes und die Bedeutung propriozeptiver Fähigkeiten

Die ligamentäre Verletzung des Sprunggelenkes ist nach wie vor die häufigste Verletzung im Sport und in der Freizeit (Anderson 1996, Hintermann 1996, Peuker et al. 1996). So beträgt nach Untersuchungen von Renström (1993) die Inzidenz an Sprunggelenksverletzungen in den USA etwa 23 000 Fälle pro Tag.

Zu einem nicht unerheblichen Teil resultieren aus diesen Sprunggelenkstraumata chronische Probleme (Löfvenberg 1996, Dettori 1994) und sogar Rezidivinstabilitäten, die je nach Autor zwschen 8% (Eiff et al. 1994) und 40% (Bahr et al. 1997) angegeben werden.

Aufgrund der hohen Inzidenz von Sprunggelenkverletzungen haben zunächst mechanisch wirkende externe Stabilisierungshilfen im Bereich der Prävention und Rehabilitation von Sprunggelenkverletzungen immer mehr an Bedeutung gewonnen. In verschiedenen Untersuchungen wurde die Effektivität von Sprunggelenks-Orthesen aufgezeigt (Garrick 1977, Glencross/Thornton 1981, Litt 1992, Miller und Hergenroeder 1990, Sittler et al. 1994, Surve et al. 1994, Tropp et al. 1985) und verschiedene Möglichkeiten der äußeren Stabilisierung verglichen (Alves et al. 1992, Bruns und Staerk 1990, Bunch et al. 1985, Greene/Wright 1990, Green und Hillman 1990, Gross 1987, Gross et al. 1991, Gross et al. 1992, Löfvenberg und Kärrholm 1993, Shapiro et al. 1994, Vaes et al. 1985, Wiley und Nigg 1996). Im Laufe der letzten Jahre stellte sich jedoch heraus, daß wie bei anderen Gelenken auch, die Stabilität des oberen Sprunggelenkes zu einem erheblichen Anteil auf koordinative und propriozeptive Fähigkeiten zurückzuführen ist. Aus diesem Grunde wuchs das Interesse an neurophysiologischen Zusammenhängen und deren Auswirkungen auf die Sportpraxis in Prophylaxe und Therapie (Feuerbach et al. 1994, Forkin et al. 1996, Freeman et al. 1965, Greene und Hillmann 1990, Jerosch et al. 1995, Jerosch et al. 1996, Jerosch und Prymka 1996, Jerosch et al. 1997, Jerosch et al. 1997, Karlsson/Andreasson 1992, Kimura et al. 1987, Klein et al. 1991, Konradsen und Rayn 1990, Konradsen et al. 1993, Lephart et al. 1997, Meeuwsen et al. 1993, Scheuffelen et al. 1995, Stuessi et al. 1987, Takebayashi et al. 1997).

Die Bedeutung der propriozeptiven Steuerungsvorgänge für die funktionelle Gelenkstabilität und der Einfluß von Supinationstraumen auf die Propriozeptivität der Sprunggelenke wird kontrovers diskutiert.

Freeman (1965) untersuchte den Einfluß von Verletzungen des Kapsel- und Bandapparates auf die Propriozeptivität der Sprunggelenke. Schädigungen der Rezeptoren, hervorgerufen durch Supinationstraumen, können demnach eine partielle Afferenzstörung der propriozeptiven Wahrnehmung bewirken und somit zu einer funktionellen Instabilität der Sprunggelenke führen. Von Glencross und Thornton (1981) wurde der Stellungssinn bei Sportlern untersucht. Sie fanden einen signifikant größeren Reproduktionsfehler bei den verletzten Sprunggelenken sowie eine Korrelation zwischen Bewegungsausmaß und Reproduktionsfehler. Die Genauigkeit der Winkelreproduktion nahm linear mit der Zunahme des Plantarflexionsgrades am Fuß ab. Auch Konradsen und Ravn (1990) sowie Gleitz et al. (1993) kommen zu der Überzeugung, daß ein posttraumatisches propriozeptives Defizit die Ursache für eine funktionelle Instabilität der Sprunggelenke darstellt. Die zeitliche Verzögerung der Reflexantwort des M. peronaeus longus auf eine plötzliche Inversion der verletzten Sprunggelenke wurde auf eine gestörte Propriozeptivität dieser Gelenke zurückgeführt (Konradsen und Ravn 1990). Diese posttraumatische, zeitliche Verzögerung der Reflexantwort wurde auch von Van Linge beschrieben

(1988). Zusätzlich zur Überprüfung der Reflexantwort des M. peronaeus longus verglichen Gleitz et al. (1993) die Standsicherheit der verletzten und unverletzten Sprunggelenke im Einbein-Stand. Auch bei diesem Test konnte eine beeinträchtigte Propriozeptivität der verletzten Sprunggelenke in Form einer verminderten Standsicherheit nachgewiesen werden.

Jerosch et al. (1994) belegten mit Hilfe eines Winkelreproduktionstestes, eines Einbeinstandtestes sowie eines Einbeinsprungparcourtestes die reduzierte Propriozeption bei funktionell instabilen Sprunggelenken Der Versuch, die Ergebnisse der unterschiedlichen Testverfahren miteinander zu korrelieren, erbrachte jedoch nur sehr geringe bis keinerlei Korrelation. Dies liefert einen Hinweis dafür, daß es völlig unterschiedliche propriozeptive Qualitäten gibt. Es ist demnach auch nicht sehr sinnvoll, im Rahmen der Rehabilitation propriozeptive Fähigkeiten mit einem sog. Propriozeptionstrainer zu trainieren. Es muß vielmehr das Ziel sein, die für den jeweiligen Patienten wichtigen propriozeptiven Fähigkeiten gezielt und differenziert anzugehen.

Es gibt jedoch auch einige Autoren, die kein propriozeptives Defizit nach Sprunggelenkverletzungen finden. Anhand der Reproduktionsgenauigkeit von Inversionsgraden und der Reflexantwort des M. peronaeus longus auf plötzliche Inversionen überprüften Konradsen et al. (1993) den Effekt einer anästhetischen Blockade der Rezeptoren des lateralen Bandapparates auf die Propriozeptivität der Sprunggelenke. Während der passive Stellungssinn beeinträchtigt wurde und eine präzise Winkelreproduktion unmöglich machte, zeigte sich der aktive Stellungssinn (Bewegungssinn) von der Blockade unbeeinflußt. Die Autoren folgerten, daß die Afferenz intakter Rezeptoren der lateralen Bänder für einen korrekten Stellungssinn am Sprunggelenk wohl von Bedeutung sei, eine fehlende Afferenz dieser Rezeptoren allerdings durch Informationen der Rezeptoren in der Unterschenkelmuskulatur ersetzt werden kann. Die propriozeptiven Wahrnehmungen dieser Muskelrezeptoren schienen angesichts der Testergebnisse für einen dynamischen Schutz gegen plötzliche Inversionen verantwortlich zu zeichnen. Zu einer ähnlichen Einschätzung gelangte Gross (1987) bei seinen Untersuchungen zur Propriozeptivität der Sprunggelenke, wobei er Probanden mit und ohne Supinationstraumen testete. Die Präzision der Reproduktion zuvor eingestellter In-

versions- und Eversionsgrade zeigte keinen signifikanten Unterschied zwischen verletztem und unverletztem Sprunggelenk.

Übereinstimmend gehen alle Autoren davon aus, daß neben den Propriorezeptoren an Gelenkkapseln und Bändern auch Haut- und Muskelrezeptoren Informationen über Gelenkstellung und Gelenkbewegung liefern. Welche Rezeptoren hierbei für bestimmte propriozeptive Wahrnehmungen zuständig sind, bleibt beim momentanen Stand des Wissens noch spekulativ. Wahrscheinlich ist jedoch ein komplexes Zusammenspiel verschiedener Rezeptoren für eine präzise Propriozeptivität der Sprunggelenke verantwortlich, wobei der traumatisch bedingte Ausfall von Gelenkrezeptoren offensichtlich nicht vollständig durch andere Proprio- und Exterozeptoren kompensiert werden kann. Ein propriozeptives Defizit, als Folge einer Sprunggelenkverletzung, kann als eine Ursache für die funktionelle Instabilität von Sprunggelenken angesehen werden.

Propriozeptive Prophylaxe

Prophylaktischer Effekt von externen Stabilisierungshilfen. Verschiedene Studien haben den prophylaktischen Effekt von Sprunggelenkorthesen im Sport belegt. Garrick und Requa (1973) erfaßten Basketballspieler der University of Washington über einen Zeitraum von zwei Jahren. Die Spieler wurden in vier Gruppen je nach der Art ihrer orthetischen Versorgung (hoher Sportschuh/ungetaped, hoher Sportschuh/getaped, Halbschuh/ungetaped, Halbschuh/getaped) eingeteilt. Bei 2562 Einsätzen der Spieler kam es dabei zu 55 Sprunggelenkverletzungen. Die höchste Verletzungsrate wies dabei die Kombination Halbschuh/ungetaped mit 33,4 Verletzungen pro 1000 Einsätzen auf. Die Kombinationen hoher Sportschuh/ungetaped (30,4/1000) und Halbschuh/getaped (17,4/1000) zeigten eine niedrigere Verletzungsrate. Am besten schnitt die Kombination hoher Sportschuh/getaped mit 6,5 Verletzungen auf 1000 Einsätzen ab.

Rovere et al. (1988) testeten in einer retrospektiven Studie ein Lace-on-Brace sowie das Tape als Stabilisierungshilfe. Alle College-Footballspieler der Wake Forest University nahmen über einen Zeitraum von sechs Jahren an der Studie teil. In den ersten eineinhalb Jahren wurden alle Spieler getaped. In den folgenden viereinhalb Jahren konnten die Spieler zwischen dem Lace-on-Brace und dem Tape wählen. Im Beobachtungszeitraum ereigneten sich 224 Sprunggelenksverletzungen, davon 195 Supinationstraumen. Mit angelegtem Tapeverband kam es bei 38658 Einsätzen zu 182 Verletzungen, während die mit Lace-on-Brace versorgten Sportler nur 38 Verletzungen auf 13273 Einsätzen zu beklagen hatten. Somit hatten die Probanden, die mit einer Lace-on-Brace-Orthese versorgt wurden, nur ein halb so großes Verletzungsrisiko wie die mit einem Tapeverband versorgten Probanden zu tragen.

Sittler et al. (1994) dokumentierten über einen Zeitraum von zwei Jahren die Verletzungen bei 1601 Kadetten der United States Military Academy in der Sportart Basketball. Die Probanden hatten in diesem Zeitraum 13430 Einsätze zu verzeichnen. 6682 Probanden trugen eine Aircast Schiene und 6748 Probanden spielten ohne Gelenkstabilisierung. In den zwei Jahren ereigneten sich 46 Verletzungen am Sprunggelenk, davon entfielen 35 Verletzungen auf die Gruppe ohne Stabilisation und nur 11 Verletzungen auf die Gruppe, welche die Aircast-Schiene trug. Die Verletzungsrate war somit dreimal so hoch bei der Gruppe ohne Stabilisierungshilfe.

Surve et al. (1994) untersuchten bei 504 Fußballspielern über ein Jahr die Inzidenz von Sprunggelenkverletzungen. Hierbei wurde differenziert eine Gruppe von 258 Spieler mit ehemaliger Sprunggelenkverletzung von einer zweiten Gruppe bestehend aus 246 Spielern ohne Verletzung in der Vorgeschichte betrachtet. Diese beiden Gruppen wurden in ein orthesenversorgtes und ein nicht orthesenversorgtes Kollektiv unterteilt. Es wurde eine signifikante Reduzierung der Inzidenz von Sprunggelenkverletzungen (Verletzungen/1000 Spielstunden) erreicht. Die Inzidenz der Gruppe mit ehemaliger Verletzung und Schiene (0,14) lag eindeutig unter der ohne Stabilisierungshilfe (0,86). Bei der Gruppe ohne ehemalige Sprunggelenkverletzung und ohne Stabilisierungshilfe wurde eine niedrigere Inzidenz festgestellt (0,46). Verglichen mit der Gruppe ohne ehemalige Verletzung, ist das Risiko ungefähr doppelt so hoch, sich eine Sprunggelenkverletzung zu zuziehen, wie wenn bereits eine Verletzung in diesem Bereich vorlag. Die prophylaktische Schienung reduziert dieses hohe Risiko, sich nach ehemaligen Supinationstraumata erneut zu verletzen, beträchtlich, nämlich um fast das Fünffache.

Mechanische Stabilisierung durch externe Stabilisierungshilfen. Der Großteil der früheren Studien untersuchte nur den Teilaspekt der mechanischen Stabilisierung. Vaes et al. (1985) sowie Löfvenberg und Kärrholm (1993) haben die Aufklappbarkeit des oberen Sprunggelenkes bei gehaltener Röntgenaufnahme untersucht. Vaes et al. (1985) zeigten dabei mit Tapeverband bei allen Sprunggelenken eine signifikant verringerte Aufklappbarkeit. Belastungen wie Zick-Zack- und Kurvenläufe sowie Sprungübungen reduzierten die stabilisierende Wirkung des Tapeverbandes. Löfvenberg und Kärrholm (1993) untersuchten die mechanische Unterstützung durch eine thermoplastische Schiene. Mit Orthese konnte eine signifikante Verringerung der Aufklappbarkeit von instabilen Sprunggelenken gezeigt werden.

Bunch et al. (1985) dokumentierten den sekundären Stützeffekt durch Tapeverbände, Elastikverbände und fünf verschiedene Schnürbandagen an einem, der menschlichen Anatomie nachempfundenen Modellfuß aus Polyurethan. Alle Stabilisierungshilfen wurden unmittelbar nach der Applikation und nach einer Belastung von 350 Bewegungszyklen getestet. Vor der Belastung zeigte der Tapeverband einen 25% besseren Stützeffekt als das beste Lace-on-Brace und eine 70% bessere Wirkung als der Elastikverband. Der Stabilitätsverlust war beim Tapeverband nach der Belastung mit 21%, gegenüber 4,5–8,5% bei den Lace-on-Braces, am höchsten.

Gross et al. (1987) sowie Greene und Hillman (1990) überprüften den Einfluß von Stabilisierungshilfen auf die passive Beweglichkeit der Sprunggelenke. Mit einer Cybex-Einheit untersuchten Gross et al. (1987) das maximale passive Bewegungsausmaß ohne Stabilisierung, mit der Aircast-Stirrup-Schiene und mit einem Tapeverband jeweils vor und nach einer Belastung. Sowohl die Aircast-Schiene, als auch der Tapeverband schränkten die Beweglichkeit in Inversions- und Eversions-Richtung ein. Der Stabilisierungseffekt nach der Belastung reduzierte sich beim Tapeverband jedoch erheblich, während die Werte der Aircast-Schiene weitgehend unverändert blieben.

Auch Greene und Hillman (1990) zeigten, daß Orthesen eine signifikante Bewegungseinschränkung im Sprunggelenk bewirken, die von der sportlichen Belastung unbeeinflußt blieb. Mit dem Tapeverband wurde ebenfalls eine signifikante Limitierung der passiven Beweglichkeit erreicht. Dieser zeigte aber bereits nach 20minütiger sportlicher Betätigung einen 40%igen Stabilitätsverlust, nach einer Stunde Belastung war überhaupt keine signifikante Bewegungseinschränkung durch den Tapeverband mehr zu verzeichnen.

Von Kimura et al. (1987) wurden die Reaktion auf plötzlichen Inversionsstreß an den Sprunggelenken untersucht. Der durch diese plötzliche Inversion forcierte maximale Inversionsgrad der Sprunggelenke wurde mittels einer Hochgeschwindigkeitskamera registriert. Hierbei reduzierte die Aircast-Schiene den maximal erreichten Inversionsgrad um durchschnittlich 9,8°.

Unabhängig von der jeweiligen Untersuchungsmethode konnte somit in allen Studien die Effizienz von Einmal-Verbänden und wiederverwendbaren Orthesen bezüglich ihrer stabilisierenden Wirkung aufgezeigt werden. Der guten mechanischen Stabilisierung durch Tapeverbände kurz nach der Applikation steht der Stützwert-Verlust bei sportlicher Belastung gegenüber. Die wiederverwendbaren Orthesen wiesen nach den Belastungen keinen oder nur einen geringen Verlust der stabilisierenden Wirkung auf.

Einfluß von externen Stabilisierungshilfen auf die Propriozeption

Während früher jedoch die Qualität von funktionellen Sprunggelenksorthesen hauptsächlich an ihrer Fähigkeit zur passiven Stabilisation gemessen wurde, fokussiert sich das Interesse heutzutage zunehmend auf die Unterstützung propriozeptiver Fähigkeiten. Der primäre Positions- oder Bewegungssinn ist in den tief gelegenen Gelenk- oder Bandrezeptoren zu suchen und können somit nicht durch Sprunggelenksbandagen oder Tape beeinflußt werden. Sicherlich können jedoch freie Nervenendigungen oder Rezeptoren an den Hauthaaren, welche stark auf einen neuen Reiz reagieren und auch rasch adaptieren, beeinflußt werden. In tieferen subkutanen Schichten finden sich Ruffini-Rezeptoren, die tonisch reagieren und nur langsam adaptieren, wodurch dynamisches und statischer Input gegeben werden kann.

Der *Einfluß von Orthesen auf die propriozeptiven Fähigkeiten* des oberen Sprunggelenkes ist bisher unter verschiedenen Fragestellungen und mit unterschiedlichen Methoden untersucht

worden. Kimura et al. (1987) haben die Vermutung geäußert, daß durch die Luftpolster der Aircast Schiene zusätzliche Hautrezeptoren stimuliert werden und somit ein mögliches propriozeptives Defizit ausgeglichen werden könnte. Für Personen mit ehemaliger Verletzung wäre dies von Vorteil.

Stuessi et al. (1987) untersuchten die EMG-Aktivität des M. peroneus longus, dem hauptsächlichen Inhibitor der Supination. Hierbei gingen sie davon aus, daß sich die Spannung, die sich im Muskel entwickelt, proportional zur elektrischen Aktivität verhält. Sie untersuchten 11 Probanden mit instabilen Sprunggelenken jeweils ohne und mit Aircast-Schiene. Sie konnten jedoch nicht darstellen, daß die stabilisierten Sprunggelenke geringere EMG-Werte aufweisen. Die Peroneusmuskeln waren sowohl mit als auch ohne Stabilisierungshilfe ähnlich aktiv.

Scheuffelen et al. (1995) untersuchten drei Stabilisierungshilfen (Aircast, Ligafix Air, Stabilschuh) und einen normalen Joggingschuh unter funktionellen Bedingungen. Um die Plantarflexions- und Rotationskomponente beim Unfallmechanismus mit einzubeziehen, verwendeten sie einen dreidimensionalen Umknickmechanismus unter funktionellen Bedingungen. Zusätzlich wurden Oberflächen-EMGs registriert, um neuromuskuläre Parameter zu erfassen. Hierbei wurde der zeitliche Verlauf sowie die Ausprägung der neuromuskulären Aktivitäten vom M. peroneus longus, M. tibialis anterior, M. gastrocnemius und des M. vastus medialis erfaßt. Es zeigte sich, daß die EMG-Signale bei den Orthesen zwar überwiegend reduziert waren, die typischen Innervationscharakteristika jedoch erhalten blieben. Hohe Winkelgeschwindigkeiten bei Umknickbewegungen bedingten eine hohe Reflexantwort und umgekehrt. Dabei war in dieser Studie die Reduktion der Reflexantwort beim Tragen der Aircast- und der Ligafix Air-Schiene niedriger, als es aufgrund der reduzierten Winkelgeschwindigkeit zu erwarten gewesen wäre. Die Autoren führten dieses Phänomen auf die unterschiedliche Stimulierung von Propriozeptoren, z. B. die der Haut, durch die Orthesen zurück und werteten dies als positiven Einfluß der Orthesen.

Jerosch et al. (1995) konnten in ihren Untersuchungen mit unterschiedlichen funktionellen Tests (Winkelreproduktionstest, Einbeinsprungtest, Einbeinstandtest) zeigen, daß die propriozeptiven Defizite bei funktionell instabilen Sprunggelenken durch wiederverwendbare Orthesen signifikant verbessert werden können. In einer weiteren Untersuchung (Jerosch et al. 1996) konnte sowohl bei stabilen als auch bei instabilen Sprunggelenken in allen drei Tests eine Verbesserung der propriozeptiven Fähigkeiten unter Applikation zweier handelsüblicher Orthesen (Mikros, Aircast) demonstriert werden. Tape dagegen erzielte bei jedem der drei Tests schlechtere Ergebnisse als die Orthesen und lag nur beim Einbein-Sprungparcourtest und beim Winkel-Reproduktions-Test in einem besseren Bereich im Vergleich zur Probandengruppe ohne irgendwelche externen Stabilisierungshilfen.

Feuerbach et al. (1994) überprüften die Auswirkungen einer Stabilisierungshilfe sowie der Anästhesie von ein oder zwei lateralen Bändern (Lig. fibulotalare ant. oder Lig. fibulocalcanerae ant.) auf die Propriozeptivität der Sprunggelenke. In ihren Versuchen hatte die Betäubung der Kollateralbänder keine Auswirkungen auf die Winkelreproduzierfähigkeit. Bedeutender waren nach Ansicht der Autoren die Rückkopplung der Haut, der Muskulatur und anderer Rezeptoren, da der Winkelreproduktionsfehler mit applizierter Orthese signifikant geringer war als ohne.

Glencross und Thornton (1981) konnten die Abnahme des Stellungssinns mit zunehmender Plantarflexion des Fußes nachweisen. Ebenso stellte Schenker (1989) eine hohe Korrelation zwischen dem eingestellten Flexionsgrad und dem Reproduktionsfehler fest. Aufgrund genauerer Reproduktionsergebnisse junger Erwachsener gegenüber älteren Erwachsenen erkannten Meeuwsen et al. (1993) eine Altersabhängigkeit der propriozeptiven Fähigkeiten im Sprunggelenk.

Karlsson und Andreasson (1992) wiesen bei instabilen Sprunggelenken eine positive Wirkung von Tapeverbänden auf propriozeptive Fähigkeiten nach.

Durch Stabilisierungshilfen verbesserte propriozeptive Fähigkeiten konnten Jerosch et al. (1995, 1996) sowohl bei posttraumatischen als auch bei klinisch gesunden Sprunggelenken aufzeigen. Die verletzten Probanden führten drei unterschiedliche Tests mit applizierter Orthese mit genauso großem Erfolg durch wie die gesunden Probanden ohne eine Stabilisierung.

Zusammenfassend kann man festhalten, daß die positiven prophylaktischen Effekte von Sprunggelenksorthesen mehrfach bewiesen wurden und daß diese Effekte höchstwahrscheinlich auf neurophysiologische Mechanismen zurückzuführen sind.

Einfluß von externen Stabilisierungshilfen (Orthesen, Bandagen und Tapeverbände) auf die körperliche Leistungsfähigkeit

Neben der Wirkung von externen Stabilisierunghilfen auf die mechanische und funktionelle Stabilisierung spielt für Sportler auch deren Einflußnahme auf die sportliche Leistungsfähigkeit eine große Rolle, da eine präventive Applikation von Sprunggelenksorthesen vom Athleten und Trainer in der Regel nur dann akzeptiert wird, wenn keine nachteiligen Einflüsse auf die sportliche Leistungsfähigkeit resultieren. Hierzu gibt es in der Literatur unterschiedliche Aussagen, die sich dann jedoch häufig auch nur auf kurzfristige Effekte beziehen (Cottmann und Mize 1989, Craske 1977, Kimura et al. 1987, Robinson et al. 1986, Scheuffelen et al. 1995).

Robinson et al. (1986) untersuchten mit dieser Fragestellung an sechs Probanden den Effekt der externen Stabilisierung am Sprunggelenk. Dazu verwendeten sie einen hohen Basketballschuh ohne Stabilisierung und drei weitere hohe Basketballschuhe, die mit Hilfe von Verstärkungsstreifen einen ansteigenden Stabilisierungsgrad aufwiesen (Schuh 1 bis 3). Die Probanden absolvierten mit allen vier Schuhen einen Hinderniskurs auf einem Basketballfeld. Es zeigte sich, daß die Probanden mit den stabilisierten Schuhen schlechtere Werte erzielten als mit dem Schuh ohne Stütze. Hierbei korrelierte der Zeitverlust mit dem Stabilisierungsgrad der Schuhe.

Von Burks et al. (1991) wurde der Einfluß des Tapeverbandes, der Swede-O-Brace und der Kallassy Brace auf die sportliche Leistungsfähigkeit untersucht. 30 Studenten wurden an beiden Sprunggelenken orthetisch versorgt und absolvierten vier verschiedene Übungen. Hierbei reduzierte der Tapeverband die Leistung bei drei Übungen signifikant, ebenso die Swede-O-Brace. Die Kallassy Brace wies nur bei einer Übung eine signifikante Reduzierung der Leistung auf. Beim Vergleich der Stabilisierungshilfen untereinander schnitt die Kallassy Brace besser ab als das Tape oder die Swede-O-Brace. Die Reduktion der sportlichen Leistung sei nach Burks et al. jedoch zu gering, um das prophylaktische Stabilisieren von Sprunggelenken abzulehnen.

Cottman und Mize (1989) testeten die Aircast Schiene und den Tapeverband an vier Basketball-Spielern und vier Studenten. Sie entwarfen einen Sprinttest und einen Sprungtest und führten beide mit applizierter Stabilisierungshilfe und ohne Stütze aus. Bei dem Sprinttest wiesen das Tape und die Aircast signifikant schlechtere Testzeiten auf als ohne Stabilisatoren. Anders lagen die Verhältnisse beim Sprungtest. Hier wies nur das Tape einen signifikant schlechteren Wert als bei den ohne Stütze durchgeführten Untersuchungen.

Jerosch et al. entwickelten für diese Fragestellung spezielle Japan- und Einbeinsprung-Tests (Jerosch 1997). Beim Einbeinsprung-Test konnte bei funktionell instabilen Sprunggelenken auch ein Defizit der sportspezifischen Leistungsfähigkeit dokumentiert werden. Die Meßergebnisse von Probanden mit funktionell instabilen Sprunggelenken zeigten, daß die Applikation verschiedener Orthesen sowie von Tape zu signifikant kürzeren Stabilisierungszeiten führten als die Durchführung des Sprungtests ohne jegliche Stabilisierungshilfe. Die verkürzten Standzeiten bei Applikation von Orthesen deuten auf eine schnellere Stabilisierung des Sprunggelenkes mit applizierter Orthese hin, was für eine bessere neurophysiologische Beeinflussung im Sinne verbesserter propriozeptiver Rückkoppelungsmechanismen der Muskulatur spricht. Besonders deutlich fiel die Verbesserung bei Patienten mit instabilen Sprunggelenken aus. Gleichzeitig konnte bei diesem Versuchsaufbau kein negativer Effekt der verwendeten Stabilisierungshilfen auf die für den Sprungtest notwendige Leistungsfähigkeit bei gesunden Sportlern nachgewiesen werden.

Weiterhin zeigte sich, daß die getesteten Stabilisierungshilfen keinen negativen Effekt auf die Leistung bei gesunden Sportlern bei der Absolvierung eines Japan-Testes haben. Bei der verletzten Gruppe konnte auch beim Japan Test durch Anlage einer Stabilisierungshilfe eine signifikante Verbesserung erzielt werden.

Bei Sportarten, die geprägt sind von Bewegungsmustern, welche auch beim Japan-Test geprüft werden wie z. B. beim Volleyball, scheinen aufgrund der vorliegenden Ergebnisse und bei bekanntem prophylaktischen Effekt, Stabilisierungshilfen empfehlenswert, ohne einen Leistungsverlust befürchten zu müssen.

MacKean et al. (1995) beschäftigten sich mit dem Ortheseneinfluß auf die sportliche Leistungsfähigkeit bei elf Basketballspielerinnen, bei denen beide Sprunggelenke mit vier verschiedenen Stabilisierungshilfen versorgt wurden (Tapeverband, Swede-O-Universal, Active Ankle, Aircast). Die Orthesen beeinflußten die

Ergebnisse beim Standhochsprung sowie bei einem Sprungwurfparcour negativ. Bei einem Sprinttest hingegen fanden sich keine negativen Effekte.

Es finden sich jedoch auch Untersuchungen, die den Einfluß von externen Stabilisierungshilfen als neutral oder sogar positiv einschätzen.

Sowohl Thomas und Cotten (1977) als auch Mayhew (1972) fanden in vergleichbaren Untersuchungen zwar einen geringradig negativen Effekt des Tapes auf den Standhochsprung, sie konnten jedoch keinen negativen Einfluß auf Sprints oder Geschicklichkeitsläufe feststellen.

Pienkowski et al. (1995) untersuchten bei zwölf Basketballspielern den Einfluß von drei Stabilisierungshilfen (Universal, Kallassy, Air-Stirrup) auf die sportliche Leistungsfähigkeit. Im Abstand von einer Woche wurden vier basketballverwandte Übungen mit und ohne Orthesen durchgeführt. Die Ergebnisse zeigten in keiner Übung signifikante Auswirkungen der drei Orthesen auf die sportliche Leistungsfähigkeit. Das prophylaktische Stabilisieren konnte anhand dieser Studie unterstützt werden, da keine negativen Einflüsse festgestellt wurden.

Wiley und Nigg (1996) fanden keine Beeinflussung der Malleoloc-Schiene beim Achterlauf oder Sprungtest.

Zusammenfassend kann festgehalten werden, daß bezüglich der Auswirkungen auf sportspezifische Fertigkeiten es je nach Studiendesign und überprüftem Bewegungsmuster leicht differente Aussagen gibt. Die meisten Autoren sind sich jedoch einig in der Aussage, daß, falls überhaupt eine Beeinträchtigung vorliegt, diese im Vergleich zum prophylaktischen Nutzen sehr gering ist, und prophylaktisches Bracing am Sprunggelenk deshalb durchaus als sinnvoll erachtet werden kann.

Sensomotorisches Training in der Prophylaxe

Tropp et al. (1985) konnten durch ein prophylaktisches propriozeptives Training Erfolge vorweisen. Die Probanden (Fußballspieler mit instabilen Sprunggelenken) trainierten fünfmal pro Woche, neben dem normalen Training, auf einem Therapiekreisel, jeweils zehn Minuten. Während der nachfolgenden Saison traten bei den koordinativ trainierten Spieler wesentlich weniger Sprunggelenksverletzungen auf als bei der Kontrollgruppe.

Sensomotorische Diagnostik

Von den zur Verfügung stehenden Testverfahren sind im Bereich des oberen Sprunggelenkes bereits viele verwendet worden.

Passive and aktive Winkelreproduktionstests. Diese Methode quantifiziert den Gelenkpositionssinn, indem die Genauigkeit und Reliabilität der Reproduktion eines vorgegebenen Winkels entweder an der ipsilateralen (Clark et al., Barrack et al. 1984) oder der kontralateralen Extremität (Horch et al. 1975). Obwohl dieses Testverfahren etabliert ist und seinen festen Platz unter den Meßverfahren hat, so scheint die Winkelreproduktionfähigkeit doch nur geringe Relevanz für das tiefergehende Verständnis der Ursachen beispielsweise eines Suppinationstraumas nach einem Sprung zu besitzen.

Bewegungswahrnehmung. Definitionsgemäß handelt es sich bei der Qualität der Bewegungswahrnehmung um die Fähigkeit eine Positionsänderung festzustellen. Die ersten Messungen hierzu wurden durch Goldschneider bereits 1889 durchgeführt. Nach 4000 Messungen mit einer konstanten Geschwindigkeit (0,3°/sec) konnte er zeigen, daß das Sprunggelenk die höchste Wahrnehmungsschwelle hatte (1,2°), wohingegen die Schulter am empfindlichsten reagierte (0,2°). Er wählte zwei unterschiedliche Wahrnehmungsschwellen. Die geringere Wahrnehmungsschwelle wurde definiert durch die geringste Fußrotation, die notwendig war, um korrekt zwischen Inversion oder Eversion zu unterscheiden.

Eine andere Schwelle mit höherer Reliabilität stellte die sog. TH75 (Threshold 75) dar. Hierbei handelte es sich um die Wahrnehmungsschwelle, die mit zumindestens 75% Wahrscheinlichkeit detektiert wird. Die Rotationserfolgsrate (Rotation Success Rate: RSR) wurde als Schwelle definiert, bei der das Auftreten einer Rotation korrekt erkannt wurde. Die Richtungserfolgsrate (Direction Success Rate: DSR) wurde entsprechend definiert als das Verhältnis der Versuche, bei denen auch die Richtung der Rotation richtig erkannt wurde zur Gesamtanzahl der Bewegungstest. Lentell (1987) konnte zeigen, daß die Bewegungswahrnehmungsschwelle bei verletzten Sprunggelenken 1° höher war als bei nicht verletzten.

Gilsing et al. (1995) konnten einen Bewegungswahrnehmungstest des Sprunggelenkes in einem geschlossenen System mit Patienten unterschiedlicher Altersklassen durchführen. Nach mehr als 3600 Untersuchungen konnten sie für die Inversionsbewegung mit einer Wahrscheinlichkeit von 75% eine Wahrnehmungsschwelle für ältere Probanden bei 0,35° nachweisen. Diese war sigifikant größer als bei jüngeren Probanden (0,06°). Die Wahrnehmungsschwellen für die Eversionsbewegung waren in beiden Gruppen signifikant größer (ältere Probanden: 0,52°; jüngere Probanden: 0,35°). Geschlechtsspezifisch fanden sich nur geringe Unterschiede.

Die Bewegungswahrnehmung an sich hat eine geringere Schwelle (Laidlaw et al. 1937) als die gleichzeitige Richtungsbestimmung (Goldschneider 1889) und beruht wahrscheinlich auf der afferenten Information aus Muskelspindeln, Sehnenorganen und Druckrezeptoren in der Haut.

EMG. Zur Diagnostischen Beurteilung der Propriozeption am Sprunggelenk findet auch das EMG seine Anwendung. So konnten zahlreiche Studien als erste Reaktion auf eine plötzliche Inversion des Sprunggelenkes eine kurze bis mittlere Verzögerung der EMG-Antwort von 49 bis 90 ms beschreiben (Isakov et al. 1986, Johnson et al. 1993, Karlsson et al. 1992, Konradsen et al. 1990, Konradsen et al. 1997, Löfvenberg et al. 1995, Nawoczenski 1985, Nishikawa et al. 1996). Dieses Signal wird gefolgt von einem kortikalen Signal von substantieller Größe und Länge, welches freiwillig unterdrückt werden kann.

Anhand von Kraftmessungen am Sprunggelenk mittels einer Kraftmeßplatte konnte gezeigt werden, daß Eversionskräfte ungefähr 150 msec nach dem Start einer plötzlichen Eversion beginnen und 75% des maximalen Drehmoments nach 250 bis 300 msec erreicht wurden.

Peroneale Reaktionszeit. Definitionsgemäß wird der Zeitraum vom Beginn einer plötzlich einwirkenden Inversionskraft bis zum Beginn einer meßbaren EMG-Antwort der Peronealmuskulatur als peroneale Reaktionszeit definiert und stellt die früheste dynamische Antwort des Organismus dar. Das erste EMG-Signal entspricht einer mittleren Lantenz-Schleife. Die Literatur nimmt jedoch keine eindeutige Stellung dazu, ob eine verlängerte EMG-Antwort eine funktionelle Instabilität darstellt oder nicht (Huber et al. 1996, Isakov et al. 1986, Johnson et al. 1993, Karlsson et al. 1992, Konradsen et al. 1990, Löfvenberg et al. 1995).

Einbeinstandtest. Der Einbeinstand-Test mit offenen Augen ist eine Möglichkeit, Hinweise über propriozeptive Fähigkeiten zu erhalten. Das Problem mit dieser Meßtechnik ist jedoch, daß es komplexe propriozeptive Funktionen einschließlich afferente Informationen des vestibularen und visuellen Systemes erfaßt.

Tropp (1986) fand bei 29 Fußballspielern mit einer Vorerkrankung im Sinne einer Sprunggelenkinstabilität einen 27%igen Anstieg des postural sways im Vergleich zu einer Kontrollgruppe. Leanderson et al. (1993) testeten die Balance von 38 Basketballspielern auf einer computerassistierten Kraftmeßplatte. Spieler mit einem vorausgegangenen Sprunggelenkstrauma hatten eine signifikant unterschiedliche Verschlechterung im Vergleich zu Normalpersonen. Ebenso fanden Freeman et al. (1965) schlechtere Ergebnisse im postural sway bei Probanden mit wiederholten Inversiontraumata im Vergleich zur Kontrollgruppe. Lentell et al. (1990) fanden schlechtere Ergebnisse beim unilateralen Sprunggelenkstraumata beim verletzten im Vergleich zum nicht-verletzten Sprunggelenk. Garn und Newton (1988) wiesen bei 20 Probanden mit wiederholten Inversionstraumata nach, daß 67% einen vermehrten postural sway zeigten. Jerosch und Bischoff (1994) verwendeten die Anzahl der Touchdowns des kontrallateralen Fußes als Instabilitätsmessung. Sie fanden einen statistisch signifikanten Unterschied zwischen den stabilen und nicht-stabilen Sprunggelenken im Vergleich zu Normalpersonen. Soderberg et al. (1991) maßen die EMG-Aktivität des Peronaeus-Muskels beim Balanzieren auf einem tiltboard. Die Autoren fanden keinen Unterschied in der Größe des durchschnittlichen EMG-Signals zwischen den Personen mit chronischer Sprunggelenksinstabilität und einer Kontrollgruppe.

Funktionelle Tests. Funktionelle Teste können propriozeptive Eigenschaften unter dynamischen sportspezifischen Bedingungen sehr gut nachmessen.

Jerosch und Bischof (1994) verwendeten beispielsweise einen Einbein-Sprungparcour nach Chambers et al. (1982), bei dem die Probanden über einen Parcour mit unterschiedlich geneigten Flächen springen mußten. Weitere Testverfahren hierzu sind beispielsweise der 9-3-6-3-9 Lauf (shuttle run), der Japan-test (Side-Step über 4,5m) sowie der Jump-and-Reach Test).

Konservative Therapie und propriozeptive Rehabilitation

Konservativ-funktionelle Therapieansätze. In unterschiedlichen Studien wurden die guten und sehr guten Ergebnisse der funktionellen Therapie nach Sprunggelenkssuppinationstraumata bestätigt (Freemann 1965). Renström et al. (1997) wiesen auf die deutliche Überlegenheit einer Versorgung mittels Orthese und Bandage im Vergleich zur Gipsbehandlung hin. Aufgrund der in den letzten Jahren gewonnenen Erfahrung sehen wir die *Behandlungsprinzipien* nach OSG-Supinationstrauma wie folgt:
- Analgesie, Antiphlogese, Strukturadaptation
- Belastungsschutz des strukturellen Schadens
- Sicherstellung der periartikulären Trophik
- Mobilisation und Manipulation vor Hypomobilität
- Frühe axiale Belastung und propriozeptive Stimulation
- Muskeldehnung
- Integratives muskuläres Krafttraining
- Neuromuskuläres Koordinationstraining
- Ökonomisierung von Haltung und Körpersinn
- Hilfsmitteladaptation.

Aus diesen Überlegungen leiten sich die folgenden *Behandlungstechniken* ab:
- PECH-schema-limitierte Belastung und funktionelle Ruhigstellung
- Cryo-Cuff
- Tape, Lace-on-Brace, Stirrup-Orthese
- hydrolytische Enzyme (Rahn 1995, Slayter 1997)
- Iontophorese, Ultraschall, Lymphdrainage, 2-Zellenbad
- Manuelle Therapie, CPM, Bewegungsbad, Aquajogging
- Gehschule-Laufband
- Passives/aktives Stretching/Relaxationstechniken
- Isometrie – PNF – Ergometrie – Isokinetik
- Propriozeptionsschulung
- Rückenschule – FBL – Geschicklichkeitstraining
- Einlagen – Schuhversorgung – Sportberatung.

Stabilisierung durch externe Hilfsmittel. Die posttraumatische Gipsimmobilisation ist heutzutage weitestgehend obsolet. Durch die Gipsbehandlung kommt es zu unterschiedlichen unerwünschten Wirkungen. Hierzu zählen eine Reduktion von Kollagensynthese und Faserdicke und hieraus resultierendes insuffizientes Narbengewebe. Das muskuläre Defizit sowie die Immobilisationsosteoporose führen zu einer umständlichen und verlängerten Rehabilitation. Nach Realisierung dieser Probleme wurden verschiedene Sprunggelenksorthesen entwickelt. Die Anforderungen an diese Hilfsmitteln wurden in der Aufhebung der Pronation und Supination gesehen. Die Plantarflexion/Dorsalextension sollte geringer als 10-0-20 betragen und die Rotation sollte ebenfalls aufgehoben sein. Die Wirksamkeit der externen Stabilisierungshilfen im Sinne einer mechanischen Stabilisation der Strukturen des Sprunggelenkes wurde in zahlreichen Studien nachgewiesen (Vaes et al. 1985, Löfvenberg und Kärrholm 1993, Bunch et al. 1985, Gross et al. 1987, Greene und Hillmann 1990, Kimura et al. 1987).

Der guten mechanischen Stabilisierung durch Tapeverbände kurz nach der Applikation, steht der Stützwert-Verlust bei sportlicher Belastung gegenüber. Die wiederverwendbaren Orthesen wiesen nach den Belastungen keinen oder nur einen geringen Verlust der stabilisierenden Wirkung auf.

Propriozepton (sensomotorische Einflüsse). Im Laufe der letzten Jahre stellte sich jedoch heraus, daß, wie bei anderen Gelenken auch, die Stabilität des oberen Sprunggelenkes zu einem erheblichen Anteil auf koordinative und propriozeptive (sensomotorische) Fähigkeiten zurückzuführen ist. Aus diesem Grund wuchs das Interesse an neurophysiologischen Zusammenhängen und deren Auswirkungen auf die Sportpraxis in Prophylaxe und Therapie.

Die dazu notwendige sensomotorische Verarbeitung kann durch koordinatives Training nachweislich positiv beeinflußt werden (Freeman 1965). Berenberg et al. (1987) untersuchten die sensomotorische Fähigkeiten anhand eines Spiegeltests. Da sich die eingestellten Testpositionen (zwischen 4° und 20°) alle im normalen Bewegungsausmaß der Sprunggelenke befanden, wurde der Einfluß der Gelenkkapselrezeptoren, welche nur auf extreme Deformationen ansprechen, als minimal angesehen. Anders als Freeman (1965) konnten Berenberg et al. (1987) jedoch keine Verbesserung der Propriozeptivität durch Training nachgewiesen.

Gleitz et al. (1993) und Freeman et al. (1965) konnten die Verbesserung der posttraumatischen Propriozeptivität durch Koordinations- und Reflextraining nachweisen. Ihrer Meinung nach wird dieser Trainingseffekt durch die Schulung der verbliebenen intakten Rezeptoren und durch eine verbesserte zentrale Steuerung erreicht. Tropp et al. (1985) zeigten eine verletzungsprophylaktische Wirkung von regelmäßiger Propriozeptions-Schulung an Fußballspielern mit instabilen Sprunggelenken auf.

Jerosch et al. (1995) belegten mit Hilfe eine Winkelreproduktionstestes, eines Einbeinstandtestes sowie eines Einbeinsprungparcourstestes die reduzierte Propriozeption bei funktionell instabilen Sprunggelenken. Der Versuch, die Ergebnisse der unterschiedlichen Testverfahren miteinander zu korrelieren, erbrachte jedoch nur sehr geringe bis keinerlei Korrelation. Dies liefert einen Hinweis dafür, daß es völlig unterschiedliche propriozeptive Qualitäten gibt. Es ist demnach auch nicht sehr sinnvoll, im Rahmen der Rehabilitation propriozeptive Fähigkeiten mit einem sog. Propriozeptionstrainer zu trainieren. Es muß vielmehr das Ziel sein, die bei dem jeweiligen Patienten individuell vorliegenden Defizite im sensomotorischen System mit speziellen Testverfahren zu identifizieren und anschließend diese Defizite gezielt und differenziert anzugehen.

Sensomotorisches Training. Wie oben bereits dargestellt, wird sich in Zukunft wahrscheinlich eine gewisse Änderung der Rehabilitation nach Gelenkverletzungen im Allgemeinen und Sprunggelenksverletzungen im Besonderen ergeben. Diese werden sich am individuellen Defizit des jeweiligen Patienten zu orientieren haben. Als mögliche Inhalte stehen zur Verfügung:
• Statische und dynamische Muskelbalancierung
• Standsicherheit
• Gangrhythmisierung
• Beinachsenkontrolle
• Gleichgewichtstraining
• Kinetische Reflexanbahnung

Einfache Hilfsmittel für ein propriozeptives Koordinationstraining des Sprunggelenkes sind z. B. weiche Matte, Trampolin, Kreisel, Schrägbrett, Pezziball und sämtliche Balanceübungen wie z. B. Einbeinstand unter Ausschaltung der visuellen Kontrolle. Bei diesen Übungen werden durch die ständige Stellungs- und Lageänderung des Sprunggelenkes wie des gesamten Körpers kontinuierlich Propriozeptoren gereizt und damit eine Reaktion hervorgerufen, die das Halten der posturalen Gleichgewichtslage ermöglicht. Somit werden ständig die afferenten, zentralen und efferenten Schenkel des propriozeptiv-sensomotorischen Systems gefordert und damit auch entsprechend geübt.

Dabei können für eine sportpraktische Anwendung folgende Übungsformen in Prophylaxe und Therapie propriozeptiver Fähigkeiten empfohlen werden:

Die *weiche Matte* führt infolge der Instabilität ihres Untergrundes zu erhöhten Anforderungen an Fußaktivitäten und Gleichgewichtsreaktionen. Mögliche Übungsformen sind:

- der Zehenstand
- das Fallen in den Ausfallschritt mit dem Versuch des Abstoppens und der Stabilisation der Bewegung
- bei stabilisiertem Standbein Durchführung von dynamischen gangtypischen Bewegungen des Spielbeines. Dies führt als Nebeneffekt zu einer Verstärkung der Muskelaktivität
- Übungen zur Verbesserung propriozeptiv-sensomotorischer Fähigkeiten beim Gangmuster gegen einen mittels eines Therabandes aufgebauten Widerstandes
- Durchführung gangtypischer Überkreuzbewegungen.

Das *Trampolin* bietet den Vorteil einer gelenkschonenden Trainingsform. Dabei erfordern schnelle Bewegungsabläufe koordinative Anforderungen an die Muskulatur des gesamten Körpers, Sprünge geben starke Impulse für den Vorgang der Aufrichtung. Folgende Übungsformen bieten Reize für das propriozeptiv-sensomotorische System:

- Grätschsprünge und Schlußsprünge mit starker Impulsgebung in die Aufrichtung
- Drehsprünge mit Impulsverstärkung des rotatorischen Drehverhaltens der Wirbelsäule beim Gehen, Hüpfen mit dynamischen Armbewegungen
- der Einbeinstand führt zu einer verstärkten Belastung des Standbeines, es kommt zu hohen Anforderungen an die intra- und intermuskuläre Koordinationsfähigkeit durch die zusätzliche instabile Unterlage des Spielbeines
- die Waagestellung führt zu einer erhöhten Belastung des Standbeines; insgesamt kommt es zu einer Verstärkung der Gleichgewichtsreaktion durch Einsatz der Extremitätenhebel.

Durch den absolut instabilen Untergrund bietet der *Kreisel* geradezu ideale Voraussetzungen für die Beanspruchung propriozeptiver Fähigkeiten des Sprunggelenkes. Mögliche Übungsformen sind:

- Beidbeiniger bzw. einbeiniger Stand auf dem Kreisel: Erfordert das Ausbalancieren des gesamten Körpers
- Gewichtsverlagerungen nach rechts/links bzw. vorn/hinten in beidbeinigem bzw. einbeinigem Stand führen durch den ständigen Wechsel zwischen Spiel- und Stützfunktion zu dauernden Reizen des propriozeptiven Systems und damit zu einem Anspannen der verschiedenen Muskelketten
- Zuwerfen und Fangen von Gegenständen erfordert ein kontrolliertes Abbremsen und Steuern von kleinen Bewegungen (Feinkoordination), dabei kommt es zu einem ständigen Wechsel zwischen konzentrischen und exzentrischen Muskelaktivitäten
- Hochheben von Gegenständen auf dem Kreisel führt zur Verlagerung der Körperlängsachse auf einem instabilen Untergrund bedingt eine starke Erschwernis der Gleichgewichtsbedingungen.

Das *Schrägbrett* führt zu propriozeptiven Anforderungen und Steigerung der Fußarbeit durch die Bildung einer schiefen Ebene. Als Übungsformen bieten sich an:

- Belastung der Fußaußenkanten in Bergabstellung bzw. der Fußinnenkanten in Bergaufstellung
- Schwingen im Gangmuster in Bergaufstellung, damit verstärkte Aktivität der ventralen Kette
- Schwingen im Gangmuster in Bergabstellung, damit verstärkte Aktivierung der dorsalen Kette
- Zehenstand in Ruhe und mit Fortbewegung erfordert aufgrund der minimalen Unterstützungsfläche eine starke Gleichgewichtsreaktion.

Der *Pezziball* ermöglicht sensomotorische Übungsformen mit Teilentlastung:

- Hüpfen auf dem Ball fördert aufgrund des intermittierend steigernden Fußsohlendruckes die Vermehrung des Drucks die Vorbereitung in die Aufrichtung
- Wechsel zwischen Fußspitze und Ferse führt zu einer beidseitigen Förderung des koordinativen Zusammenspiels der Fußarbeit
- Hüpfen in den Zehenstand: Durch die Verkleinerung der Unterstützungsfläche wird

beim Hochziehen der Fersen die Fähigkeiten für die konzentrische Fußarbeit in besonderem Maße beansprucht und trainiert
- Hüpfen mit Abstoppen der Bewegung erfordert durch das Stoppen der Fersen knapp über dem Boden insbesondere die exzentrische Fußarbeit
- Bewegungen im gangtypischen Rhythmus
- Hochheben der Arme führt zu einem Anspannen der gesamten ventralen Kette und der offenen kinetischen Kette und damit zu einer Steigerung der Muskelaktivität
- Im Wechsel Trainieren der Flexoren auf der Spielbeinseite, Stützaktivität auf der Standbeinseite

Als häufige gelenktypische lokale muskuläre Interferenzen sind zu nennen (Drabiniok und Heisel 1997):
- Abschwächung der Mm peronei
- Abschwächung des M. tib.anterior
- Abschwächung des M. ext.hallucis longus
- Verkürzung des M. ext.hallucis longus
- Verkürzung des M. tib. posterior
- Verkürzung des M. flexor hallucis
- Verkürzung des M. extensor digit.long.
- Verkürzung des medialen Bauches des M. triceps surae

Die pathologisch veränderte Fußdynamik führt nicht nur zu lokalen, sondern auch zu gelenkfernen Wirkungen. Hier sind an der Hüfte der M. iliopsoas und der M. glutaeus medius, an Hüfte und Knie die ischiocruralen Muskeln sowie der M. tensor fasciae latae und am Kniegelenk der M. popliteus und der M. vastus medialis betroffen. Das Muskelkrafttraining sollte die folgenden inhaltlichen Ziele verfolgen:
- Intermuskuläre Koordination
- Neuromuskuläre Kraftqualität
- Lokale Kraftausdauer
- Muskelquerschnittsvergrößerung
- Situationsgerechter Synergismus vielfältiger Kraftkomponenten.

Als apparative Unterstützung dienen Ergomter (Fahrrad, Rudergerät), Isokinetik, Stepper, Leg-Press, Laufband, Skilanglaufsimulator und Aqua-jogging.

Um die Beinachsen in ihrer anatomischen Funktionalität zu beanspruchen, sollte sowohl ein ein- als auch ein beidbeiniges Trainieren möglich sein. Mit den herkömmlichen Trainingsmethoden wird hauptsächlich einbeinig

trainiert. So kann der Patient zwar versuchen, sich im Gleichgewicht zu halten, allerdings geschieht dies oft nicht ohne verschiedene Kompensationsmöglichkeiten. Das Becken wird zur Nicht-Standbeinseite gesenkt oder der Schultergürtel wird zur Standbeinseite gesenkt. Dies kann zu Fehlhaltungen fuhren. Auch bietet der Therapiekreisel für ein beidbeiniges Training keine hüftbreite Standfläche und durch Ausgleichsbewegungen werden gerade die zu trainierenden Strukturen durch Kompensationsmechanismen geschont. Besser ist ein Trainingsgerät, welches ein beidbeiniges, jedoch links- und rechtsseitiges differenziertes Achsenstabilisationstraining ermöglicht. In diesem Zusammenhang sei auf das Trainingsgerät ARTI-AX verwiesen, da es auch nach Sprunggelenksverletzungen zum Einsatz kommt.

Durch die Rotationskomponente der Drehteller kann bei der Durchführung von Kippbewegungen die Beinachse stabilisiert und gehalten werden. Durch die während der Kippbewegung einwirkende Rotationskraft der Drehteller sollen die Propriozeptoren angesprochen werden. Auch treten Rotationskomponenten in verschiedenen Sportarten auf, also soll somit eine sportartspezifische Rehabilitation geboten werden. Das Trainingsgerät kann auch präventiv genutzt werden.

Rehabilitation

Zur Vermeidung der Störung der Tiefensensibilität dienen Koordinationsübungen, die auch am Sprunggelenk oder Fuß nach jeder Verletzung durchgeführt werden sollten. Freemann (1965a, 1965b, 1965c) schloß an seine propriozeptiven Untersuchugen an Patienten mit posttraumatisch instabilen Sprunggelenken ein sensomotorisches Trainingsprogramm an. Die 58 Probanden erhielten entweder Physiotherapie, Physiotherapie mit Koordinationstraining oder Immobilisation. Die Patienten, die nebenbei Koordinationstraining erhielten, zeigten eine Verringerung der propriozeptiven Mängel und wiesen anschließend die geringste Rate an funktionell instabilen Sprunggelenken auf.

Hoffmann und Panye (1995) bestätigen in ihrer Studie, daß es nach einem propriozeptiven Training zu einer Verbesserung des Bewegungsempfindens im Sprunggelenk kommt. In ihrer Untersuchung sollten sich die Probanden mit dem dominanten Bein auf eine labile Plattform („Biomechanical Ankle Platfonn System") stellen; das andere Bein konnte in einer selbst gewählten Position gehalten werden. Mit Hilfe der Plattform wurde ein Schaukeln simuliert, welches durch Bewegungen des Sprunggelenks (Rotation, Supination, Plantarflexion, Dorsalflexion) ausgeglichen werden sollte. Es wurden zehn Wochen, dreimal pro Woche trainiert. Es zeigten sich signifikante Verbesserung beim Schaukeln, d. h. die Bewegungen des Sprunggelenks nach vorne, hinten, innen und außen verringerten sich deutlich, im Vergleich zum anderen Bein und der Kontrollgruppe.

Auch Wester (1996) konnte nachweisen, daß propriozeptiv ausgerichtetes Training den Anteil von Patienten mit posttraumatischer Instabilität sowie die Inzidenz eines Retraumas senken kann.

Literatur

Alves JW, Alday RV, Ketcham DL, Lentell GL (1992) A comparison of the passive support provided by various ankle braces. JOSPT 15:10–18

Anderson SJ (1996) Evaluation and treatment of ankle sprains. Compr Ther 22:30–38

Bahr R (1997) Incidence of acute volleyball injuries: a prospective cohort study of injury mechanisms and risk factors. Scand J Med Sci Sports 7:166–171

Barrack RL, Skinner HB, Brunnet ME, Cook SC (1984) Joint kinesthesia in the highly trained knee. Journal of Sports Medicin 4:18–20

Berenberg RA, Sheffner JM, Sabol JJ (1987) Quantitative assessment of position sense at the ankle: a functional approach. Neurology 37:89–93

Bruns B, Staerk H (1990) Muskuläre Stabilisation des oberen Sprunggelenkes bei lateraler Instabilität. Orthop Traumatol 37:597–604

Bunch RP, Bednarski K, Holland D, Mancinanti R (1985) Ankle joint support: A comparison of re-useable Lace-on-Braces with taping and wrapping. Physician and Sports Medicine 13:59–62

Burks RT, Bean BG, Marcus R, Barker HB (1991) Analysis of athletic performance with prophylactic ankle devices. Am J Sports Med 19:104–106

Chambers RB, Cook TM, Cowell HR (1982) Surgical reconstruction for calcaneonavicular coalation. J Bone Joint Surg 64-A:829–836

Clark FJ, Burgess RC, Chapin JW, Lipscomb WT (1985) Role of intramuscular receptors in the awareness of limb position. J Neurophysiol 54:1529–1540

Cottman JL, Mize NL (1989) A comparison of ankle taping and the Aircast Sport Stirrup on athletic performance. Athletic Training 24:123

Cox JS (1985) Surgical and nonsurgical treatment of acute ankle sprains. Clin Orthop 198:118–126

Craske B (1977) Perception of impossible limb positions induced by tendon vibration. Science 196:71–73

Dettori J, Basmania C (1994) Early ankle mobilisation: a one-year follow-up of acute, lateral ankle sprains. Military Medicine 159:20–24

Forkin DM et al (1996) Evaluation of kinesthetic deficits indicative of balance control in gymnasts with unilateral chronic ankle sprains. J Orthop Phys Ther 23:245–250

Freeman MAR (1965) Treatment of ruptures of the lateral ligament ankle. J Bone Joint Surg 47-B:661–668

Freeman MAR (1965) Instability of the foot after injuries to the lateral ligament of the ankle. J Bone Joint Surg. 47-B:669–677

Freeman MAR, Dean MRE, Hanham JWF (1965) The etiology and prevention of functional instability of the foot. J Bon Joint Surg 47-B:678–685

Freeman MAR, Wyke B (1967) Articular reflexes at the ankle joint: an electromyographic study of normal and abnormal influences of ankle-joint mechanoreceptors upon reflex activity in the leg muscles. Br J Surg 54:990–1001

Garn S, Newton RA (1988) Kinesthetic awareness in subjetc with multiple ankle sprains. Phys Ther 68: 1667–1671

Garrick JG (1977) The frequency of injury, mechanism of injury, and epidemiology of ankle sprains. Am J Sports Med 5:241–242

Garrick JG, Requa RK (1973) Role of external support in the prevention of ankle sprains. Med and Science in Sports 5:200–203

Garrik JG, Requa RK (1988) The epidemiology of foot and ankle injuries in sports. Clin in Sports Med 7:29–36

Gilsing MG, van den Bosch CG, Lee S-G, Ashton-Miller JA, Alexander NB, Schultz AB, Ericson WA (1995) Association of age with the threshold for detecting ankle inversion and eversion in upright stance. Age and Ageing 24:58–66

Gleitz M, Rupp T, Hess T, Hopf T (1993) Bei instabilen Sprunggelenken: Reflextraining und Stabilisierung. Orthopädie und Schuhtechnik 5:65–68

Glencross D, Thornton E (1981) Position sense following joint injury. J Sports Med 21:23–27

Goldschneider A (1889) Untersuchungen über den Muskelsinn. Arch Anat Physiol 3:369–502

Greene TA, Hillman SK (1990) Comparison of support provided by a semirigid orthosis and adhesive ankle taping before, during, and after exercise. Am J Sports Med 18:498–506

Greene TA, Wright CR (1990) A comparative support evaluation of three ankle orthoses before, during and after exercise. JOSPT 11:453–466

Gross MT (1987) Effects of recurrent lateral ankle sprains on active and passive judgement of joint position. Physical Therapy 10:67–69

Gross MT, Bradshaw MK, Ventry LC, Weller KH (1987) Comparison of support provided by ankle taping and semirigid orthosis. J Orthop Sports Phys Ther 9:33–39

Gross MT, Lapp AK, Davis JM (1991) Comparison of Swede-O-Universal Ankle Support and Aircast Sport

Stirrup Orthoses and ankle tape in restricting eversion-inversion before and after exercise. JOSPT 13: 11–19

Gross MT, Ballard CL, Mears HG, Watkins EJ (1992) Comparison of DonJoy Ankle Ligament Protector and Aircast Sport Stirrup Orthoses in restricting foot and ankle motion before and after exercise. JOSPT 16:60–68

Hintermann B (1996) OSG-Distorsion – eine harmlose Verletzung? Schweiz Rundsch Med Prax 85:396–398

Hoffman M, Payne VG (1995) The effects of proprioceptive ankle disk training on healthy subjects. J Orthop Sports Phys Ther 21:90–93

Horch KW, Clark FJ, Burgess PR (1975) Awareness of knee joint angle under static conditions. J Neurophys 38:1436–1447

Huber BM, Gottlieb DJ, Roos EM, Alosa D, Renström PA, Beynnon BD (1996) Muscle reaction and joint motion changes in chronically unstable ankles. ORS

Isakov E, Mizrahi J, Solzi Z, Susak Z, Lotem M (1986) Responce of the peroneal muscles to sudden inversion of the ankle during standing. International Journal of Sports Biomechanics 2:100–109

Jerosch J, Bischof M (1994) Der Einfluß der Propriozeptivität auf die funktionelle Stabilität des oberen Sprunggelenkes unter besonderer Berücksichtigung von Stabilisierungshilfen. Sportverl Sportschad 8:111–121

Jerosch J, Castro WHM, Hoffstetter I, Bischoff M (1994) Propriozeptive Fähigkeiten bei Probanden mit stabilen und instabilen Sprunggelenk. Deutsch Zeitschr Sportmed 45:380–389

Jerosch J, Bischof M (1994) Der Einfluß der Propriozeptivität auf die funktionelle Stabilität des oberen Sprunggelenkes unter besonderer Berücksichtigung von Stabilisierungshilfen. Sportverl-Sportschad 8:111–121

Jerosch J, Hoffstetter I, Bork H, Bischof M (1995) The influence of orthoses on the proprioception of the ankle joint. Knee Surg Sports Traumatol Arthroscopy 3:39–46

Jerosch J, Prymka M (1996) Proprioception and joint stability. Knee Surg, Sports Traumatol, Arthroscopy 4:171–179

Jerosch J, Thorwesten L, Bork H, Bischof M (1996) Is prophylactic bracing of the ankle cost effective? Orthopedics 19:405–414

Jerosch J, Thorwesten L, Frebel T (1997) Einfluß von externen Stabilisierungshilfen am Sprunggelenk auf sportmotorische Fähigkeiten beim Einbeinsprung. Sportverl-Sportschad 11:27–32

Jerosch J, Thorwesten L, Frebel T, Linnebecker S (1997) Influence of external stabilizig devices of the ankle on sport-specific capabilities. Knee Surg, Sports Traumatol, Arthroscopy 5:50–57

Jerosch J, Thorwesten L, Haverkämper U (1998) Langfristige Auswirkungen von Sprunggelenksorthesen auf sportspezifische Fertigkeiten. Sportverl Sportschad 12:102–106

Jerosch J, Thorwesten L, Redeker CH (1998) Der Einfluß von Stabilsierungshilfen des oberen Sprunggelenkes auf sportspezifische Fertigkeiten beim Einbeinsprung in Abhängigkeit von Pro- und Supinationsbelastung. Dtsch Z Sportmed 49:263–269

Johnson MB, Johnson CL (1993) Electromyographic response of peroneal muscles in surgical and nonsurgical injured ankles during sudden inversion. JOSPT 18: 497–501

Karlsson L, Andreasson GO (1992) The effect of external ankle support in chronic lateral ankle joint instability. An electromyographic study. Am J Sports Med 20:257–261

Kimura IF, Nawocenski DA, Epler M, Owen MG (1987) Effect of the AirStirrup in controlling ankle inversion stress. J Orthop Sports Phys Ther 9:190–193

Klein J, Rixen D, Albring T, Tiling T (1981) Funktionelle versus Gipsbehandlung bei der frischen Außenbandruptur des oberen Sprunggelenkes. Unfallchir 94:99–104

Konradsen L, Ravn JB (1990) Ankle instability caused by prolonged peroneal reaction time. Acta Orthop Scand 61:388–390

Konradsen L, Ravn JB, Srensen AI (1993) Proprioception at the ankle: The effect of anaesthetic blockade of ligament receptors. J Bone Joint Surg 75-B:433–436

Konradsen L, Voight M, Hojsgaard C (1997) Ankle inversion injuries. The role of the dynamic defense mechanism. Am J Sports Med 25:54–58

Laidlaw RW, Hamilton MA (1937) A study of thresholds in apperception of passive movement among normal control subjects. Bull Neurol Inst NY 6:268–273

Leanderson J, Wykman A, Erkisson E (1993) Ankle sprain and postural sway in basketball players. Knee Surgery, Sports Traumatology, Arthroscopy 1:203–205

Lentell GL, Katzman LL, Walters MR (1990) The relationship between muscle function and ankle stability. JOSPT 11:605–611

Lentell G, Baas B, Lopez D (1995) The contributions of proprioceptive deficits, muscle function, and anatommilaxity to functional instability of the ankle. J Orthop Sports Phys Ther 21:206–215

Lephart SM, Pincivero DM, Giraldo J, Fu FH (1997) The Role of Proprioception in the Mangement and Rehabilitation of Athletic Injuries. Am J Sports Med 25:130–137

Litt KC (1992) The sprained ankle. Diagnosis and management of the lateral ligament injuries. Aust Fam Physician 21:452–456

Löfvenberg R, Kärrholm J (1993) The influence of an ankle orthosis on the talar and calcaneal motions in chronic lateral instability of the ankle. Am J Sports Med 21:224–230

Löfvenberg R, Kärrholm J, Sundelin G (1995) Prolonged reaction time in patients with chronic lateral instability of the ankle. Am J Sports Med 23:414–417

Löfvenberg R (1996) Proprioceptive reaction in the healthy and chronically unstable ankle joint. Sportverl Sportschad 10:79–83

MacKean LC, Bell G, Burnham RS (1995) Prophylactic ankle bracing vs taping: Effects on functional performance in female basketball players. JOSPT 22:77–81

Mayhew JL (1972) Effects on ankle taping on motor performance. Athl Train 7:10-11

Meeuwsen HJ, Sawicki TM, Stelmach GE (1993) Improved foot position sense as a result of repetitions in older adults. J Gerontol 48:137-141

Miller EA, Hergenroeder AC (1990) Prophylactic ankle bracing. Pediatr Clin North Am 37:1175-1185

Nawoczenski DA, Owen MG, Ecker ML, Altman B, Epler M (1985) Objective evaluation of peroneal response to sudden inversion stress. JOSPT 7:107-109

Nishikawa T, Grabiner MD (1996) Ankle braces influence the reflex amplitude of muscle in responce to stretch. 42nd Annual Meeting, ORS

Peuker E, Lenz S, Liest D, Nyvlt W (1996) Vorschlag zum Vorgehen bei nicht operationsbedürftigen Kapsel-Bandläsionen des oberen Sprunggelenkes. Wehrmed Mschr 40:74-78

Pienkowski D, McMorrow M, Shapiro R, Caborn DNM, Stoyton J (1995) The effect of ankle stabilizers on athletic performance. Am J Sports Med 23:757-762

Rahn H-D (1995) Distorsion des oberen Sprunggelenks - verkürtzte Heilzeiten bei systemischer Therapie mit hydrolytischen Enzymen. Deutsch Zschr Sportmed 46:426-431

Renström P, Theis M (1993) Die Biomechanik der Verletzungen des Sprunggelenkbänder. Sportverl. Sportschad 7:29-35

Renström PA, Konradsen L, Beynnon BD (1997) The influence of a knee and ankle support on proprioception and neuromuscular control. FSMR Workshop, Pittsburg, 22.-24.8.

Robinson JR, Frederick EC, Cooper LB (1986) Systematic ankle stabilization and the effect on performance. Med Science in Sport and Exerc 18:625-628

Rovere GD, Clarke ThJ, Yates CS, Burley K (1988) Retrospective comparison of taping and ankle stabilizers in preventing ankle injuries. Am J Sports Med 16:228-233

Schenker M (1989) Tape versus Mikros - Eine experimentelle Untersuchung zum Einfluß äußerer Stabilisierungshilfen auf die Propriozeption am Fußgelenk. Vorgelegt als Diplomarbeit an der Physiotherapieschule Inselspital, Bern

Scheuffelen C, Gollhofer A, Lohrer H (1995) Sprunggelenksorthese Ligafix Air zur Therapie der lateralen Kapselbandverletzung des oberen Sprunggelenkes. Wissenschaftliches Gutachten des Institutes für Sport und Sportwissenschaft der Universität Freiburg

Shapiro MS, Kabo JM, Mitchell PW, Loren G, Tsender M (1994) Ankle sprain prophylaxis: An analysis of the stabilizing effects of braces and tape. AM J Sports Med 22:454-461

Sittler M, Ryan J, Wheeler B, McBride J, Arciero R, Anderson J, Horodyski M (1994) The efficacy of a semirigid ankle stabilizer to reduce acute ankle injuries in basketball. Am J Sports Med 22:454-461

Soderberg GL, Cook TM, Rider SC, Stephenitch BL (1991) Electromyographic activity of selected leg musculature in subjects with normal and chronically sprained ankles performing on a BAPS board. Phys Ther 71:514-522

Slayter MA (1997) A randomized controlled trial of piroxicam in the management of acute ankle sprain in Australian regular army recruits. Am J Sports Med 25:544-553

Stokes M, Young A (1984) The contribution of reflex inhibition to arthrogenous muscle weakness. Clin Sci 67:7-14

Stuessi E, Tiegermann V, Gerber H, Raemy H, Stacoff A (1987) A biomechanical study of the stabilisation effect of the aircast ankle brace. Intern Series on Biomechanics 6:159-164

Sunderland S (1968) Bones, joints, muscles and motor function. In: Nerves and Nerve Injuries. Baltimore, Williams & Wilkins, pp 214-365

Sunderland S (1968) Peripheral sensory mechanisms. In: Nerves and Nerve Injuries. Baltimore, Williams & Wilkins, pp 214-365

Surve I, Schwellnus MP, Noakes T, Lombard C (1994) A fivefold reduction in the incidence of recurrent ankle sprains in soccer players using the Sport-Stirrup orthosis. Am J Sports Med 22:601-605

Takebayashi T, Yamashita T, Minaki Y, Ishii S (1997) Mechanosensitive afferent units in the lateral ligament of the ankle. J Bone Joint Surg 79-B:490-493

Tropp H, Ekstrand J, Gillquist J (1984) Stabilometry in functional instability of the ankle and ist value in predicting injury. Med Sci Sports Exerc 16:64-66

Tropp H, Askling C, Gillquist J (1985) Prevention of ankle sprains. Am J Sports Med 13:259-262

Vaes P, De Boeck H, Handelberg F, Opdecam P (1985) Comparative radiologic study of the influence of joint bandages on ankle stability. Am J Sports Med 13:46-50

Wester JU (1996) Wobble board training after partial sprains of the lateral ligaments of the ankle: a prospective randomized study. J Orthop Sports Phys Ther 23:332-336

Wiley JP, Nigg M (1996) The effect of an ankle orthosis on ankle range of motion and performance. JOSPT 23:355-369

KAPITEL 7

Tibialis posterior-Sehnendysfunktion beim jüngeren Sportler

B. Hintermann

Einleitung

Daß eine Dysfunktion der Tibialis posterior (TP)-Sehne zu einer progressiven Plattfußdeformität mit Schmerzen und verminderter Belastbarkeit führen kann, ist in den letzten Jahren verbreitet erkannt worden [5, 8, 7, 9, 14, 15, 16, 21]. Eine chronische Tendinose mit lokaler schmerzhafter Entzündung verbunden mit einer progressiven Ausdünnung und Schwächung der Sehne bis zur partiellen bis schließlich totalen Ruptur der TP-Sehne sind die Ursachen einer schrittweisen Destabilisierung des Fußlängsgewölbes; die sich einstellende Deformierung des Fußes ist gekennzeichnet durch eine Valgisierung des Rückfußes sowie Abduktion und Inversion des Vorfußes, einhergehend mit der Abflachung des Fußlängsgewölbes [9]. Die Fußdeformierung ist zunächst korrigierbar, wird im weiteren Verlauf aber zunehmend rigide und kann zum schmerzhaften lateralen Impingement bis zur Streßfraktur der distalen Fibula und schmerzhaften Arthrose von unterem und oberem Sprunggelenk führen [18].

Als Ursache für eine Dysfunktion der TP-Sehne werden in erster Linie degenerative Veränderungen gesehen, womit sich erklärt, weshalb die meisten Autoren über ein vornehmlich älteres Patientengut berichten [5, 8, 7, 9, 14, 15, 16, 21, 25]. Ein ursächliches Trauma wurde indessen nur vereinzelt beschrieben, meistens bei jüngeren Patienten [9, 26]. Die vorliegende Arbeit soll den Fall von 7 jüngerer Sportler mit einer TP-Sehnendysfunktion darstellen und Symptome, Behandlung und Resultate beschreiben.

Patienten

Im Zeitraum von 1995 bis 1998 wurden auf der Orthopädisch-traumatologischen Abteilung (Orthopädische Universitätsklinik) des Kantonsspitals Basel insgesamt 7 jüngere Patienten wegen einer symptomatischen TP-Sehnendysfunktion operativ versorgt (Tabelle 1). Das Durchschnittsalter betrug 32,5 Jahre (15–46 Jahre), und die durchschnittliche Zeit vom Beginn der Symptome bis zur Operation 25 Wochen (12–52 Wochen). Alle 7 Patienten klagten über Schmerzen im Bereiche des medialen Malleolus, 4 Patienten zusätzlich im anterolateralen oberen Sprunggelenk. Orthopädische Schuhzurrichtungen führten bei keinem der 7 Patienten zu einer signifikanten Schmerzreduktion und Verbesserung der Belastbarkeit. Aufgrund der klinischen Symptome und Befunde lag bei allen 7 Patienten ein Stadium II der Tibialis posterior-Dysfunktion vor (Tabelle 2).

Präoperativ wurde zur Beurteilung des medialen Seitenbandapparates bzw. der medialen In-

Tabelle 1. Patienten

Nr.	Sport	Geschlecht	Alter [Jahre]	Zeit von Trauma [Monate]
1	Hürdenlauf	m	15	16
2	Ballettanz	f	28	52
3	Orientierungslauf	f	43	30
4	Langstreckenlauf	m	33	12
5	Tennis	f	46	26
6	Langstreckenlauf	f	34	22
7	Hochsprung	m	29	17

Tabelle 2. Klinische Befunde

Zeichen[a]	Anzahl
erhöhter Rückfuß-Valgus	5
„too many toes-sign"	5
„double heel rise-sign"	4
„first metatarsal rise-sign"	7
Deformität korrigierbar	7

[a] Erklärungen siehe Text

stabilität sowie zum Ausschluß einer intraartikulären Pathologie als Ursache des anterolateralen Impingements eine diagnostische Arthroskopie des oberen Sprunggelenkes durchgeführt. Anschließend erfolgte die offene Exploration des Tibialis posterior-Sehnenfaches und gegebenenfalls des medialen Bandapparates. In den Fällen, wo sich eine schwere Abductus-Fehlstellung etabliert hatte, wurde vor der eigentlichen medialen Weichteilrekonstruktion eine laterale Kalkaneusverlängerungsosteotomie [11, 12, 25] durchgeführt. Eine partiell oder total rupturierte Sehne wurde genäht und mittels Seit-zu-Seit-Naht mit der Flexor digitorum longus-Sehne augmentiert. Eine elongierte Sehne wurde mit einer Z-Plastik verkürzt und ebenfalls zusätzlich mit der Flexor digitorum longus-Sehne verstärkt. War der mediale Bandapparat insuffizient, wurde der ventrale Anteil des Lig. deltoideum rekonstruiert und gegebenenfalls mit Plantarissehne verstärkt. Nach der Hautnaht wurde ein einfacher Verband angelegt. Bei genügender Abschwellung und reizlosen Wundverhältnissen wurde noch ein Unterschenkelgehgips angelegt und mit der Mobilisation an Gehstöcken mit Belastung des Fußes nach Maßgabe der Schmerzen begonnen.

Nach durchschnittlich 32 Monaten (18 bis 54 Monate) postoperativ wurde eine standardisierte klinische Nachkontrolle durchgeführt. Als Grundlage diente der AOFAS-Hindfoot-Scale [17].

Resultate

Arthroskopisch fanden sich bei allen 3 Patienten mit einem anterolateralen Impingement entzündliche Veränderungen der anterolateralen Kapsel; in einem Fall wurde ein Shaving zur Resektion der hypertrophen Synovia durchgeführt. In allen 7 Fällen zeigte sich eine Insuffizienz des Lig. talonaviculare, dem oberflächlichen ventralen Anteil des Lig. deltoideums. Die durchgeführten Operationen zeigt Tabelle 3. In den 3 Fällen mit einer lateralen Kalkaneusverlängerung heilte der autologe Knochenspan innerhalb 3 Monaten ein.

Bei allen 7 Patienten zeigte sich eine signifikante Verbesserung der Situation. Insgesamt verbesserte sich der Scorewert von präoperativ 54 Punkte (38–68 Punkte) auf 94 Punkte (82–100 Punkte) nach 32 Monaten (+87,6%). Die Punktezahl für den Schmerz verbesserte sich

Tabelle 3. Durchgeführte Operationen

Nr.[a]	Lig. deltoideum		TP-Sehne			Kalkaneus Verlängerung
	Naht	Plastik	Naht	Verkürzung	FDL	
1	–	–	–	+	+	–
2	+	–	+	–	+	–
3	–	+	–	–	+	+
4	–	–	–	+	+	–
5	–	–	–	+	+	–
6	+	–	–	+	+	+
7	+	–	–	+	+	+

[a] analog Tabelle 1; *FDL:* Flexor digitorum longus

von präoperativ 19 auf 35 Punkte (+88%). Während alle 7 Patienten vor der Operation über beträchtliche Schmerzen im Alltag klagten, bestanden bei der Nachkontrolle nur noch bei 1 Patienten (Nr. 2) mäßige Belastungsschmerzen im Alltag im Bereiche des lateralen oberen Sprunggelenks bei und nach längeren Belastungen. Alle andern 6 Patienten waren völlig schmerzfrei. Bezüglich der Funktion verbesserte sich der Score-Wert von präoperativ 28 auf 48 Punkte (+68%). Bei allen 7 Patienten waren Flexion-Extension nicht eingeschränkt und die Stabilität im oberen und unteren Sprunggelenk einwandfrei. Bezüglich Alignement des Rückfußes stieg der Punktwert von 3 auf 9 Punkte (>250%). 2 Patienten zeigten eine persistierende leichte Valgusfehlstellung des Rückfußes und 1 Patient von diesen beiden eine abnorme Fußsohlenbelastung mit im Seitenvergleich abweichender Verschwielung.

In der klinischen Untersuchung fand sich bei allen 7 Patienten eine regelrechte TP-Funktion und die Korrektur des Fußlängsgewölbe war einwandfrei. Die Abduktion des Vorfußes war bei 6 Patienten vollständig korrigiert; 1 Patient (Nr. 2) zeigte eine persistierende leichte, Funktion und Belastung des Fußes aber nicht störende Abduktion des Vorfußes. Bei 4 Patienten fand sich eine leichte residuelle Schwellung im Bereiche des rekonstruierten TP-Sehnenfaches, eine lokale Druckdolenz bestand aber in keinem Fall. Ebenso fanden sich bei keinem Patienten Zeichen eines residuellen anterolateralen Impingement-Schmerz im oberen Sprunggelenk.

Subjektiv gaben alle 7 Patienten durch die Operation eine deutliche Besserung der Lebensqualität an. 5 Patienten bezeichneten das erreichte Resultat als sehr gut und 2 Patienten als gut. Alle 7 Patienten würden die Operation bei gleichen Beschwerden wieder durchführen lassen. Alle 12 Patienten waren mittlerweise im ursprünglichen Beruf wieder zu 100% erwerbstätig. Die Dauer bis zur vollständigen Wiederaufnahme der Arbeit betrug 6,5 Wochen (2–16 Wochen). Alle 7 Patienten trieben wieder Sport wie früher. Der Zeitpunkt der vollen Sportaufnahme lag zwischen 12 und 42 Wochen (Durchschnitt 25 Wochen).

Diskussion

Diese Fallstudie zeigt, daß eine TP-Sehnendysfunktion auch beim jüngeren und sportlichen Patienten auftreten kann, mit ähnlichen Symptomen und Befunden wie beim älteren Patienten [10]. Die erreichten Resultate sind günstiger als in vergleichbaren Kollektiven mit älteren und weniger sportlichen Patienten [5, 8, 7, 9, 11, 14, 15, 16, 21]. Erklärungen dafür dürften, neben anderen Faktoren, die verbesserte Gewebequalität und das erhöhte Rehabilitationspotential des Muskels sein.

Es hat sich aber auch in unserem Patientengut gezeigt, daß sich mit zunehmender Deformierung des Fußes isolierte Weichteileingriffe wie Augmentation der rekonstruierten TP-Sehne mit der Flexor digitorum longus-Sehne [5, 13, 15, 21, 22, 28, 29], Raffung und Verstärkung des Ligamentum calcaneonaviculare („Spring Ligament") [6] und ventrale Verlagerung und Raffung des oberflächlichen Anteiles des Ligamentum deltoideum [3] ungenügende Behandlungsverfahren sind, den Fuß nachhaltig zu korrigieren. Deshalb wurden verschiedentlich Osteotomien des Kalkaneus als primär unterstützende Maßnahme von Sehnen- und Weichteilrekonstruktionen vorgeschlagen, insbesondere für das Stadium II der TP-Sehnendysfunktion, wenn die Fußderformität vollständig korrigierbar ist. Mit einer Verlängerung des lateralen Fußpfeilers durch eine Verlängerungsosteotomie des Kalkaneus [4] oder eine Interpositionsarthrodese des Calcaneocuboid-Gelenkes [19, 23] können gleichzeitig eine Adduktion des Vorfußes und eine Supination des Rückfußes erreicht werden [27]. Die ersten Erfahrungsberichte sind zwar günstig [1, 2, 9, 11, 12, 20, 24], lassen aber weiterhin die Frage offen, ob sich diese Methode

auch bei der fortgeschrittenen und nur noch partiell korrigierbaren Pes planus et valgus-Deformität, wie sie im Stadium III der TP-Sehnendysfunktion vorliegt, bewährt. In jedem Fall hat die Kalkaneusverlängerungsosteotomie, wie in 3 Fällen durchgeführt, bei keinem Patienten zu einer Einschränkung der Gelenkfunktion und – mechanik geführt. Die erreichte Korrektur war in diesen Fällen aber günstiger als bei den übrigen 4 Patienten mit einer Weichteilkorrektur allein.

Schlußfolgerung

Eine TP-Sehnendysfunktion kann auch beim jüngeren Sportler auftreten, meist infolge eines Pronationstraumas des Fußes. Dabei kommt es häufig zu einer Mitverletzung der medialen Bandstrukturen. Die Symptome und klinischen Befunde sind gleich wie beim älteren Patienten mit einer meist degenerativen TP-Sehnenruptur. Eine frühzeitige Behandlung ist der beste Garant für ein erfolgreiches Resultat. Osteotomien des Kalkaneus haben sich als adjuvante Maßnahmen zu den medialen Weichteilrekonstruktionen bewährt, und sie sind besonders dann indiziert, wenn eine Abductus-Fehlstellung des Vorfußes eingesetzt hat.

Literatur

1. Anderson AF, Fowler SB (1984) Anterior calcaneal osteotomy for symptomatic juvenile pes planus. Foot Ankle Int 4:274–283
2. Badani K, Gabriel RA, Wagner FW Jr (1995) Surgical correction of adult flatfoot deformity by lateral column lengthening and medial soft tissue augmentation. American Orthopaedic Foot and Ankle Society Annual Summer Meeting (Vail, Colorado). (Abstract)
3. Deland JT, Arnoczky SP, Thompson FM (1992) Adult acquired flatfoot deformity at the talonavicular joint: Reconstruction of the Spring ligament in an in vitro model. Foot Ankle Int 13:327–332
4. Evans DC (1975) Calcaneo-valgus deformity. J Bone Joint Surg 57-B:270–278
5. Funk DA, Cass JR, Johnson KA (1986) Acquired adult flat foot secondary to posterior tibial-tendon pathology. J Bone Joint Surg 68A:95–100
6. Goldner JL, Keats PK, Bassett III FH, Clippinger FW (1974) Progressive talipes equinovalgus due to trauma or degeneration of the posterior tibial tendon and medial plantar ligaments. Orthop Clin North Am 5:39–51

7. Hintermann B (1995) Biomechanische Aspekte der Muskel-Sehnen-Funktion. Orthopäde 24:187–192

8. Hintermann B (1995) Die Dysfunktion des M. tibialis posterior infolge Sehneninsuffizienz. Orthopäde 24:193–199

9. Hintermann B (1997) Tibialis posterior dysfunction. A review of the problems and personal experience. Foot Ankle Surgery 3:61–70

10. Hintermann B, Gaechter A (1995) The first metatarsal rise sign: a simple, sensitive sign of tibialis posterior tendon dysfunction. Foot Ankle Int 17:236–241

11. Hintermann B, Valderrabano V, Kundert HP (1999) Anteriore Kalkaneus-Verlängerungsosteotomie und mediale Weichteilrekonstruktion zur Behandlung der schweren Tibialis posterior-Sehnendysfunktion: Technik und präliminäre Resultate. Orthopäde 28:760–769

12. Hintermann B, Valderrabano V, Kundert HP (1999) Lengthening of the lateral column and reconstruction of the medial soft tissue for treatment of acquired flatfoot deformity associated with insufficiency of the posterior tibial tendon. Foot Ankle Int 20:622–629

13. Jahss MH (1982) Spontaneous rupture of the tibialis posterior tendon. Clinical findings, tenograpic studies and a new technique of repair. Foot Ankle 3:158–166

14. Johnson KA (1983) Tibialis posterior tendon rupture. Clin Orthop 177:140–149

15. Johnson KA, Strom DE (1989) Tibialis posterior tendon dysfunction. Clin Orthop 239:199–206

16. Kettelkamp DB, Alexander HH (1969) Spontaneous rupture of the tibialis posterior tendon. J Bone Joint Surg 51:759–764

17. Kitaoka HB, Alexander IJ, Adalaar RS, Nunley JA, Myerson MS, Sanders M (1994) Clinical rating systems for the ankle-hindfoot, midfoot, hallux, and lesser toes. Foot Ankle Int 15:349–353

18. Kitaoka HB, Patzer GL (1997) Subtalar arthrodesis for posterior tibial tendon dysfunction and pes planus. Clin Orthop 345:187–194

19. Klaue K (1991) Die degenerative Ruptur der Tibialis-posterior-Sehne – Symptomatik und Therapie. Therapeutische Umschau 48:796–802

20. Koutsogiannis E (1971) Treatment of mobile flat foot by displacement osteotomy of the calcaneus. J Bone Joint Surg 53-B:96–100

21. Mann RA, Thompson FM (1985) Rupture of the posterior tibial tendon causing flat foot. J Bone Joint Surg 67A:556–561

22. Michelson J, Conti S, Jahss MH (1992) Survivorship analysis of tendon transfer surgery for posterior tibial tendon rupture. Orthop Trans 16, 30. (Abstract)

23. Myerson MS (1983) Adult acquired flatfoot deformity. J Bone Joint Surg 78A:780–792

24. Myerson MS (1996) Adult acquired flatfoot deformity. J Bone Joint Surg 65-B:15–18

25. Pomeroy GP, Manoli AI (1997) A new approach for flatfoot secondary to tibialis posterior tendon insufficiency: A preliminary report. Foot Ankle Int 18:206–212

26. Porter DA, Baxter DE, Clanton TO, Klootwyk TE (1998) Posterior tibial tendon tears in young competitive athletes: two case reports. Foot Ankle Int 19:627–630

27. Sangeorzan BJ, Mosca V, Hansen ST (1993) Effect of calcaneal lengthening on relationships among the hindfoot, midfoot, and forefoot. Foot Ankle Int 14:136–141

28. Trevino S, Gould N, Korson R (1981) Surgical treatment of stenosing tenosynovitis at the ankle. Foot Ankle 2:37–45

29. Woods L, Leach RE (1991) Posterior tibial tendon rupture in athletic people. Am J Sports Med 19:495–498

Kapitel 8

Überlastungsreaktionen am Unterschenkel

CECS (chronic exertional compartment syndrome) und MTSS (Medial tibial stress syndrome)

M. L. Dingerkus

Einleitung

Überlastungsreaktionen am Unterschenkel treten vor allem bei Lauf- und Sprungsportarten auf und sind beispielsweise beim Triathlon zu 70% allein oder teilweise auf die Laufdisziplin zurückzuführen. Der Bewegungsapparat kann nur bis zu einem individuellen Schwellenwert schadlos von außen induzierte oder bei körperlicher Arbeit entstehende Energie absorbieren. Liegt die Belastung über der individuellen Toleranzschwelle der einzelnen Gewebe, treten Überlastungssyndrome auf, die von Ermüdungsfaktoren beeinflußt werden und einen schleichenden Verlauf haben.

Leider herrscht über die Ursachen, die Klassifizierung und den daraus sich ergebenden Konsequenzen für Therapie und Prophylaxe in der Literatur Uneinigkeit [5–8].

Definition und Ätiologie

Ein Zustand, bei dem ein erhöhter Gewebedruck innerhalb eines geschlossenen osteofibrösen Raumes zu Störungen der Mikrozirkulation führt und in einer neuromuskulären Funktionsstörung endet, wurde von Matsen [4] als **CECS** (= chronic exertional compartment syndrome) bezeichnet, d.h. ein chronisches Kompartment-Syndrom als Ursache für einen belastungsabhängigen Beinschmerz. Als Synonym ist im deutschsprachigen Bereich der Begriff „funktionelles Kompartment" von Echtermeyer gebräuchlich und wird dem des klassischen „posttraumatischen oder postoperativen Kompartments" (Volkmann) gegenübergestellt [2].

Von den vier Kompartimenten am Unterschenkel ist vor allem das vordere und das hintere tiefe besonders häufig betroffen. Neben Muskel- und Faszienhypertrophien können ana-

tomische Variationen und Gefäßverengungen zu einem intramuskulären Druckanstieg und (wahrscheinlich) zur Gewebeischämie während der Belastung führen, so daß diese schmerzbedingt eingestellt werden muß.

Der normale Ruhewert in einem Kompartment liegt unter 10 mmHg und wird mit verschiedenen Methoden – statisch oder dynamisch – gemessen. Als erhöht gilt beim akuten Kompartment ein Ruhewert von mehr als 40–50 mmHg, beim CECS ein chronisch erhöhter Kompartmentdruck in Ruhe von mehr als 15 mmHg, 1 bzw. 5 min nach Belastungsende von mehr als 30 bzw. 20 mmHg [6].

Daneben gibt es den 1982 von Mubarak [5] eingeführten Begriff des **MTSS** (= medial tibial stress syndrome) – ein belastungsabhängiger Schienbeinschmerz, v.a. im distalen Tibiadrittel, am anteromedialen Knochen und an den Weichteilen dahinter (Abb. 1). Die dreiteilige Klassifikation nach Detmer [1] unterscheidet einen punktförmigen (Typ 1a) oder entlang der Tibia (1b) verlaufenden Knochenschmerz (Typ 1 = Streßreaktion, -fraktur) entweder von einem mehr dorsal gelegenen Dauerschmerz am Periost-Faszien-Übergang (Typ 2) oder von einem chronischen (meist beidseitigen) hinteren (meist tiefen) Kompartment-Syndrom (Typ 3).

Diagnose und Klinik

In der Frühdiagnose kommt bei belastungsabhängigem Beinschmerz der Sportanamnese, Klinik, Kompartmentdruckmessung und der 3-Phasen-Skelettszintigraphie eine große Bedeutung zu (Abb. 2). Das Standard-Röntgen in 2 Ebenen ist in der Frühphase (innerhalb der ersten 6 Wochen) selten positiv, ist aber hilfreich zum Ausschluß differentialdiagnostisch möglicher Erkrankungen, z.B. Tumor. Gleiches gilt für den Einsatz weiterer bildgebender (Sono,

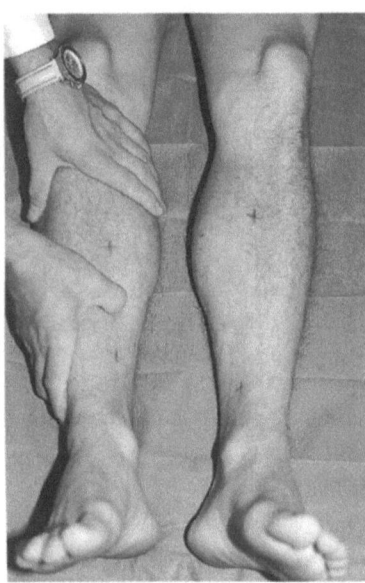

Abb. 1. 22-jähriger Fußballer mit einem beidseitigen MTSS (Grad 1 b): die Markierung (x) zeigt den Schmerzbereich, der Daumen liegt über dem Schmerzmaximum, das sich meist am Übergang mittlerem zu unterem Unterschenkel-Drittel befindet

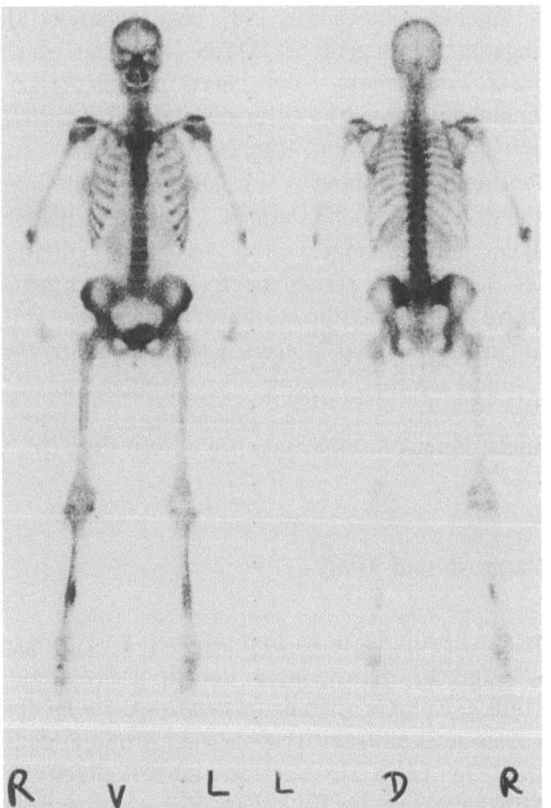

Abb. 2. Die Ganzkörper-Szintigraphie bei einer 24-jährigen Sportstudentin zeigt eine beidseitige bandförmige Anreicherung, vereinbar mit einem beidseitigen MTSS Grad 1 b

MRI mit KM etc.) und diagnostischer Verfahren (Gefäßuntersuchung, Sonographie etc.) und dient eher dem Ausschluß anderer Erkrankungen (Muskelverletzung, Veneninsuffizienz, Tumor etc.).

Die Sportanamnese spielt in der Diagnose eine besondere Rolle. Sie ist noch gewissenhafter als sonst zu erheben hinsichtlich quantitativ und qualitativer Veränderungen des Trainings-, Trainer-, Sportarten- oder Terrainwechsel, Schuh- und Einlagenversorgung.

Die Kompartmentdruckmessung kann keine Routinediagnostik sein. Sie ist invasiv und hat ihre Berechtigung bei logenbedingter Neurologie oder dringendem Verdacht eines drohenden Kompartments. Eine Einteilung der Patienten aufgrund der Druckverhältnisse in Ruhe, bei Belastung und im Verlauf nach Belastung wie sie in der Vergangenheit versucht wurde ist aufgrund der Spannweite und Überlappungen der Druckwerte innerhalb der Gruppen problematisch [3].

Therapie und Prophylaxe

Therapeutisch ist beim MTSS neben der gesamten konservativ-orthopädischen Palette, angefangen von der physikalischen Therapie über Medikamente (NSAR, Enzyme) bis hin zu krankengymnastischer Dehnung und Kräftigung vor allem die vorübergehende Sportpause und dosierte Belastungssteigerung von Bedeutung. Besonders beim MTSS Typ 2 ist bei Mißachtung der ersten Symptome mit Neigung zu einer hartnäckigen Chronifizierung zu rechnen.

Als Therapie bei einem erhöhten Kompartmentdruck wird im akuten und chronischen Fall die Fasziotomie empfohlen. Als Indikation beim chronisch erhöhten Kompartmentdruck gilt der rezidivierende Charakter sowie der bestehende Sportwunsch. Die hierzu wenigen Literaturbeiträge sind meist Fallbeispiele und berichten selten überzeugend von einer Fortführung der sportlichen Aktivität auf identischem präoperativem Niveau.

Prophylaktisch ist das Training so zu gestalten, daß individuelle Voraussetzungen und adaptative Prozesse der verschiedenen Gewebe berücksichtigt werden.

Literatur

1. Detmer DE (1986) Chronic Shin Splints Classification and Management of Medial Tibial Stress Syndrome. In: American Journal of Sports Medicine 3:436–446
2. Echtermeyer V, Sambale R (1989) Diagnostik und Therapie des funktionellen Kompartment-Syndromes (KS). Vortrag 50. Jahrestagung der Deutschen Gesellschaft für Unfallheilkunde 19.–22. 11., Berlin Sonderdruck
3. Jerosch J, Geske B, Castro WHM, Hille E (1989) Kompartmentdruck in der Tibialis anterior Loge beim Joggen. In: Z Orthop 127:56–64
4. Matsen FA (1981) Compartmental Syndromes. New York, Grune & Stratton
5. Mubarak SJ (1995) Surgical Management of chronic compartment syndromes of the leg. In: Operative Techniques in Sports Medicine, Vol 3, No 4, 10:259–266
6. Pedowitz RA, Gershuni DH (1995) Pathophysiology and diagnosis of chronic compartment syndrome. In: Operative Techniques in Sports Medicine, Vol 3, No 4, 10:230–236
7. Pedowitz RA, Hargens AR, Mubarak SJ, Gershuni DH (1990) Modified criteria for the objective diagnosis of chronic compartment syndrome of the leg. In: the American Journal of sports Medicine, vol. 18, No. 1:35–40
8. Rampersaud YR, Amendola A (1995) The Evaluation and Treatment of Exertional compartment syndrome. In: Operative Techniques in Sports Medicine, Vol 3, No 4, 10:267–273

Rückfuß

KAPITEL 9

Möglichkeiten und Grenzen der OSG-Arthroskopie

J. Jerosch

Zusammenfassung

Anhand der eigenen Erfahrung sowie den Angaben in der Literatur werden Indikation, notwendige Ausüstung, Lagerung, Operationstechnik, Ergebnisse und Komplikationen beschrieben. Als günstige Indikationen haben sich die Entfernung freier Gelenkkörper sowie Synovektomien bei Rheumapatienten oder im Falle eines akuten Gelenkinfektes erwiesen. Die arthroskopische Therapie der anterioren Pathologie des Sportler-Sprunggelenkes erfordert eine sorgfältige präoperative Abklärung; die Ergebnisse sind nicht immer zufriedenstellend für das oft hohe Anspruchsdenken der Patienten. Knorpelchirurgische Maßnahmen sind technisch durchführbar, eine abschließende Bewertung hierzu ist jedoch nicht möglich, gleiches gilt für die Behandlung der Osetochondrosis dissecans. Bei klinisch manifesten arthrotischen Veränderungen ist durch ein arthrokopisches Debridement allenfalls eine temporäre Besserung zu erwarten. Die arthroskopisch assistierte Arthrodese (AAA) ist technisch anspruchvoll, stellt bei entsprechender Indikation jedoch eine sehr gute Alternative zur konventionellen Technik dar. Die Komplikationsrate bei der Arthroskopie des Sprunggelenkes ist höher als bei anderen Gelenken. Dieses betrifft vor allem neurologische Komplikationen; aber auch die Infektionsrate ist größer als bei anderen arthroskopischen Maßnahmen. Beides muß im Rahmen der präoperativen Aufklärung mit dem Patienten sorgfältig besprochen werden.

Einleitung

Die Sprunggelenksarthroskopie hat sich in den letzten Jahren zunehmend zu einem Standardverfahren entwickelt. Nach ersten vorsichtigen Erfahrungen mit der rein diagnostischen Sprunggelenksarthroskopie in den 80er Jahren finden sich mehr und mehr in den letzten Jahren auch Einsätze im Rahmen therapeutischer Interventionen (Amendoöa et al. 1996, Jerosch et al. 1993). Anders als am Knie- und Schultergelenk limitiert die Gelenkgeometrie mit der spezifischen ossären und ligamentären Führung des oberen Sprunggelenkes die Plazierung und Manipulation des Arthroskopes sowie die Triangulation beim intraartikulären Gebrauch von Instrumenten jedoch erheblich.

Indikationen zur operativen Sprunggelenksarthroskopie. Die Indikationen zur zum arthroskopischen Vorgehen am Sprunggelenk sind derzeit jedoch noch nicht so umfangreich und klar abgegrenzt an den anderen großen Gelenken wie am Knie- oder Schultergelenk. Das Indikationsspektrum sowie die operativen Möglichkeiten nehmen jedoch zu. Die immer wieder auf Indikationsliste der Literatur auftauchende rein „diagnostische Arthroskopie" sollte jedoch die Ausnahme bleiben. Ist das vorliegende Beschwerdebild mit nicht-invasiven diagnostischen Methoden ausreichend sicher zu klären, oder wird mit hoher Wahrscheinlichkeit aufgrund des arthroskopischen Befundes eine Änderung des Therapiekonzeptes nicht zu erwarten sein, besteht keine Indikation zur Arthroskopie. Gleiches gilt für Krankheitsbilder, bei denen nur ein sehr limitierter oder gar kein Erfolg durch den arthroskopischen Eingiff zu erwarten ist. Die Arthroskopie des oberen Sprunggelenkes bietet sich an für Patienten mit einem Corpus liberum, einer rheumatoiden Arthritis sowie bei akuten Gelenkinfektionen dar. Ebenfalls ist bei einer Osteochondrosis dissecans, bei lokalen Synovialitiden im ventralen Gelenkkompartment (anteriores oder anterolaterales Impingement) sowie bei leichten Arthrosen der weitere Verlauf günstig zu beeinflussen (Amendola et al. 1996, Bonin/Bouysset 1999, Jerosch et al. 1994, Jerosch 1999, van Dijk et al. 1997). Entgegen den Angaben mancher anderer Autoren sehen wir bei bestehenden deutlich degenerativen Veränderungen – außer zur Durchführung einer arthroskopisch assistierten Arthrodese (s.u.) –, bei einer Ankylose, und insbesondere bei präoperativ unklaren Beschwerden keine Indikation für eine Arthroskopie. Die immer wieder in Indikationslisten aufgeführten unklaren Gelenkbeschwerden sind aus unserer Sicht für Patienten und Therapeuten frustran; sie bringen weder diagnostische Sicherheit noch therapeutischen Gewinn. Wenn nach der klinischen und radiologischen Standarduntersuchung noch diagnostische Unsicherheiten verbleiben, so steht u.E. die weitere bildgebende Diagnostik in Form der Sonographie und vor allem der Kernspintomographie im Vordergrund. Auch mit dem Hinweis auf die hohen Kosten mancher bildgebender Verfahren erscheint es nicht gerechtfertigt, den Patienten ohne klare Diagnose dem Operationsrisiko zu unterziehen. Besonders wertvoll in unseren Händen ist der LA-Test (Lokalanästhetikum-Test). Bleiben auch nach intraartikulärer Applikation von Lokalanästhetikum die Beschwerden vorhanden, so ist die Wahrscheinlichkeit der arthroskopischen Problemlösung sehr gering. Zur Abklärung sozioökonomischer Überlagerungstendenzen kann der LA-Test auch wechselweise mit NaCl erfolgen.

Arthroskopische Ausrüstung. Der operative Eingriff wird mit einer Standard 30°-Winkeloptik und einer Videokette durchgeführt. Ein „Small-Joint" Instrumentarium kann bei engen Gelenkverhältnissen hilfreich sein, ist jedoch nicht zwingend erforderlich. Zur Ausrüstung gehören neben dem Standardarthroskopiesieb, motorisierte Instrumente, sowie ein Beinhalter. Ein Pumpensystem ist nicht unbedingt erforderlich, erleichtert jedoch das operative Vorgehen. Auf die routinemäßige Distraktion des oberen Sprunggelenkes mit dem Fixateur externe verzichten wir – nachdem wir es initial erprobt haben – aus mehreren Gründen. Zwar werden durch die Distraktion die Gelenkpartner auseinander gezogen, dieser Vorteil wird jedoch durch den Verlust der Beweglichkeit erkauft. Bei montiertem Fixateur sind weder passive Flexionsoder Extensionsbewegungen noch Pro- und Suppination möglich, was einen entscheidenden Nachteil darstellt. Weiterhin sind iatrogene Verletzungen durch die Anlage des Fixateur zu berücksichtigen. Hierzu zählen zum einen Weich-

teil- und neurovaskuläre Läsionen, zum anderen aber auch ossäre Verletzungen. So ist uns zum Beispiel bei einem Workshop am Präparat eine Talusfraktur unterlaufen. Selbst bei der arthroskopisch assistierten Arthrodese (AAA) des OSG verzichten wir in den letzten Jahren auf einen Fixateur externe (s.u.). Eine mögliche Alternative stellt eine Bandagen-Distraktion dar (Takao et al. 1999).

Lagerung. Der Patient liegt auf dem Rücken; Blutleeremanschette und Beinhalter befinden sich am Oberschenkel. Eine Plazierung des Beinhalters sowie der Blutleerenmanschette am Unterschenkel (Abb. 1) stabilisiert das Sprunggelenk zwar deutlich besser, erhöht jedoch daß Risiko neurovaskulärer Komplikationen und läßt weiterhin dem Operateur erheblich weniger Platz im Bereich des Unterschenkels, was besonders für die Anlage der Bohrlöcher bei einer Schraubenosteosynthese im Rahmen einer arthroskopisch assistierten Arthrodese (AAA) hinderlich ist. Das betroffene Sprunggelenk sowie der distale Unterschenkel überragen die Tischkante (Abb. 1), so daß – falls notwendig – die intraoperative Darstellung des Unterschenkels sowie des Fußes mit Hilfe eines Röntgenbildverstärkers möglich ist. Die Malleolargabel wird bei der Fixierung des Beines horizontal eingestellt, was durch eine leichte Innenrotation des Oberschenkels zu erreichen ist (Abb. 1), so daß beim Röntgen ein ap-Bild resultiert. Dieses erleichtert erheblich das Arbeiten über zwei Portale, da so sowohl Arthroskop als auch das jeweilige Instrument (Tasthaken, Shaver, Zange) von oben-seitlich in die anterioren Portale eingebracht werden können. Nach sterilem Abwa-

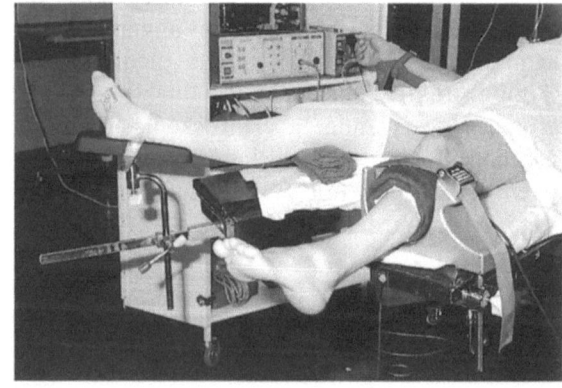

Abb. 1. Lagerung in Innenrotation und mit überstehendem Fuß. Beinhalter und Blutsperre am Unterschenkel sind eher hinderlich und gefährlich und sollten am Oberschenkel angelegt werden

schen und Abdecken des OP-Gebietes wird – falls für den Eingriff benötigt – auch der C-Bogen steril verpackt.

Transarthroskopische Standard-Technik. Zur Auffüllung des Gelenkes wird eine Nadel über das anteromediale oder anterolaterale Portal in das Gelenk plaziert (Abb. 2). Die Distension des Gelenkes (10–15 ml) erleichtert den Zugang und entfernt die neurovaskulären Strukturen von den Portalen. Der Rückfluß der Flüssigkeit bestätigt die intraartikuläre Lage (Abb. 3). Anschließend wird die Haut im Bereich des anterolateralen Zuganges (1 cm vor dem Außenknöchel, lateral der Sehne des M. extensor digitorum longus) oberflächlich inzidiert (Abb. 4). Eine tiefe Stichinzision ist verboten, um eine Verletzung des N.cutaneus dorsalis intermedius als Ast des N. peronaeus superficialis zu vermeiden. Das subcutane Gewebe wird mit einer Gefäßklemme bis auf die Gelenkkapsel gespreizt. Anschließend kann die Arthroskophülse mit dem stumpfen Troikar in das Gelenk

eingebracht werden. Hierbei kann die manuelle Distraktion des OSG durch einen Assistenten das Einbringen des Troikars erleichtern (Abb. 5). Der Arthroskopschaft wird initial auf keinen Fall zwischen die Gelenkflächen von Tibia und Talus, sondern in fast horizontal in den vorderen Gelenkrecessus eingeführt (Abb. 6). Der Rückfluß von Flüssigkeit beweist die intraartikulare Lage (Abb. 7). Nach einer ersten In-

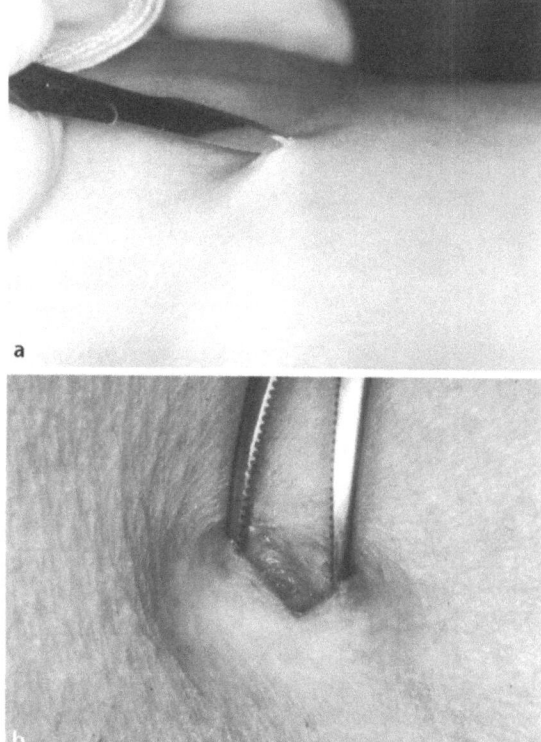

Abb. 4. Die Hautinzision erfolgt oberflächlich und retrograd (**a**); das Subkutangewebe wird mit einer kleinen Gefäßklemme bis auf die Kapsel gespreizt (**b**)

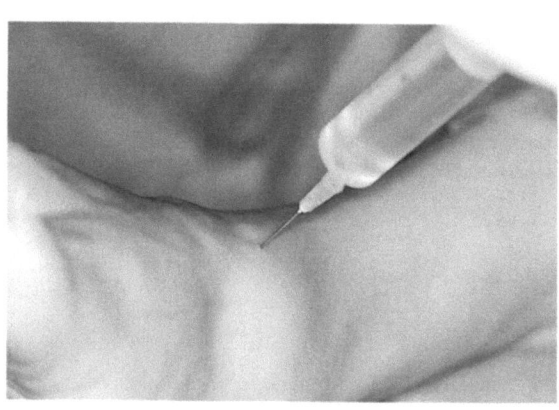

Abb. 2. Auffüllen des Gelenkes

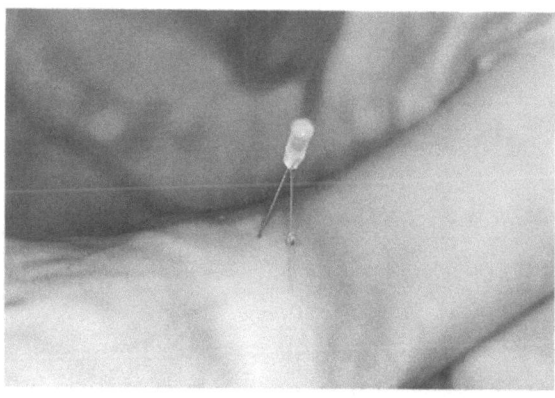

Abb. 3. Der Rückfluß von Flüssigkeit beweist die intraartikuläre Lage

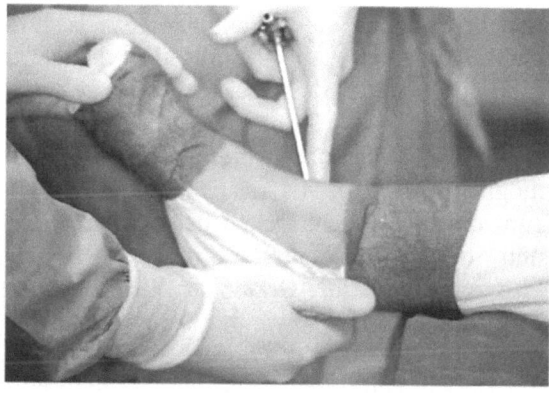

Abb. 5. Leichte Distraktion durch den Assistenten zum Einbringen des Arthroskopes

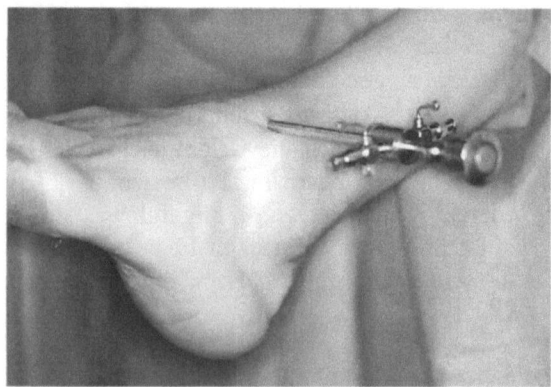

Abb. 6. Horizontales Einbringen des Arthroskopes in den anterioren Recessus

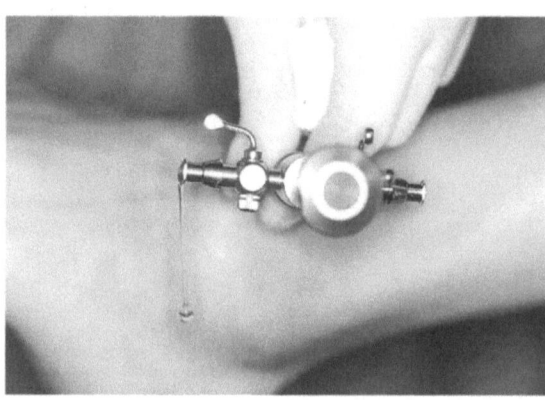

Abb. 7. Der Rückfluß von Flüssigkeit beweist die intraartikuläre Lage

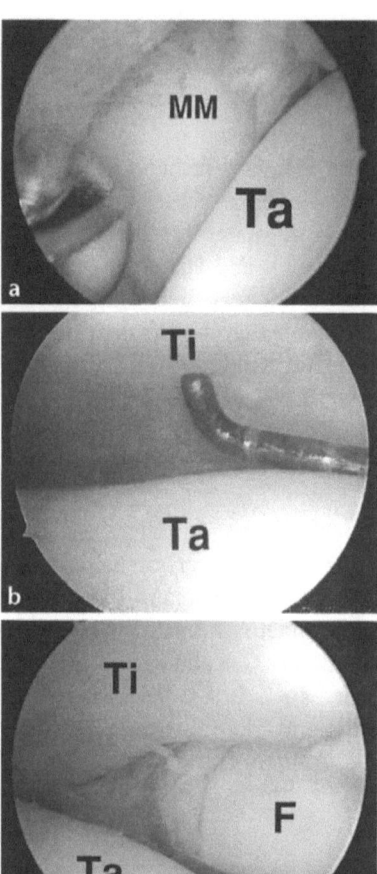

Abb. 8. Über die beiden anterioren Zugänge sind medialer (**a**), zentraler (**b**) und lateraler Teil (**c**) des Gelenkes zu inspizieren (Ta. Talus; MM. medialer Malleolus; Ti. Tibia; F. Fibula)

spektion des ventralen Gelenkkompartimentes wird der anteromediale Zugang unter Schonung der V. saphena magna und des N. saphenus medial der Sehne des M. tibialis anterior etabliert. Mit diesen beiden Zugängen sind die gesamten ventralen Gelenkabschnitte der Inspektion und der operativen Intervention zugänglich (Abb. 8). Gleichfalls kann die tibiofibulare Syndesmose beurteilt werden (Abb. 9). Mit der manuellen Distraktion durch den Assistenten ist gelegentlich sogar die Inspektion sowie die Instrumentation bis in die posterioren Gelenkabschnitte möglich (Abb. 10). Als relativ sichere Zugänge zum dorsalen Gelenk gelten der posterolaterale und der posterozentrale Zugang (Abb. 11). Posteromedial ist die Gefahr der Verletzung von A. tibialis posterior sowie des begleitenden Nerven groß. Da sich der Großteil der Pathologie des OSG in anterioren Gelenkabschnitten befindet, ist die routinemäßige Verwendung posteriorer Zugänge nicht notwendig.

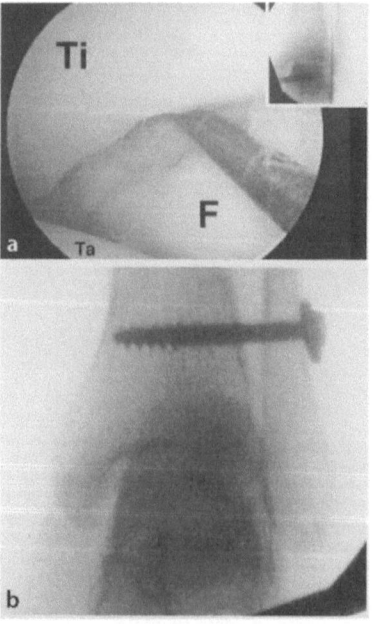

Abb. 9. Inspektion und Palpation der Syndesmose zwischen Tibia und Fibula mit Nachweis der Syndesmosenverletzung (**a**) und operativer Stabilisierung in minimal invasiver Technik (**b**)

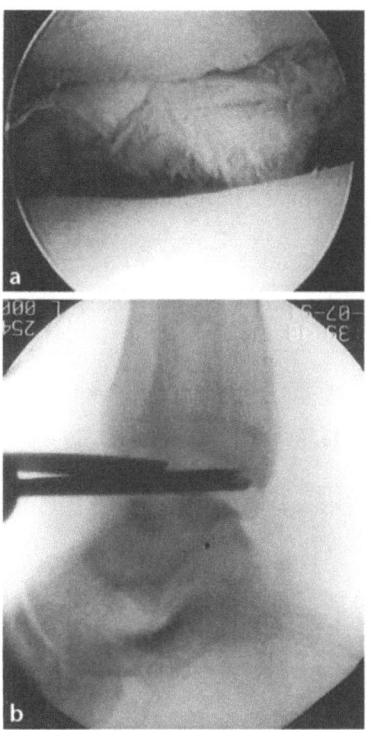

Abb. 10. Inspektion der dorsalen Gelenkanteile über einen ventralen Zugang (**a**) mit radiologischer Kontrolle der Instrumente (**b**)

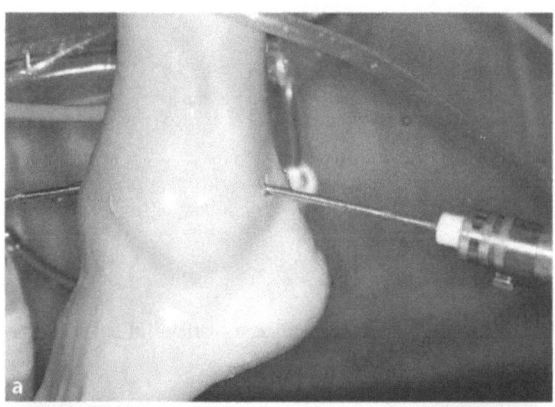

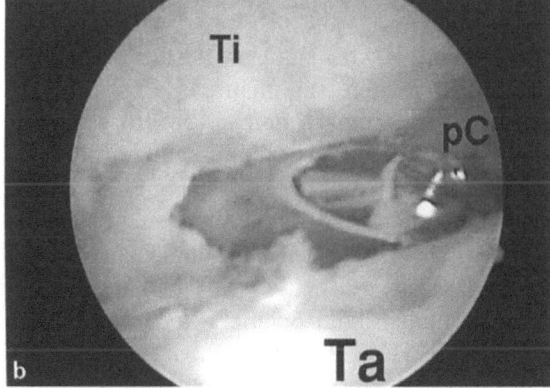

Abb. 11. Anlage (**a**) und intraartikulärer Situs (**b**) des posterolateralen Zugangs (Ta. Talus; Ti. Tibia; pC. posteriore Kapsel)

Therapeutische Ansätze bei unterschiedlichen Krankheitsbildern

Anteriore Gelenkpathologie. Lokale Synoviahypertrophien sowie ligamentäre oder ossäre „Impingement-Syndrome" werden vor allem beim sportlich aktiven Patienten in zunehmender Zahl diagnostiziert (Branca et al. 1997, DeBerardino et al. 1997, Egol/Parisien 1997, Ogilvie-Harris et al. 1997, van Dijk/Scholte 1997, van Dijk et al. 1997). Sie werden auf akute Verletzungen wie beispielsweise einem Supinationstrauma oder auf chronische Überlastungen zurückgeführt. Als Folgezustände von akuten Verletzungen des lateralen Kapsel-Band-Apparates (eingeschlagene Ligamentanteile) können das sog. anterolaterale Impingement oder auch Meniskoid-Syndrom entstehen; auf eine partielle Syndesmosenverletzung wird das „Syndesmosen-Impingement" zurückgeführt. Ein Ausdruck einer chronischen Überlastung sind die ventralen Traktionsosteophyten am Kapselansatz von Tibia und Talus, welche ihre Ursache in einer chronischen Überdehnung der anterioren Gelenkkapsel haben. Operativ kann eine hypertrophe Synovialitis mit einem Synovialresektor entfernt werden. Soweit Osteophyten zu lokalisieren sind, werden diese mit einer Kugelfräse abgetragen. Bei Patienten mit meniscoiden hypertrophen Plicae (Weichteilimpingement) werden diese zunächst mit einer Schere oder dem Elektromesser inzidiert und dann mit dem Synovialresektor reseziert.

Eigene Ergebnisse (Jerosch et al. 1993) zeigten sich hoch signifikante Verbesserungen bei den Parametern Schmerz und Funktion sowie eine schwach signifikante Verbesserung bei der Frage nach der sportlichen Belastbarkeit. Alle anderen Parameter (Gehhilfe, Bewegungsausmaß und Schwellneigung) zeigten nur tendenzielle Verbesserungen. Die subjektive Selbsteinschätzung der Patienten anhand der visuellen Analogskala ergab ebenfalls eine signifikante Verbesserung. 71,2% der Patienten gaben keine Einschränkung im Beruf zum Zeitpunkt der Nachuntersuchung an. Bei 13,6% lag eine geringe und bei 15,3% eine starke Beeinträchtigung im Beruf vor. Bei der sportlichen Belastung zeigten sich jedoch stärkere Einschränkungen. Nur 17% konnten ihr sportliches Niveau aufrecht erhalten. Auffällig war der relativ hohe Anteil an neurologischen Komplikationen. In 16 Fällen mußte eine temporäre iatrogene Schä-

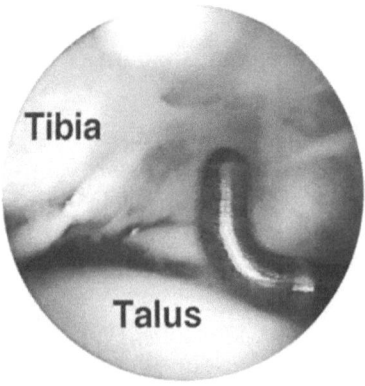

Abb. 12. Lokale anterolaterale Synovitis

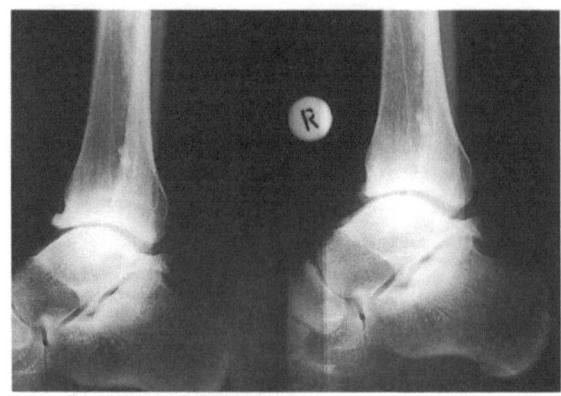

Abb. 15. Anteriorer Tibiaosteophyt vor und nach Resektion

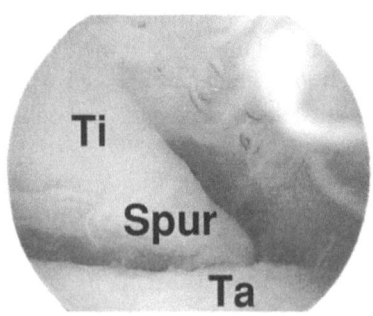

Abb. 13. Anteriorer Tibiaosteophyt

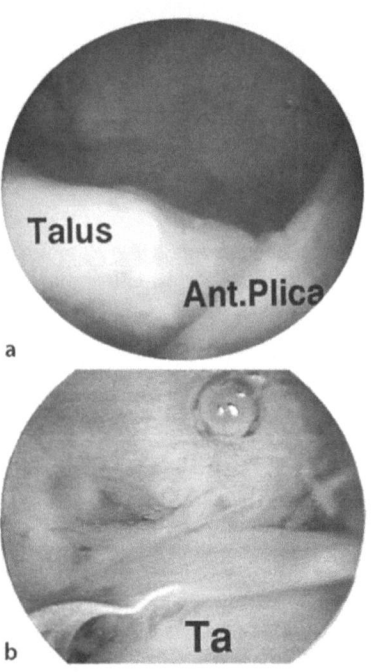

Abb. 16. Strangförmige (**a**) und ligamentartige (**b**) anterolaterale Plica (Ta. Talus)

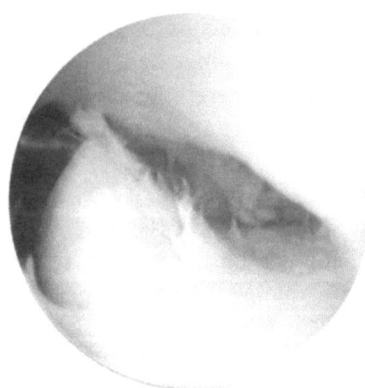

Abb. 14. Anteriorer Talusosteophyt

digung durch die Arthroskopie vermutet werden.

In einer retrospektiven Analyse untersuchten wir speziell die Ergebnisse nach arthroskopischer Behandlung einer anterioren Gelenkpathologie bei Sportlern (Jerosch et al. 1994). Bei 35 Sportlern wurde eine hypertrophe Synovialitis (Abb. 12) im ventralen Kompartiment reseziert; in 5 Fällen fanden sich zusätzlich ventrale Osteophyten an der Tibia (Abb. 13) oder am

Talus (Abb. 14), die entfernt wurden (Abb. 15). 3 Patienten zeigten eine meniscoide Plica im anterolateralen Kompartiment (Abb. 16). Seltener finden sich jedoch auch anteromediale intraartikuläre Briden (Abb. 17). Der Gesamtscore von allen Patienten verbesserte sich nicht signifikant. Bei der Differenzierung der einzelnen Parameter ergab sich eine schwach signifikante Verbesserungen beim Schmerz, jedoch nur eine tendenzielle Verbesserung bei der Funktion sowie bei der Frage nach der sportlichen Belastbarkeit. Alle anderen Parameter (Gehhilfe, Bewegungsausmaß und Schwellneigung) zeigten

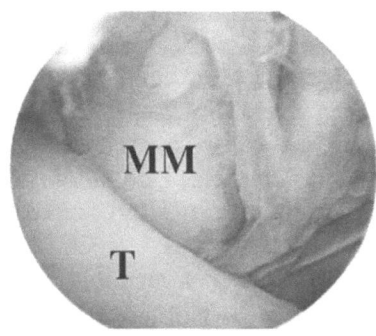

Abb. 17. Anteromediale Briden

ebenfalls nur tendenzielle Verbesserungen. Patienten mit hypermobilen Gelenken zeigten schlechtere Ergebnisse als das Gesamtkollektiv. Bei der sportlichen Belastbarkeit lagen auch postoperativ noch deutliche Einschränkungen vor. Nur 9 Patienten konnten ihr sportliches Niveau aufrecht erhalten, 19 Patienten mußten die sportliche Aktivität reduzieren und 7 gaben den Sport sogar ganz auf.

Bezüglich der arthroskopischen Behandlungserfolge der anterioren Gelenkpathologie liegen in der Literatur in der Regel positive Berichte vor. Martin et al. (1989) fanden 77% gute Ergebnisse bei Patienten mit Synovitis jedoch ohne degenerative Veränderungen. In ähnlicher Weise äußerten sich auch Thein und Eichenblat (1992). Barber et al. (1988) empfahlen als gute Indikation für die Arthroskopie die chronische Gelenkreizung nach Supinationstrauma, welche nicht auf eine konservative Therapie anspricht. Eine Analyse der sportlichen Belastung wird von diesen Autoren jedoch nicht durchgeführt. DeBerardino et al. (1997) berichteten in einem Kollektiv von 60 Patienten über 51 sehr gute und 7 gute Ergebnisse. Zur Ätiologie dieser oftmals nur streng lokalisierten Synoviareaktion gibt es unterschiedliche Auffassungen. Hier werden rezidivierende Mikro- und Makrotraumen mit zu früher Wiederaufnahme der sportlichen Belastung genannt. Gleichzeitig werden intraartikuläre Blutungen als Grund aufgeführt (Thein/Eichenblat 1992). Geht man davon aus, daß in der Mehrzahl der Fälle die lokale Synoviareaktion mit oder ohne sekundärer Ossifikation als sekundäre Reaktion des Gelenkes auf repetitive Überlastungen bis hin zu Mikrotraumatisierungen der ventralen Gelenkkapsel zu interpretieren ist, so stellt sich die Frage, warum die arthroskopische Entfernung dieser sekundären Synovialitis zu einer nachhaltigen Besserung

führt, wenn der Sportler anschließend sein Gelenk doch wieder so belastet wie vor dem Eingriff. Aus diesem Grund scheinen uns auch die hohen Erfolgsraten nach der arthroskopischen partiellen Synovektomie bei diesem Krankheitsbild in der Literatur verwunderlich. Unsere Erfahrungen sind wie oben dargestellt nicht so optimistisch (Jerosch et al. 1994). Zwar erreichen einige Sportler wieder ihr vorheriges Leistungsniveau. In der Mehrzahl der Fälle verbleibt jedoch ein Leistungsdefizit. Besonders deutlich zeigt sich dieses bei den Patienten mit gleichzeitig vorliegender posttraumatischer Instabilität oder angeborener Laxizität des oberen Sprunggelenkes. Hier sollte eher ein stabilisierender Eingriff angestrebt werden (Ogilvie-Harris 1997).

Vor dem Entschluß zum operativem Eingriff sollten nicht zuletzt deshalb alle konservativen Möglichkeiten einschließlich möglicher Änderungen am Sportschuh und Modifikationen im Trainingsaufbau und -ablauf vollständig und gründlich, eventuell in Zusammenarbeit mit dem Trainer, ausgeschöpft werden.

Eine meniscoide Plica wurde anterolateral bereits früh von McCarrol et al. (McCarroll et al. 1987) sowie anteromedial von Egol und Parisien (1997) beschrieben. Sie kann entweder durch Fibrinresorption oder intraartikulär eingeschlagene Faseranteile der lateralen Kollateralbänder entstehen. Eine sicher äthiologische Zuordnung ist jedoch nicht immer eindeutig möglich. Liegt eine derartige derb-fibröse Plica nach einem Supinationstrauma vor, so kann die arthroskopische Resektion Erleichterung verschaffen. Aber auch hier gibt es immer wieder Patienten, die trotz deutlichem intraoperativem Befund und kompletter Entfernung der Plica nicht ausreichend therapiert werden können. So berichteten Lahm et al. (1998), daß nach Resektion nur 12 von 19 Patienten zur vollen sportlichen Aktivität zurückfanden. Dieses Ergebnis legt den Verdacht nahe, daß noch Restinstabilitäten bei einem Teil der Patienten die volle sportliche Aktivität nicht möglich machen.

Bei anterioren Osteophyten ist streng zwischen Tractions-Osteophyten und arthrotischen Abstützungsraktionen zu differenzieren. Van Dijk et al. (1997) konnten zeigen, daß die Entfernung von Osteophyten bei gleichzeitiger Gelenkspaltverschmälerung nur wenig Aussicht auf Erfolg hat; die Entfernung von Traktions-Osteophyten wird von diesen Autoren als günstiger angesehen. 90% hatten nach zwei Jahren noch ein gutes Ergebnis. Bei der Entfernung von anteromedialen Osteophyten waren die Ergebnisse besser als nach Entfernung von anterolateralen.

Akseki et al. (1999) wiesen auf den distalen Faszikel des anteroinferioren tibio-fibularen Ligamentes hin. Sie zeigten, daß hier eine isolierte Pathologie vorliegen kann, welche durch arthroskopische Resektion deutlich verbessert wird.

Arthrose/Arthroskopisch assistierte Arthrodese (AAA).

Die arthroskopische Arthrosetherapie am Sprunggelenk hat den selben Weg genommen wie an anderen Gelenken auch. Die primär euphorischen Mitteilungen nach Lavage und/oder Debridement sind einer realistischen Einstellung gewichen. Mit derartigen Maßnahmen ist allenfalls eine kurzzeitige Linderung zu erwarten (Cheng/Ferkel 1998, van Dijk/Scholte 1997, van Dijk et al. 1997). Die operative Versteifung des oberen Sprunggelenkes hingegen ist bei primären oder sekundären Arthrosen oder Funktionsstörungen nach wie vor ein bewährtes, sicheres und leistungsfähiges Standardverfahren. In der Literatur sind mehr als 30 verschiedene operative Techniken mit etwa 10 unterschiedlichen Operationszugängen beschrieben. Unter den zahlreichen Arthrodesetechniken mit Anfrischung der Gelenkfläche, Würfel- oder sonstigen Knocheninterpositionen, Verriegelungen und Kompressionsarthrodesen haben sich die von Charnley (1951) beschriebene Kompressionsarthrodese (mit Fixateur externe bzw. Ilisarow-Ringsystem) sowie die Schraubenarthrodese durchgesetzt (Wagner/Pock 1982).

Die Angaben über operationsbedingte Komplikationen sind jedoch hoch und reichen bis hin zu 60%. Hierbei wird insbesondere das Pseudarthroserisiko mit etwa 20% relativ hoch eingeschätzt. Auch die Infektionsrate ist mit 5–25% in der Literatur relativ höher als bei anderen selektiven orthopädischen Eingriffen (Ahlberg/Henricson 1981). Neben den Pseudarthrosen und Infektionen sind jedoch auch noch andere Komplikationen wie verzögerte Wundheilung, Sepsis, Ermüdungsbrüche, kosmetisch ungünstige Narben, Entrapment des N. tibialis, Verletzung der Gefäß-Nervenbündel, Gangrän, persistierende Ödeme und schmerzhafte Neurome zu nennen (Scranton 1991). 1985 publizierten Morgan et al. (1985) in einer Serie von 101 Patienten eine Fusionsrate von 96% mit einem relativ einfachen Verfahren. Seine Technik bestand in einer Erhaltung der Oberflächenkon-

tur der Talusrolle und der Tibiafläche sowie der transmalleolaren Schraubenfixation mit zwei gekreuzten Schrauben. Postoperativ wurde für 6 Wochen ein Unterschenkelgips ohne Belastung und für weitere 6 Wochen ein Unterschenkelgehgips angelegt. Eine Modifikation dieser Operationstechnik ist arthroskopisch gut durchführbar.

Prinzipiell kommen für eine AAA des OSG nur Patienten ohne manifeste Fehlstellung oder Substanzdefekt der Gelenkpartner in Betracht. Es handelt sich somit vom Grundsatz her um eine „in-situ" Fixation der zerstörten Gelenkpartner. Eine adäquate konservative Therapie einschließlich einer Schuhversorgung sollte unbedingt präoperativ durchgeführt worden sein. Eine diagnostische Infiltration des oberen Sprunggelenkes mit einem Lokalanästhetikum verifiziert die Schmerzlokalisation. Patienten mit neurogenen Arthropathien sollten von diesem Verfahren ausgeschlossen werden. Patienten mit einer sekundären Arthrose aufgrund einer PCP stellen keine Kontraindikation dar.

Operationstechnik.

Als erster intraartikulärer operativer Schritt wird mit Hilfe eines Full-Radius Resektors noch vorhandene Synovialitis entfernt. Gleichzeitig kann mit dem Synovialresektor noch vorhandener Gelenkknorpel im ventralen Gelenkkompartiment abgetragen werden. Durch Wechsel der Zugänge und manueller Distraktion, Flexion/Extension und Pro-/Supination durch einen Assistenten sind so alle anterioren Abschnitte des Talus, die gesamte Tibiaunterfläche, Malleolus medialis und lateralis sowie der Bereich der Syndesmose zwischen Tibia und Fibula erreichbar (Abb. 18). Im nächsten Schritt wird mit Hilfe einer Kugelfräse der subchondrale Knochen in gleicher Technik systematisch abgetragen (Abb. 19). Hierbei ist darauf zu achten, daß der gesamte Restknorpel auch medial und lateral entfernt wird (Abb. 20). Die konvexe Kontur des Talus und die konkave Kontur der Tibia muß erhalten bleiben; auf keinen Fall darf zuviel Knochensubstanz entfernt werden, da es ansonsten zu einer ungünstigen Spaltbildung kommt (Abb. 21). Die dorsalen Abschnitte des Talus und soweit notwendig auch die Tibiahinterkante werden über einen posterolateralen Zugang erreicht, entknorpelt und angefrischt (Abb. 22). In bestimmten Situationen, besonders in den engen Spalten zwischen Malleolus medialis und Talus sowie zwischen Malleolus lateralis und Talus, können auch scharfe

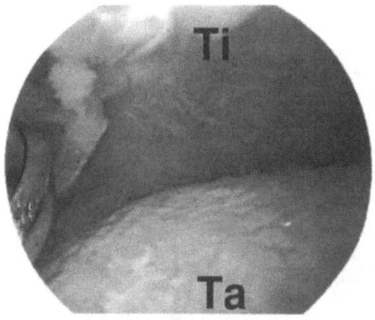

Abb. 18. Arthrotisches Gelenk vor der AAA

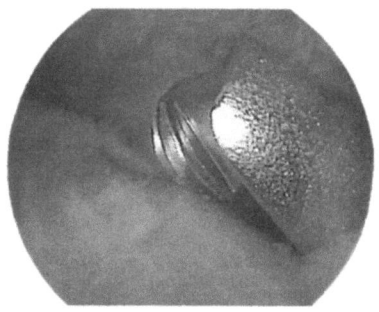

Abb. 19. Anfrischen der subchondralen Platte mit einer Kugel-fräse

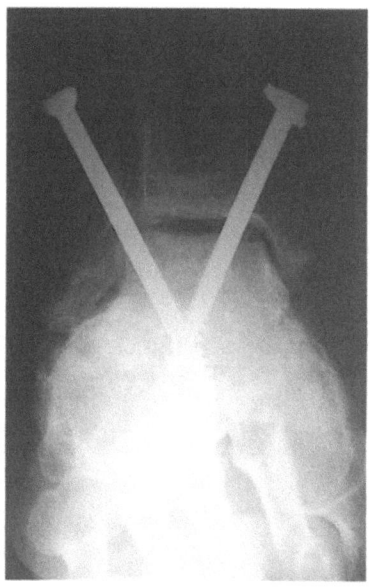

Abb. 21. Arthrodesenversuch nach zu starker Knochenresektion mit noch deutlichem Spalt zwischen Talus und Tibia

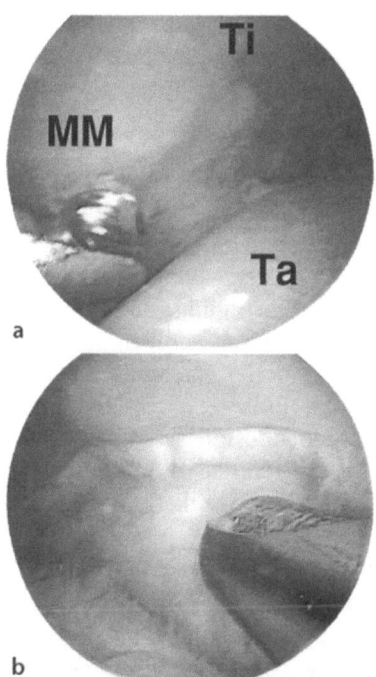

Abb. 20. Resektion des Restknorpels medial (**a**) und lateral (**b**)

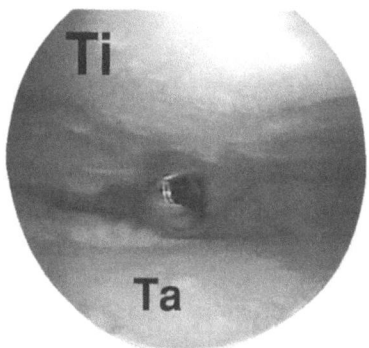

Abb. 22. Debridement über posterolateralem Instrumentenzugang ((Ti. Tibia; Ta. Talus)

Löffel, Curetten oder ein Smilie-Messer hilfreich sein. Anschließend erfolgt die Abtragung eventuell vorhandener anteriorer Osteophyten an der Tibiavorderkante. Diese anterioren Knochenlippen blockieren gelegentlich eine exakte Einstellung in der Neutralstellung und müssen dann abgetragen werden. Als letzter Schritt wird die subchondrale Grenzlamelle mit K-Drähten durchbohrt (Abb. 23) und/oder mit einem kleinen Klingenmeißel schachbrettartig aufgebrochen (Abb. 24), um eine schnellere ossäre Durchbauung zu erreichen. Auch hierbei ist unbedingt darauf zu achten, daß die Knochensubstanz verbleibt.

Nach ausreichender Anfrischung der Gelenkpartner werden Arthroskop und Instrumente entfernt. Nun wird das obere Sprunggelenk in

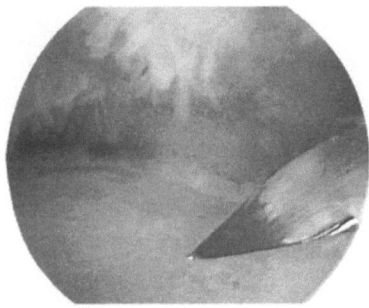

Abb. 23. Eröffnenen der subchondralen Kortikalis mit K-Draht-bohrungen

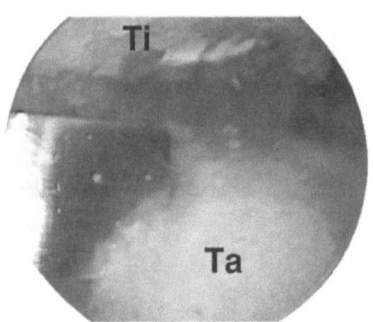

Abb. 24. Anfrischen der subchondralen Koriklais mit einem Meißel

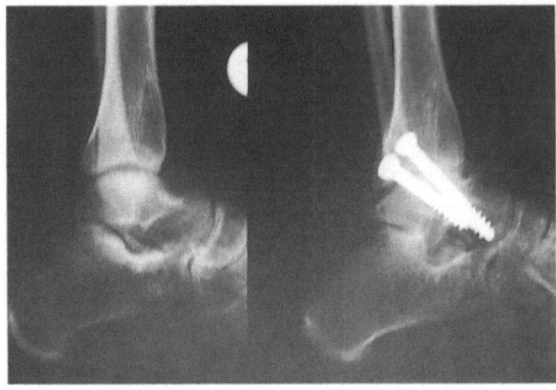

Abb. 25. Regelgerechte Einbringung der Schrauben

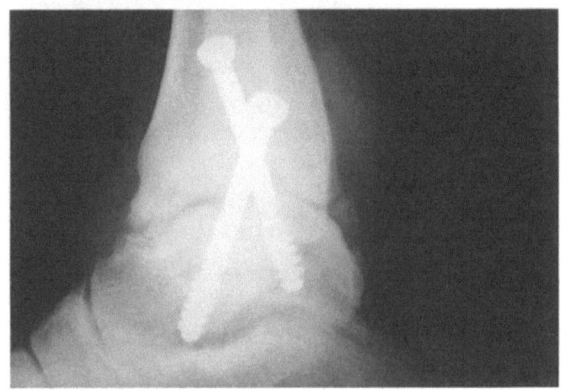

Abb. 26. Zu steile Plazierung der Schrauben

die gewünschte Position eingestellt (Flex/Ex: Neutralposition; Varus/Valgus: 5° Valgus; Rotation: 5° ARO). In dieser Stellung wird ein 2 mm K-Draht von der dorsalen Begrenzung der Fibula von proximal-dorsal-lateral nach distal-ventral-medial in den Talus eingebracht. Hierbei zielt die K-Drahtspitze auf den Talushals. Im ap-Röntgenbild sollte ein Winkel von ca. 45° zur Talusoberkante angestrebt werden. In gleicher Technik wird von medial ein weiterer K-Draht über die Tibia in den Talus eingebracht, welcher ebenfalls einen Winkel von ca. 45° in Relation zur Talusoberkante haben sollte. Bei korrekter Lage werden haben die Schrauben später einen mehr horizontalen Verlauf (Abb. 25) und es besteht nicht die Gefahr, daß die Schraubenspitzen Kontakt zum subtalaren Gelenkspalt haben (Abb. 26). Die K-Drähte dann mit einem kanülierten Bohrer überbohrt und kanülierte 6,5 mm Spongiosazugschraube mit kurzem Gewinde eingebracht. Bei den Schrauben ist darauf zu achten, daß die Gewindegänge ganz den ehemaligen Gelenkspalt überbrücken und daß sie nicht in das talokalkaneare oder talonavikulare Gelenk penetrieren. Die intraoperative Überprüfung der Gelenkbeweglichkeit des subtalaren Gelenkes sichert auch die freie Beweglichkeit.

Bei Bedarf kann in gleicher perkutaner Technik noch eine dritte Schraube plaziert werden, die dann mehr von anterior über die anteromediale Tibia in den Taluskörper plaziert wird. Auf diese Einbringung dieser Schraube verzichten wir jedoch seit einigen Jahren und sehen hier auch keinerlei Nachteile; ebenso verzichten wir auf die Einlage einer Redon-Drainage. Neuere Schraubendesigns erlauben die Verwendung von selbstbohrenden und -schneidenden Schrauben, die für diese Indikation von besonderem Vorteil sind.

Nachbehandlung. Postoperativ wird zunächst für 2 Wochen ein gut gepolsterter und gespaltener Unterschenkelliegegips angelegt. Der erste Verbandwechsel erfolgt am ersten postoperativen Tag. Nach Abschwellung des Sprunggelenkes wird für weitere 6 Wochen ein Gehgips angelegt, mit welchem dem Patienten das Abrollen erlaubt ist. 8 Wochen postoperativ erfolgt eine Röntgenkontrolle und je nach radiologischem

Durchbau kann der Patient mit der Belastung beginnen.

Bei 16 Patienten wurde eine arthroskopisch unterstützte Arthrodese des oberen Sprunggelenkes durchgeführt (Jerosch et al. 1996). Das Alter der Patienten reichte von 31 bis 67 Jahre (10 Männer, 6 Frauen). Bei 10 Patienten war die Gelenkarthrose posttraumatisch, 2mal postinfektiös, 3mal infolge einer chronischen Polyarthritis und einmal infolge einer Osteochondrosis dissecans. Die Operationszeit betrug zwischen 75 und 135 Minuten. Im Vergleich zu konventionellen offenen Arthrodesen zeigte sich ein geringerer postoperativer Analgetikaverbrauch sowie eine relativ geringe Schwellung. Der Nachuntersuchungszeitraum betrug 3–72 Monate. Bei 12 Patienten kam es bis zum Zeitpunkt der letzten Kontrolle zur Fusion. Diese war bei 2 Patienten nach 2 Monaten, bei 3 Patienten nach 3 Monaten, bei 4 Patienten nach 4 Monaten und bei 3 Patienten nach 6 Monaten zu verzeichnen. 3 weitere Patienten hatten zwar keine nachweisbare knöcherne Fusion, waren jedoch mit der fibrösen Ankylose auch schmerzfrei. Bei einem Patienten mußte eine offene Reoperation erfolgen. Das Aufbrechen der subchondralen Kortikalis mit dem Meißel scheint die Dauer bis zur knöchernen Konsolidierung zu verkürzen (Abb. 27).

Die AAA berücksichtigt das bewährte Prinzip, möglichst große korrespondierende Flächen in engen Kontakt zu bringen und durch eine zusätzliche Fixation bis zur knöchernen Ausheilung miteinander zu verbinden. Die Konturen der korrespondierenden Knochenpartner Tibia und Talus bleiben bestehen. Hierdurch ist sowohl eine größere Rotationsstabilität als auch eine höhere antero-posteriore Stabilität gewährleistet. Die bei anderen Verfahren beschriebene ap-Verschiebung des Talus in Relation zur Tibia ist nicht zu befürchten. Vielmehr ist in der anatomischen Stellung des Talus das physiologische Muskelgleichgewicht gewährleistet, wodurch unphysiologische Hebelarmwirkungen auf die Arthrodese, welche als eine mögliche Ursache für das Entstehen von Pseudarthrosen diskutiert werden, verhindert werden. Zusätzlich bleibt bei der arthroskopischen Technik die dorsale Kapsel erhalten, welche bei entsprechender Einstellung des Gelenkes ihre Zuggurtungsfunktion mit konsekutiver Kompression der vorderen Gelenkanteile voll entfalten kann.

Eine weitere wichtige Voraussetzung zur Reduzierung der Pseudarthroserate ist die ad-

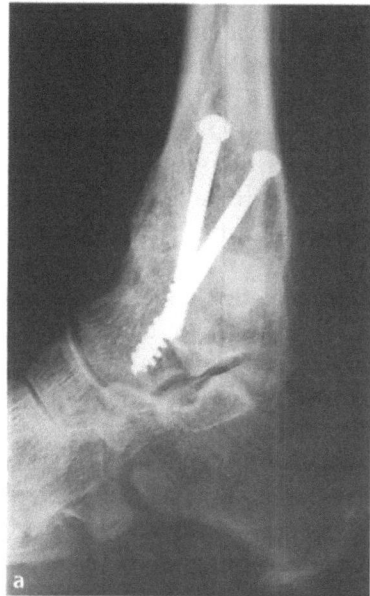
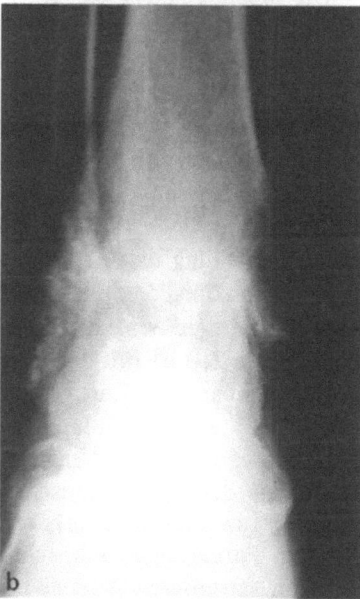

Abb. 27. 10 Wochen nach AAA (**b**) und Z.n. Metallentfernung nach einem Jahr

äquate Kompression der Gelenkpartner. Auch dieses Prinzip findet Anwendung. Über die Fixierungstechnik mit transartikulären Schrauben ist vielfach positiv in der Literatur berichtet worden (Wagner/Pock 1982). Die Anordnung der Schrauben ist jedoch immer wieder Gegenstand der Diskussion. Während Myerson und Quill (1991) sich nur mit einer medialen Schraube zufrieden gaben, favorisieren Ogilvie-Harris et al. (1993) 3 Schrauben. Wir würden 2 Schrauben empfehlen; durch die von uns verwendete sich in der Frontalebene kreuzende Schraubenanordnung ist eine Rotationssicherung erreicht. Die Stabilität in der anteroposterioren sowie mediolateralen Richtung ist bereits durch den Erhalt der konvex-konkaven Oberfläche sowie die erhaltene Malleolargabel vorhanden und wird durch die Schrauben noch weiter gesichert. Eine Stabilisation mit Hilfe eines Fixateur externe ist auch möglich; wir haben diese Technik jedoch aus unterschiedlichen Gründen verlassen. Zum einen können bereits intraoperativ Probleme bei der Pin-Plazierung sowie der sich anschließenden Distraktion während der Operation auftreten. Weiterhin erfordert die Pin-Pflege eine höhere Compliance vom Patienten und zum dritten haben wir nach Abschluß der Immobilisation gehäuft verbleibende Funktionsstörungen im unteren Sprunggelenk beobachten müssen, was auch den Literaturmitteilungen entspricht (Crosby et al. 1996).

Die ideale Position des Rückfußes nach einer Fusion ist Gegenstand vieler Diskussionen und wird in der Literatur unterschiedlich bewertet. Morgan et al. (1985) gaben die Neutralposition mit geringer (< 5°) Dorsal- oder Plantarflexion als ausreichend an. Funktionsuntersuchungen und Ganganalysen der Fußgelenke (Buck et al. 1987, Wagner/Pock 1982) zeigen, daß eine optimale Einstellung der Arthrodese in Neutralstellung bis maximal 5° Spitzfuß mit Rückfußvalgus und leichter Außenrotation von 5°–10° erfolgen soll. Dieses Ziel ist mit der vorgestellten Technik gut erreichbar. Eine Rückversetzung des Rückfußes in Relation zur Tibia ist jedoch nicht möglich. Dieses wird von manchen Autoren zur Verbesserung der biomechanischen Situation gefordert (6). Inwieweit diese theoretischen biomechanischen Forderungen klinisch relevante Vorteile bringen, ist unseres Wissens noch nicht in einer klinischen Studie bewiesen worden. Insbesondere bei Erhalt der Gesamtgeometrie des Fußes – wie in der hier verwendeten Technik – glauben wir, durch die Rückversetzung keine Vorteile zu erreichen. In ähnlicher Weise äußern sich auch Ogilvie-Harris et al. (1993).

Die weichteilschonende arthroskopische Technik (Abb. 28) macht diesen Eingriff besonders empfehlenswert für Patienten mit hohem Risiko zu postoperativen Wundrand- und Weichteilnekrosen (Fisher et al. 1997). Hierzu zählen Patienten mit Gefäß-, und Hauterkrankungen, mit Diabetes mellitus, Autoimmunerkrankungen oder peripheren Neuropathien. Weiterhin ist – zumindest aus theoretischen Überlegungen – die schonende Operationstechnik mit Erhaltung der gesamten periartikulären

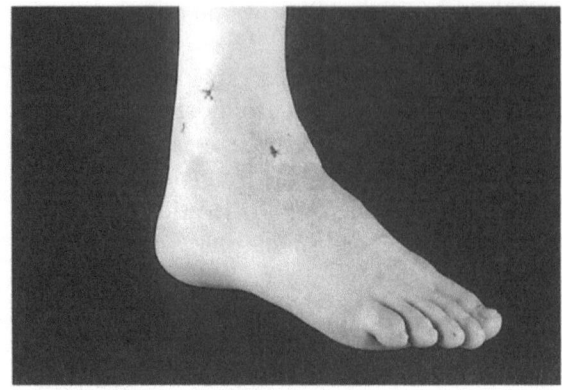

Abb. 28. Klinisches Bild einige Tage nach AAA

Vaskularität positiv für die biologische Potenz der Fusion zu bewerten. Ein zusätzlicher Vorteil der sparsamen Resektionstechnik ist der Erhalt der Beinlänge und Fußgeometrie, so daß der Patient nach dem Eingriff auf normales Schuhwerk zurückgreifen kann. Hierbei sind jedoch auch eventuell notwendige Abrollhilfen anzubringen. Patienten mit starken Formabweichungen der Gelenkpartner im Sinne von Valgus-, Varus- oder Rotationsfehlstellungen und Patienten mit starkem Substanzverlust (aseptische Knochennekrose, große rheumatoide Zysten) sollten nicht in arthroskopischer Technik operiert werden. Hier müssen die knöchernen Deformitäten zusätzlich mit Weichteileingriffen oder Spongiosaplastiken kombiniert werden. In ausgewählten Fällen haben wir die Indikation jedoch bereits dahingehend erweitert, daß wir die AAA mit autologer Spongiosaplastik kombiniert haben (Abb. 29). Auch bei posttraumatischen Arthrose (Abb. 30) haben wir das Verfahren bereits erfolgreich eingesetzt.

Myerson und Quill (1991) verglichen in ihrer Untersuchung arthroskopische und offene Arthrodesen des oberen Sprunggelenkes und fanden neben anderen Vorteilen eine raschere Durchbauung der arthroskopisch unterstützt durchgeführten Arthrodese. Einschränkend muß man jedoch anmerken, daß das Patientengut nicht ganz vergleichbar war, dennoch scheint diese Methode auch im direkten Vergleich zumindest gleichwertig abzuschneiden. Ogilvie-Harris et al. (1993) berichteten über Erfahrungen mit 19 Patienten und unterstrichen den geringen postoperativen Analgetikabedarf sowie den verkürzten Krankenhausaufenthalt. Auch Dent el al. (1993) berichten über positive Erfahrungen mit dieser Technik bei 8 Patienten. Glick et al. (1996) hatten bei 34 Patienten eine

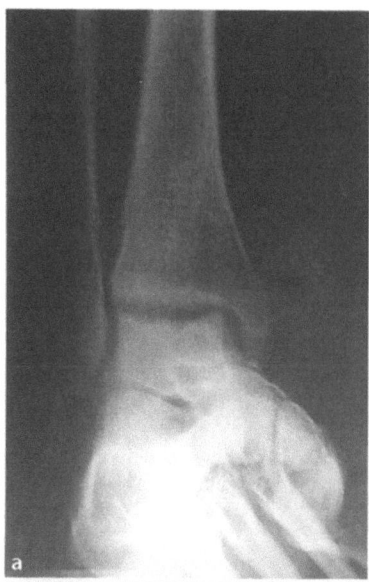

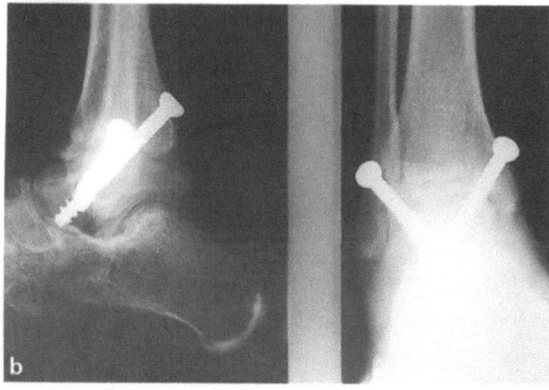

Abb. 29. Z.n. Infektausräumung einer postoperativen OSG-Arthritis (**a**) und postoperatives Röntgenbild nach AAA mit gleichzeitiger Spongiosaplastik (**b**)

Fusionsrate von 97% zu verzeichnen. Cameron und Ullrich (2000) berichteten zwar über eine 100%ige Fusionsrate nach durchschnittlich 11,5 Wochen bei 15 operierten Patienten, unterstrichen jedoch den hohen Schwierigkeitsgrad dieser OP-Technik und wiesen auf das damit verbundene Komplikationsrisiko hin. O'Brien et al. (1999) verglichen in einer neueren prospektiven Studie die offene mit der arthroskopischen Technik und zeigten in der Hand des Erfahrenen erneut die Überlegenheit der arthroskopischen Technik hinsichtlich der Fusionsrate, der postoperativen Morbidität, der Operationszeit, dem Blutverlust und der Dauer des Krankenhausaufenthaltes.

Aufgrund unserer bisherigen Erfahrungen und den Mitteilungen der Literatur gibt es zur Zeit die folgenden Indikationen für eine arthro-

skopisch unterstützte Arthrodese des oberen Sprunggelenkes: posttraumatische Arthrose, rheumatoide Arthrose, Hämophilie-Arthrose, postinfektiöse Arthrose. Als Kontraindikationen gelten starke Varus-/Valgusfehlstellungen, starke Rotationsfehlstellungen, ossäre Substanzdefekte sowie neurogene Arthropathien. Als weitere Voraussetzungen sollte der Operateur bereits Erfahrungen in der operativen Sprunggelenkarthroskopie besitzen; insbesondere sollte er technisch und instrumentell dazu in der Lage sein, intraoperativ auf eine offene Technik zu wechseln, falls dies die Situation erfordert. Bei Beachtung dieser Richtlinien scheint der Eingriff sogar unter ambulanten Bedingungen durchführbar zu sein (Fisher et al. 1997).

Osteochondrosis dissecans. Symptomatische OD-Herde sind in der Regel an der medialen oder lateralen Talusschulter lokalisiert. Nach präoperativer kernspintomographischer Abklärung können diese unter arthroskopischer Kontrolle therapiert werden. Hierzu sind Pridie-Bohrungen, Becksche Bohrungen, lokales Debridement, Refixation der Fragmente und in letzter Zeit vor allem Knorpelknochentransplantate. Bei einer Anbohrung und/oder Spongiosaplastik bevorzugen wir das retrograde Vorgehen unter BV-Kontrolle (Abb. 31). In vielen Fällen liegen die OD-Herde ohnehin so weit dorsal, daß auch beim anterograden Vorgehen, ein transmalleolarer Zugang gewählt werden muß. Kumai et al. (1999) berichteten mit der anterograden Anbohrung über zufriedenstellende Ergebnisse bei jungen Patienten unter 30 Jahren. Über 50-Jährige zeigten in der Regel unbefriedigende Resultate. Ähnliche Erfahrungen werden von Taranow et al. (1999) publiziert. Im Falle von losgelösten Fragmenten erscheint die Entfernung in Kombination mit einer Anfrischung des ossären Lagers sinnvoll; die Refixation hat sich hier nicht bewährt. Ogilvie-Harris und Sarrosa (1999) konnten zeigen, daß hierbei durchaus akzeptable Ergebnisse zu erzielen sind. Neue Hoffnung gibt die Möglichkeit zur Knorpelknochentransplantation. Hierzu ist jedoch eine Arthrotomie über Malleolarosteotomie notwendig (Abb. 32). Studien mit relevanten mittelfristigen Ergebnissen liegen jedoch hier noch nicht vor.

Posttraumatische chondrale Läsionen. Für diese Verletzungen gilt ähnliches wie für die Osteochondrosis dissecans. Sie sind prinzipiell der arthroskopischen Therapie zugänglich. Eine Refi-

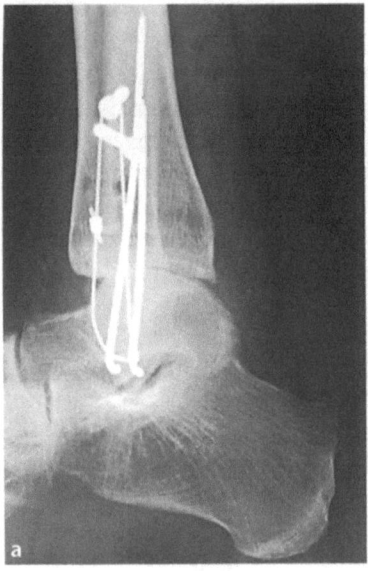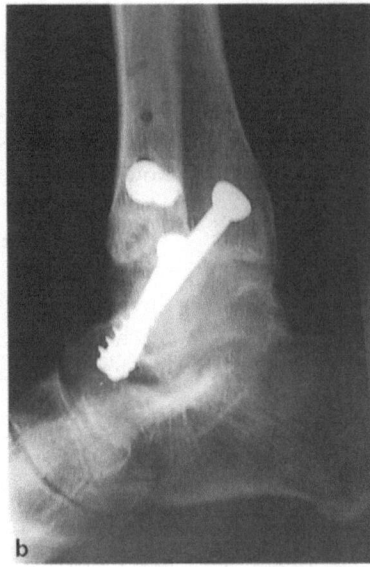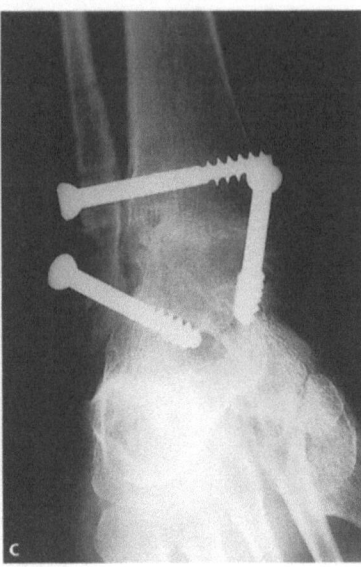

Abb. 30. AAA des OSG beim Vorliegen einer posttraumatischen Arthrose. Präoperatives Röntgenbild (**a**); 6-Wochen-Kontrolle (**b, c**)

xation hat jedoch nur Aussicht auf Erfolg, wenn diese frühzeitig nach dem Trauma Erfolg und wenn osteochondrale Fragmente vorliegen.

Freie Gelenkkörper. Die Verdachtsdiagnose eines freien Gelenkkörpers wird viel häufiger gestellt, als sie dann arthroskopisch verifiziert werden kann. Vermeintlich freie Gelenkkörper, welche sich als rundliche Verkalkungen in Projektion auf den lateralen oder medialen Kapselbandapparat radiologisch darstellen lassen, liegen in aller Regel fixiert intraligamentär und geben keinerlei Anlaß zu Gelenkblockierungen. Echte freie Gelenkkörper sind arthroskopisch relativ einfach zu entfernen (Abb. 33).

Laterale Gelenkinstabilität. Von einer Fixation der lateralen Kollateralbänder nach einem Suppinationstrauma unter arthroskopischer Kontrolle (Kashuk et al. 1997) würden wir abraten. Zumal der Nutzen der operativen Therapie bei dieser Indikation ohnehin überaus kontrovers diskutiert wird. Sinnvoll erscheint es hingegen jedoch im Rahmen eines stabilisierenden Eingriffes eine gleichzeitige arthroskopische Evaluation des Gelenkes durchzuführen (Kibler 1996, Komenda/Ferkel 1999).

Gutartige Tumoren. Bei unterschiedlichen gutartigen tumorösen Prozessen kann arthroskopisch eine weitere Abklärung oder sogar Therapie durchgeführt werden. Bei Auffüllung von zysti-

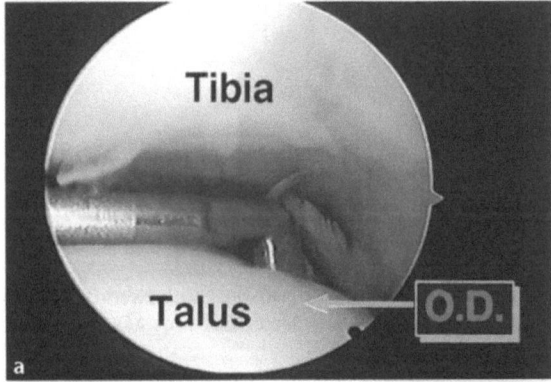
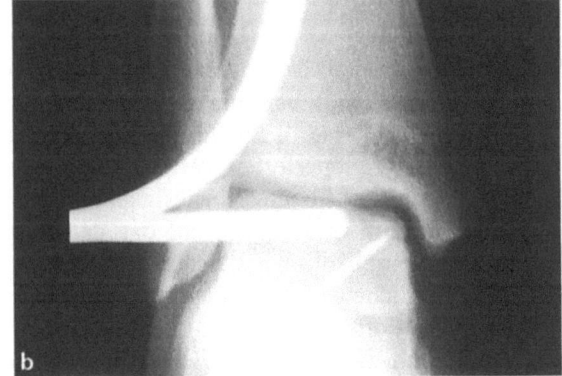

Abb. 31. intraoperativer Situs (**a**) und retrogrades Anbohren (**b**) eines OD-Herdes

schen Prozessen in den Weichteilen mit Methylenblau kann die Gelenkkommunikation leicht bewiesen werden (Abb. 34). Nicht selten ist auch

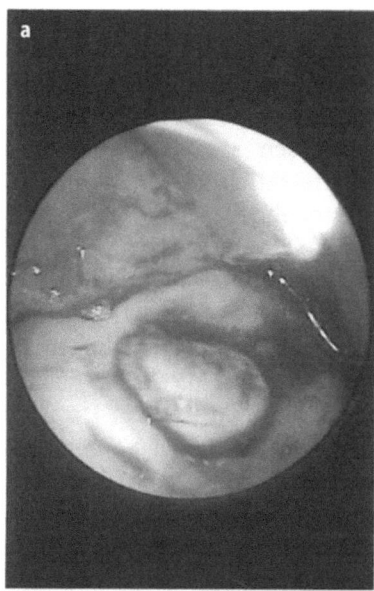

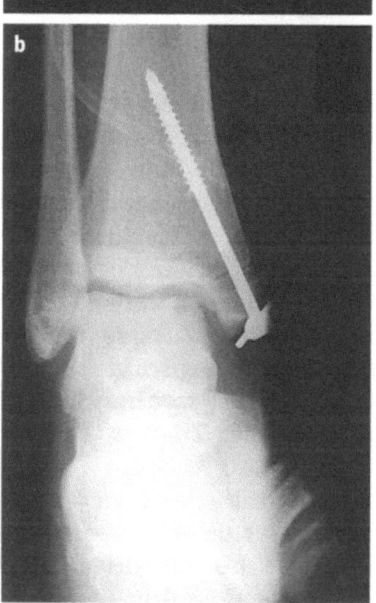

Abb. 32. Knorpelknochentransplantation des Talus (**a**) über einen medialen Zugang nach Malleolarosteotomie (**b**)

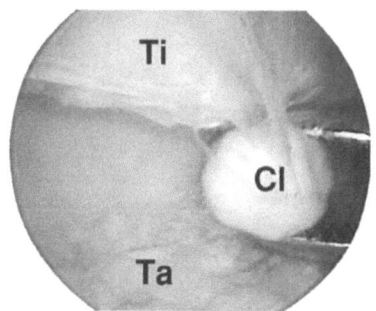

Abb. 33. Entfernung eines freien Gelenkkörpers

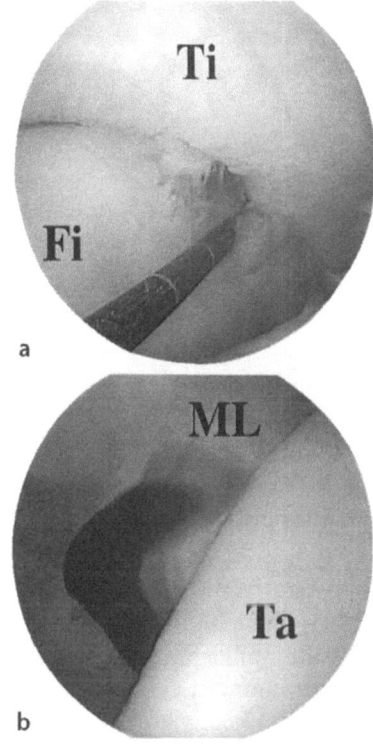

Abb. 34. Darstellung eines Zystenganges hinter dem Außenknöchel (**a**) und retrogrades Auffüllen der Zyste mit Methylenblau (**b**)

die Kommunikation eines intraossären Ganglions mit dem Gelenkkavum möglich (Abb. 35).

Komplikationen
bei der Sprunggelenksarthroskopie

Small (1988) berichtete im Rahmen einer retrospektiven Untersuchung bei einer Gesamtzahl von 10262 Arthroskopien, von denen sich nur 146 auf das obere Sprunggelenk bezogen, von einer Komplikationsrate bei OSG-Arthroskopien von 0,5–0,6%. Bei über 100 Patienten mit partiellen arthroskopischen Synovektomien berichten Martin et al. (1989) nur über eine passagere Parästhesie im Gebiet des N. peroneus superficialis, einer tiefen und einer oberflächlichen Infektion. In einer anderen Serie berichten Martin et al. (1989) über 15% Komplikationen. Sprague (1989) differenziert zwischen „predistraction era" mit 24,6% (1976–1984; 69 Fälle) und der „distraction era" mit 13,6% (1984–1988; 132 Fälle) Komplikationen. Demaziere und Ogilvie-Harris (1991) geben bei 107 Arthroskopien des oberen Sprunggelenkes ebenfalls eine Komplika-

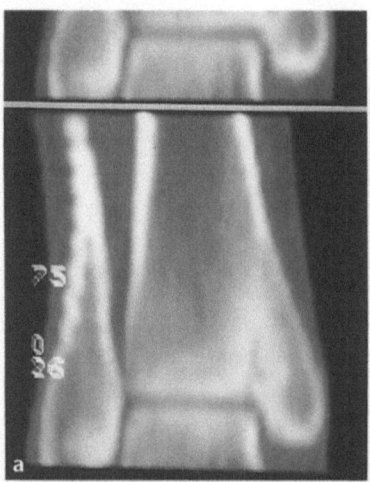

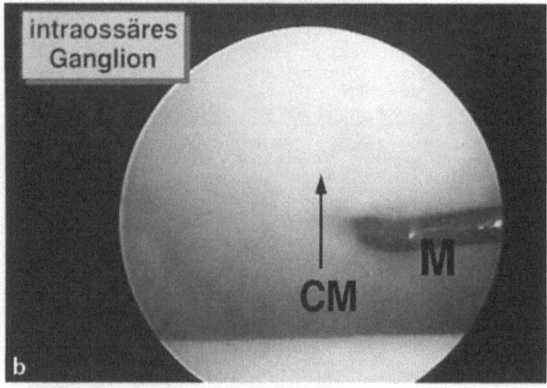

Abb. 35. Darstellung eines intraaossären Ganglions im CT (**a**) und intraartikulär (**b**)

tionsrate von 13% an. Guhl und Schonholz (1993) haben in 8,3%, Barber et al. (1988) in 17% Komplikationen zu verzeichnen. In eigenen Untersuchungen zeigte sich eine Komplikationsrate von 13,8% (Jerosch et al. 1993). In der Regel ist mit zunehmender Erfahrung zwar mit einer Verringerung der Komplikationsrate zu rechnen, aber dennoch bleibt die Komplikationsrate auch bei erfahrenen Arthroskopeuren höher als an anderen Gelenken. Dieses zeigt deutlich die Untersuchung von Ferkel et al. (1996); bei 612 Sprunggelenksarthroskopien dokumentierten sie 9,0% Komplikationen, von denen 49,1% neurologischer Art waren.

Nervenverletzungen.   Hautnervenverletzungen, welche durch den arthroskopischen Zugang bedingt sind, gehören zu den häufigsten Komplikationen (Ferkel et al. 1996, Jerosch et al. 1993, Rodeo et al. 1993, Akseki et al. 1999). Es kann zu vorrübergehenden oder permanenten Hypoästhesien, Hyperästhesien, Parästhesien oder Schmerzen kommen. Selbst Verletzungen des

N. tibialis posterior (Freedman/Barron 1998) sind beschrieben. Nervenverletzungen beim arthroskopischen Zugang können durch eine adäquate Technik reduziert werden (s.o.). Palpierbare Nerven, wie z. B. der N. intermedius dorsalis, müssen sorgfältig geschont werden, ohne den strategisch besten Zugangsweg umgehen zu müssen. Tabelle 1 zeigt die beim jeweiligen Zugang gefährdeten Strukturen. Bis auf den posteromedialen Zugang werden alle weiteren Portale regelmäßig benutzt. Seine Lokalisation und Nähe zum N. tibialis erhöhen das Risiko einer Verletzung. Aus diesem Grund sollte dieser Zugang vermieden werden. Der anterozentrale Zugang befindet sich nahe dem anterioren neurovaskulären Bündel, welches u.a. den N. peroneus profundus enthält. Dieser Zugang erlaubt zwar die Darstellung des kompletten vorderen Sprunggelenkes, ist jedoch sehr umstritten. Der N. peroneus superficialis verläuft in der Nähe des anterolateralen Zugangs. Dieses Portal kann von intraartikulär her lokalisiert werden. Durch die Illumination können die subkutanen Strukturen unter der Haut dargestellt werden. Der Zugang kann nun angelegt werden ohne wichtige anatomische Strukturen, wie beispielsweise den superfiziellen Teil des N. peroneus, zu verletzen. Guhl und Schonholz (1993) empfehlen die Anlage des Zugangs lateral zum Peroneus tertius, um Nervenschäden sicher vermeiden zu können. Der N. saphenus liegt in der Nähe des anteromedialen Zugangs. Er ist aufgrund seiner zarten Struktur und den Verlauf durch ein fettreiches Areal schwer zu identifizieren. Durch vorsichtige stumpfe Präparation mit einer Gefäßklemme bis zur Gelenkkapsel kann dieser Nerv geschont werden.

Die posterioren Zugänge werden weit weniger häufig gebraucht. Bei einem relativ locker geführten oder distrahierten Gelenk wird die Anlage eines posteriolateralen Zugangs durch eine inside-out-Technik mit Hilfe eines Wechselstabes vereinfacht. Subkutane Strukturen können

Tabelle 1. Zugänge bei der OSG-Arthroskopie und gefährdete Nerven

Zugang	Gefährdete Nerven
anteromedial	N. saphenus
anterozentral	N. peroneus profundus
anterolateral	N. peroneus superficialis
posterolateral	N. suralis
posteromedial	N. tibialis

hierbei gut eingesehen und geschont werden. Auch bei posterioren Zugängen besteht das Risiko von Nervenverletzungen. Der N. suralis verläuft nahe des posterolateralen Zugangs und kann verletzt werden.

Reflexdystrophie (M. Sudeck). Eine Algodystrophie nach Sprunggelenkarthroskopie wurde bereits beschrieben (Barber et al. 1990, Guhl/Schonholtz 1993).

Knorpelverletzungen. Obwohl direkte mechanische Verletzungen der Knorpeloberfläche bei der Sprunggelenks-Arthroskopie häufig vorkommen, wird nur selten darüber berichtet. Wegen der Komplexität und Enge des Sprunggelenks können iatrogene Schäden des Knorpels leicht entstehen. Sicherlich ist ein direkter Vergleich zwischen arthroskopischen und arthrotomischen Eingriffen hinsichtlich der iatrogenen Knorpelgefährdung schwierig. Auch bei der Arthrotomie kommt es zu Kontakt zwischen Instrumenten und Knorpelstrukturen. Die hieraus resultierenden Schäden können jedoch, solange sie nicht sehr ausgeprägt sind, leicht übersehen werden. Demgegenüber wird im Rahmen einer Arthroskopie durch die systemimanente Vergrößerung auch der kleinste Schaden deutlich.

Weichteilverletzungen. Gelegentlich ist es schwierig exakt zwischen gesundem und pathologisch verändertem Gewebe zu differenzieren. Manchmal wird das vordere Syndesmosenband als „Meniscoide Struktur" oder „Adhäsion" exzidiert. Die Folgen sind eine Instabilität des Sprungelenks und Vernarbungen von anatomischen Rezessus, die wiederum zu Folgeschäden im Sinne einer Präarthrose führen. Andererseits wird auch die inkomplette Enfernung von pathologischem Gewebe beobachtet.

Komplikationen durch Distraktion. Eine Distraktion des Sprunggelenkes kann mit invasiven (Rodeo et al. 1993) und nichtinvasiven (Yates/Grana 1988) Techniken erfolgen. Bei der nichtinvasiven Distraktion erfolgt der Zug an um den Fuß gewickelten Schlingen manuell oder mit mechanischen Hilfen. Komplikationen betreffen hier meist die Haut. Bei der Applikation eines externen Fixateurs wird von Neurinomen, Nervenschäden durch Granulome, Narbenknoten im Peroneusgebiet, persistierenden Schmerzen im Pin-Trakt sowie Tibia- und Fibulafrakturen berichtet (Guhl/Schonholtz 1993). Die Komplikationen bei der invasiven Distraktion können durch sorgfältige Pin-Auswahl, Kontrolle der Kraftapplikation der Pins auf die Ligamente und der genauen Pin-Plazierung im Knochen reduziert werden (Rodeo et al. 1993). In der Fibula werden proximale Pin-Plazierungen nicht empfohlen. Die anteriore und posteriore Tibiakante sollten ebenso vermieden werden, weil die Gefahr der Fraktur in diesem Bereich durch die Pin-Bohrungen sehr groß ist.

Infektion. Die Inzidenz der Infektionen bei Sprunggelenks-Arthroskopien scheint höher zu sein als bei allen übrigen Gelenken (Tabelle 2). Man nimmt an, daß dies mit der speziellen anatomischen Lage des Sprunggelenks zusammenhängt (Guhl/Schonholtz 1993).

Hämarthros. Ein Hämarthros nach Sprunggelenkarthroskopie ist ein seltenes Problem (Small 1988).

Verletzungen extraartikulärer Strukturen. Extraartikuläre Strukturen der Sprunggelenks sind Nerven, Gelenkkapsel, Bänder, Sehnen, Venen und Arterien. Die Komplikationsmöglichkeiten für nervale Strukturen sind bereits beschrieben worden. Verletzungen der anderen Stukturen sind selten oder werden in der Literatur nicht erwähnt. Hierzu zählen Vernarbungen nahe der peronealen Sehnenscheiden (Guhl 1988), Venenschäden (Guhl/Schonholtz 1993, Jerosch et al. 1993) sowie auch komplette Gefäß-Nerven-Durchtrennungen (Jerosch et al. 1993) (Abb. 36).

Synoviale Fisteln. Der verzögerte Wundverschluß eines Zugangs mit persistierender Drainage steriler Synovialflüssigkeit kann zur Synovialfistel führen. Bei Arthroskopien anderer Gelenke ist dies ein seltenes Ereignis, bei Sprunggelenks-Arthroskopien scheint diese Komplikation jedoch häufiger vorzukommen. Barber et al. (1990) berichteten von 2 Fisteln bei 53 Arthroskopien des Sprunggelenks. Beide Fisteln haben sich unter

Tabelle 2. Inzidenz von postarthroskopischen Infektionen

Autor	Gesamtzahl	Infektionen	%
Guhl (1988)	131	2	1,53
Small (1988)	146	1	0,68
AANA (1988)	4478	1	0,02
Barberet et al. (1990)	53	3	5,66
Guhl/Schonholtz (1993)	350	10	2,86

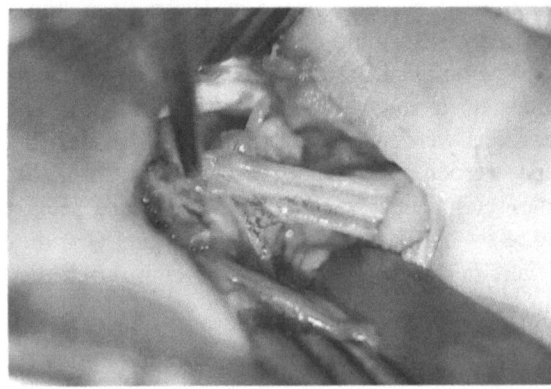

Abb. 36. Komplette Durchtrennung des dorsalen Gefäßbündels nach anteriorer Synovektomie mit einem Shaver

konservativer Behandlung geschlossen. Guhl und Schonholz (1993) berichteten von sechs Synovialfisteln bei 350 Arthroskopien des Sprunggelenkes. Vier dieser Fälle zogen Infektionen nach sich. Die Fisteln sollten daher sorgfältig auf Entzündungszeichen hin untersucht werden. Die Ursache dieser Fisteln sind im wiederholten Einführen von Instrumenten in Kombination der relativ dünnen Subkutis zwischen dem Gelenk und der Haut am Sprunggelenk zu sehen. Meistens schließen sich die Fisteln jedoch mit etwas Unterstützung spontan. Falls dies nicht erfolgreich ist und kein Infekt vorliegt, kann die Fistel durch chirurgische Exzision mit anschließender Primärnaht verschlossen werden.

Klinische Relevanz. Die technische Entwicklung, die allgemeine Akzeptanz der Endoskopie und das Produktmarketing zusammen mit der niedrigen Morbidität haben zu einem zunehmenden Interesse an der Sprunggelenksarthroskopie geführt. Verbesserung der Operationstechniken und der Instrumente haben die Indikationsstellungen erweitert. Viele der neuen Techniken müssen allerdings noch in klinischen Untersuchungen überprüft werden. Die finanziellen Anreize und das professionelle Prestige haben zusätzlich zu der Attraktivität der Arthroskopien beigetragen. Die Erwartungshaltung der Patienten ist sehr groß geworden. Für den in der Sprunggelenksarthroskopie Unerfahrenen sind freie Gelenkkörper oder die arthroskopische Evaluation im Rahmen von stabilisierenden Eingriffen gute Indikationen, um Sicherheit zu gewinnen. Arthroskopische Synovektomien bieten dem Patienten im Vergleich zum offenen Vorgehen erhebliche Vorteile. Für die Behandlung der anterioren Pathologie beim Sportler-Sprungge-

lenk ist eine sorgfältige diagnostische Evaluation und für die arthroskopisch unterstützte Arthrodese erhebliche operative Erfahrung notwendig. Infektionen sind nach arthroskopischen Eingriffen am Sprunggelenk häufiger als an anderen Gelenken; gleiches gilt für postoperative Nervenschädigungen. Beides macht ein ausführliches präoperatives Aufklärungsgespräch notwendig, welches auch die Erwartungen an den Eingriff realistisch darstellen müssen, um spätere Enttäuschungen beim Patienten vorzubeugen.

Literatur

Ahlberg A, Henricson AS (1981) Late results of ankle fusion. Acta Orthop Scand 52:103–105

Akseki D, Pinar H, Bozkurt M, Yaldiz K, Arac S (1999) The distal fascicle of the anterior inferior tibio-fibular ligament as a cause of anterolateral ankle impingement: results of arthroscopic resection. Acta Orthop Scand 70:478–482

Amendola A, Petrik J, Webster-Bogaert S (1996) Ankle arthroscopy: outcome in 79 consecutive patients. Arthroscopy 12:565–573

Barber FA, Britt BT Ratliff HW Sutker AN (1988) Arthroscopic surgery of the ankle. Orthop Rev 17:446–451

Barber FA, Click J, Britt BT (1990) Complications of ankle arthroscopy. Foot Ankle 10:263–266

Bonnin M, Bouysset M (1999) Arthroscopy of the ankle: analysis of results and indications on a series of 75 cases. Foot Ankle Int 20:744–751

Branca A, Di Palma L, Bucca C, Visconti CS, Di Mille M (1997) Arthroscopic treatment of anterior ankle impingement. Foot Ankle Int 18:418–423

Buck P, Morrey BF, Chao EYS (1987) The optimum position of arthrodesis of the ankle. J Bone Joint Surg 69-A:1052–1062

Cameron SE (1997) Noninvasive distraction for ankle arthroscopy. Arthroscopy 13:366–369

Cameron SE, Ullrich P (2000) Arthroscopic arthrodesis of the ankle joint. Arthroscopy 16:21–26

Charnley J (1951) Compression arthrodesis of the ankle and shoulder. J Bone Joint Surg 33-B:180–191

Cheng JC, Ferkel RD (1998) The role of arthroscopy in ankle and subtalar degenerative joint disease. Clin Orthop 349:65–72

Crosby LA, Yee TC, Formanek TS, Fitzgibbons TC (1996) Complications following arthroscopic ankle arthrodesis. Foot Ankle Int 17:340–342

DeBerardino TM, Arciero RA, Taylor DC (1997) Arthroscopic treatment of soft-tissue impingement of the ankle in athletes. Arthroscopy 13:492–498

Demaziere A, Ogilvie-Harris DJ (1991) Operative arthroscopy of the ankle. 107 cases. Rev Rheum Mal Osteoartic 58:93–97

Dent CM, Patil M, Fairclough (1993) Arthroscopic ankle arthrodesis. J Bone Joint Surg 75-B:830–832

Egol KA, Parisien JS (1997) Impingement syndrome of the ankle caused by a medial meniscoid lesion. Arthroscopy 13:522–525

Ferkel RD, Karzel RP, Del Pizzo W, Friedman MJ, Fischer SP (1991) Arthroscopic treatment of anterolateral impingement of the ankle. Arthroscopy 19:440–446

Ferkel RD, Heath DD, Guhl JF (1996) Neurological complications of ankle arthroscopy. Arthroscopy 12:200–208

Fisher RL, Ryan WR, Dugdale TW, Zimmermann GA (1997) Arthroscopic ankle fusion. Conn Med 6:643–646

Freedman DM, Barron OA (1998) Iatrogenic posterior tibial nerve division during ankle arthroscopy. Arthroscopy 14:769–772

Glick JM, Morgan CD, Myerson MS, Sampson TG, Mann JA (1996) Ankle arthrodesis using an arthroscopic method: long-term follow-up of 34 cases. Arthroscopy 12:428–434

Guhl JF (1988) New concepts (distraction) in ankle arthroscopy. Arthroscopy 4:160–167

Guhl JF, Schonholtz GJ (1993) Complications and prevention. In Guhl JF (ed):Foot and Ankle Arthroscopy, ed 2. Thorofare, New Jersey, Slack, p 215

Jerosch J, Schneider T, Strauss JM, Schürmann N (1993) Arthroskopie des oberen Sprunggelenks. Indikationslisten der Literatur – realistische Erwartungen – Komplikationen. Unfallchirurg 96:82–87

Jerosch J, Steinbeck J, Schröder M, Halm H (1994) Arthroscopic treatment of anterior synovitis of the ankle in athletes. Knee Surg, Sports Traumatol, Arthroscopy 2:176–181

Jerosch J, Steinbeck J, Schröder M, Reer R (1996) Arthroscopically assisted arthrodesis (AAA) of the ankle joint. Arch Orthop Trauma Surg 115:182–189

Jerosch J (1999) Arthroskopische Operationen am oberen Sprunggelenk. Indikationen, Technik, Ergebnisse, Komplikationen. Orthopäde 28:538–549

Kashuk KB, Carbonell JA, Blum JA (1997) Arthroscopic stabilization of the ankle. Clin Podiatr Med Surg 14:459–478

Kibler WB (1996) Arthroscopic findings in ankle ligament reconstruction. Clin Sports Med 15:799–804

Komenda GA, Ferkel RD (1999) Arthroscopic findings associated with the unstable ankle. Foot Ankle Int 20:708–713

Kumai T, Takakura Y, Higashiyama I, Tamai S (1999) Arthroscopic drilling for the treatment of osteochondral lesions of the talus. J Bone Joint Surg 81-A:1229–1235

Lahm A, Erggelet C, Reichelt A (1998) Ankle joint arthroscopy for meniscoid lesions in athletes. Arthroscopy 14:572–575

Martin DF, Baker CL, Curl WW, Andrews JR, Robie DB, Haas AF (1989) Operative ankle arthroscopy. Long term follow up. Am J Sports Med 17:16–23

Martin DF, Curl WW, Baker CL (1989) Arthroscopic treatment of chronic synovitis of the ankle. Arthroscopy 5:110–114

McCarroll JR, Schrader JW, Shelbourne KD, Rettig AC, Bisesi MA (1987) Mensicoid lesions of the ankle in soccer players. Am J Sport Med 5:255–257

Morgan CD, Henke JA, Bailey RW, Kaufer H (1985) Long-term results of tibiotalar arthrodesis. J Bone Joint Surg 67-A:546–550

Myerson MS, Quill G (1991) Ankle arthrodesis. A comparison of an arthroscopic and an open method of treatment. Clin Orthop 268:84–95

O'Brien TS, Hart TS, Shereff MJ, Stone J, Johnson J (1999) Open versus arthroscopic ankle arthrodesis: a comparative study. Foot Ankle Int 20:368–374

Ogilvie-Harris DJ, Lieberman I, Fitsialos D (1993) Arthroscopically assisted arthrodesis for osteoarthritic ankles. J Bone Joint Surg 75-A:1167–1174

Ogilvie-Harris DJ, Gilbart MK, Chorney K (1997) Chronic pain following ankle sprains in athletes: the role of arthroscopic surgery. Arthroscopy 13:564–574

Ogilvie-Harris DJ, Sarrosa EA (1999) Arthroscopic treatment after previous failed open surgery for osteochondritis dissecans of the talus. Arthroscopy 15:809–812

Rodeo SA, Forster RA, Weiland AJ (1993) Current concepts review: Neurologic complications due to arthroscopy. J Bone Joint Surg 75-A:917–926

Scranton PE Jr. (1991) An overview of ankle arthrodesis. Clin Orthop 268:96–101

Small NC (1988) Complications in arthroscopic surgery performed by experienced arthroscopists. Arthroscopy 4:215–221

Sprague III NF (1989) Complications in arthroscopy. Raven Press, New York, pp 212–223

Takao M, Ochi M, Shu N, Naito K, Matsusaki M, Tobita M, Kawasaki K (1999) Bandage distraction technique for ankle arthroscopy. Foot Ankle Int 20:389–391

Taranow WS, Bisignani GA, Towers JD, Conti SF (1999) Retrograde drilling of osteochondral lesions of the medial talar dome. Foot Ankle Int 20:474–480

Thein R, Eichenblat M (1992) Arthroscopic treatment of sports-related sovitis of the ankle. Am J Sports Med 20:496–498

van Dijk CN, Scholte D (1997) Arthroscopy of the ankle joint. Arthroscopy 13:90–96

van Dijk CN, Tol JL, Verheyen CC (1997) A prospective study of prognostic factors concerning the outcome of arthroscopic surgery for anterior ankle impingement. Am J Sports Med 25:737–745

Wagner H, Pock HG (1982) Die Verschraubungsosteosynthese der Sprunggelenke. Unfallheilkunde 85:280–300

Yates CK, Grana WA (1988) A simple distraction technique for ankle arthroscopy. Arthroscopy 4:103–105

KAPITEL 10

Die Operative Arthroskopie des OSG – Current Concept

A. B. Imhoff

Zusammenfassung

Die Arthroskopie des Oberen und des Unteren Sprunggelenkes gilt als technisch anspruchsvoll. Dennoch hat sie sich rasch zu einem wichtigen diagnostischen und therapeutischen Instrument entwickelt. Nachteile der arthroskopischen Diagnostik und Therapie des OSG sind Schäden an Gefäßen und Nerven bei falsch plazierten Zugangswegen. Für die Standardoperationen werden jedoch lediglich drei Portale benötigt, die eine systematische Arthroskopie des Oberen Sprunggelenkes erlauben. Der anterolaterale, anteromediale und posterolaterale Zugang sind die sichersten Zonen, während der zentrale ein großes Gefahrenpotential aufweist.

Die diagnostischen Indikationen umfassen nicht erklärbare Schmerzen, Schwellungen und Pseudo-Blockierungen. Zu den therapeutischen Indikationen gehören osteochondrale und kartilaginäre Schäden und Erkrankungen, das synoviale oder ossäre Impingement-Syndrom, Synovitiden, die Arthrofibrose, freie Gelenkkörper, degenerative Gelenkzustände mit Osteophyten und auch arthroskopisch durchgeführte Arthrodesen. Die Anwendung des Holmium:YAG-Lasers erleichtert viele operative arthroskopische Verfahren im Sprunggelenk. Die weitere technische Entwicklung wird neue Verfahren eröffnen.

Einleitung

Die Arthroskopie des Oberen Sprunggelenkes hat den Vorteil, daß das recht kleine und schmale Gelenk nicht nur direkt inspiziert, sondern auch palpatorisch untersucht und gleichzeitig eine Stabilitätsprüfung des ligamentären Halteapparates durchgeführt werden kann. Wie bei allen arthroskopischen Operationen ist die postoperative Morbidität und der Arbeitsausfall wesentlich geringer, der teure Spitalaufenthalt und die postoperative Rehabilitation kürzer und die kosmetischen Wünsche des Patienten können besser berücksichtigt werden. Nachteile der arthroskopischen Diagnostik und Therapie des OSG sind Schäden an Gefäßen und Nerven bei falsch plazierten Zugangswegen, die Schwierigkeit die zentralen und insbesondere hinteren Regionen des OSG einzusehen und mit Instrumenten zu erreichen.

Die Anfänge der Arthroskopie des OSG gehen auf Burman [7] zurück, der 1931 schrieb: „This joint is not suitable for arthroscopy". Er brach seine Versuche an formolfixierten Leichen bald wieder ab, denn ein zu arthroskopierendes Gelenk mußte eine weite Kapsel aufweisen und der Gelenkspalt mußte unter geringem Kraftaufwand genügend erweitert werden können. Das Sprunggelenk schien ihm zu eng und ein zusätzlicher posteriorer Zugang zu gefährlich und nicht sinnvoll. Mit den damaligen optischen Instrumenten und Techniken war eine sinnvolle Arthroskopie unmöglich. Eine Übersicht der historischen Entwicklung findet der Leser in einer unserer früheren Publikationen, so daß an dieser Stelle auf eine Darstellung verzichtet wird [27].

Viele der technischen Probleme sind bis heute dieselben geblieben, so daß die publizierten Fallzahlen nach wie vor sehr klein sind [2, 12, 17, 22, 27, 31, 36, 40, 41]. Deutlich verbesserte kleinste mechanische Instrumente, Videooptiken, Minishaver und Lasersysteme [28] haben das Indikationsspektrum stark erweitert und wesentlich zu dem in den 70er und 80er Jahren stark gestiegenen Interesse beigetragen [19, 44]. Die Arthroskopie des Oberen und des Unteren Sprunggelenkes gilt als technisch sehr anspruchsvoll und weist eine lange „learning curve" auf, was sich auch heute noch in den weiterhin geringen Fallzahlen niederschlägt.

Indikationen – Kontraindikationen

Die Arthroskopie des OSG steht wegen ihrer Invasivität am Ende der diagnostischen Kette. Neben der klinischen Untersuchung und der konventionellen Röntgentechnik sind Arthro-CT, MRT, Arthro-MRT und die Szintigraphie als weniger invasive Methoden für die bildgebende Diagnostik vorzuziehen, so daß für die rein diagnostische Arthroskopie heute kaum noch Platz besteht.

Die diagnostischen Indikationen umfassen nicht erklärbare Schmerzen, Schwellungen, ein Steifigkeitsgefühl, der Haemarthros, Schnapp-Phänomene und Pseudo-Blockierungen. Zu den therapeutischen Indikationen gehören osteochondrale und kartilaginäre Schäden und Erkrankungen, das synoviale oder ossäre Impingement-Syndrom, Synovitiden, die Arthrofibrose, freie Gelenkkörper und Osteophyten [14, 30] (Tabelle 1). Aber auch arthroskopisch durchgeführte Arthrodesen [38, 39] und arthroskopisch assistierte Osteosynthesen von Malleolarfrakturen [48] sind berichtet worden.

Tabelle 1. Indikationen

1. Anteriores synoviales Impingement (Meniscoid-Läsion)
   - Debridement
   - Resektion der synovialen Verwachsungen
   - Arthrolyse
   - Laser-Synovectomie
2. Anteriores knöchernes Impingement (Anterior Ankle Pain)
   - partielle Synovectomie
   - Exostosenabtragung
3. Synovialitiden
   - Synovialis-Biopsie
   - Synovektomie
4. Chondrale und osteochondrale Frakturen
   - Dissekatentfernung
   - Débridement
   - Glättung
5. Osteochondrosis dissecans
   - Dissekatentfernung
   - Bohrung
   - Glättung
6. Degenerative Läsionen
   - Débridement (Arthrose / Chondrocalcinose)
   - Osteophyten
   - Freie Gelenkkörper
7. Empyem
   - Spüldrainage
8. Schwere Arthrose
   - arthoskopisch unterstützte Arthrodese
9. Instabilität
   arthroskopische Bandnaht

Als relative Kontraindikationen gelten mittlere und schwere Arthrosen mit eingeschränkter OSG-Beweglichkeit, stark verkleinertem Gelenkspalt und Patienten mit peripherer Verschlußkrankheit oder starker venöser Insuffizienz.

Zugänge

Für die Arthroskopie des OSG sind ausgedehnte Kenntnisse und ein tiefes Verständnis der Anatomie und insbesondere des Verlaufs der neurovaskulären Strukturen im Bereiche des Sprunggelenks zu fordern. Das Hauptproblem der Arthroskopie des OSG ist der schmale Gelenkspalt eines Scharniergelenkes, das zudem durch Ligamente sehr straff geführt wird. Die Krümmung der Gelenkflächen erschwert die Übersicht zusätzlich. Das eigentliche Sprunggelenk, die Articulatio talotibialis wie auch die Articulationes talomalleolares lateralis und medialis können nur vom ventralen und schlechter vom dorsalen Gelenkkompartiment eingesehen werden. Bei jüngeren Patienten mit großer Bandlaxität gelingt es gelegentlich direkt von den vorderen Zugängen weit in die hinteren Abschnitte zu blicken.

Die neurovaskulären Strukturen im Bereiche des OSG bilden die wesentlichen Leitlinien für die notwendigen Portale. Der N. peronaeus superficialis teilt sich in zwei Äste, den Ramus lateralis und Ramus medialis, etwa 6,5 cm oberhalb der distalen Fibulaspitze. Der R. lateralis verläuft oberflächlich über das Retinaculum extensorum und über die Sehnen des M. extensor communis und teilt sich anschließend in die 2 kleinen Äste zum 3. und 4. Zehenstrahl. Der R. medialis zieht über den anterioren Gelenkspalt auf Höhe der Sehnen des M. extensor communis zum Extensor hallucis longus, bevor er sich in drei kleinere kutane Äste aufteilt. Bevor die Zugänge gelegt werden, empfiehlt es sich, den Verlauf der A. dorsalis pedis, des N. peronaeus superficialis und der Vena saphena magna steril zu markieren.

Vordere Zugänge

Die für die arthroskopische Diagnostik und die meisten arthroskopischen Operationen am häufigsten verwendeten Zugänge sind die *anterolateralen* und *anteromedialen*.

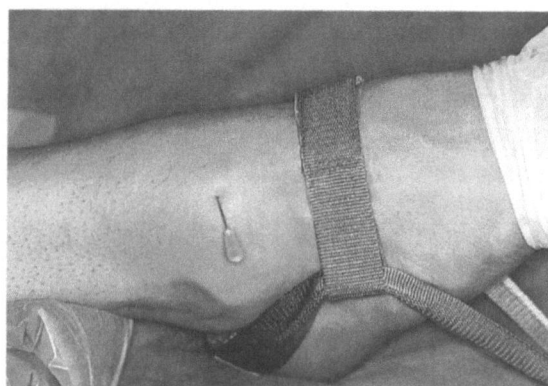

Abb. 1. Patient in Rückenlage mit Beinhalter, so daß das Knie gestreckt und der Fuß frei bleibt. Längszug am Fuß mit 8er Schlinge, die um den Rück- und Vorfuß gelegt wird (Firma Arthrex, Längszug mit etwa 5 kg). Markierung des anterolateralen Zuganges auf Höhe des tibiotalaren Gelenkspaltes ventral des Malleolus lateralis und des Ramus lateralis des Nervus peronaeus superficialis. Das Gelenk wird punktiert, mit 10–15 ml NaCl, Ringerlösung oder CO_2 aufgefüllt

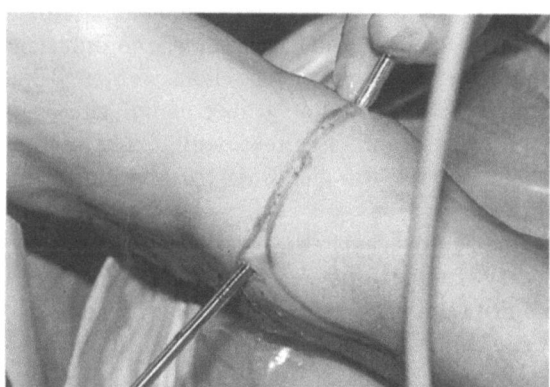

Abb. 2. Der anteromediale Zugang liegt ebenfalls auf Höhe des Gelenkspaltes 1 cm ventral des Malleolus medialis und wird erst unter arthroskopischer Sicht punktiert, um medialseits die Vena saphena magna und den variabel verlaufenden Nervus peronaeus profundus zu schonen

Der *anterolaterale* Zugang befindet sich auf Höhe des tibiotalaren Gelenkspaltes ventral des Malleolus lateralis und des Ramus lateralis des N. peronaeus superficialis sowie lateral der Sehne des M. peronaeus tertius und der Sehnen des M. extensor digitorum communis (Abb. 1).

Der *anteromediale* Zugang liegt ebenfalls auf Höhe des Gelenkspaltes 1 cm ventral des Malleolus medialis (N. saphenus) und medial der Sehne des M. tibialis anterior. Erst unter arthroskopischer Sicht und intraartikulärer Illumination erfolgt die Punktion des anteromedialen Zuganges, um medialseits die Vena saphena magna mit ihren feinen Venenästen und den vari-

Tabelle 2. Zugänge der operativen Arthroskopie des OSG

Vordere Zugänge
– anterolateraler Zugang
– anteromedialer Zugang
– anterozentraler Zugang

Hintere Zugänge
– posterolateraler Zugang
– posteromedialer Zugang
– transligamentärer posteriorer Zugang

Transmalleoläre Zugänge

abel verlaufenden N. peronaeus profundus sowie den vor dem Malleolus liegenden N. saphenus zu schonen (Abb. 2).

Der *anterozentrale* Zugang liegt lateral der Sehne des M. extensor hallucis longus und in unmittelbarer Nähe des N. peronaeus profundus und der A. dorsalis pedis. Auch ohne das Anlegen einer Blutsperre und unter intraartikulärer Illumination ist das Komplikationsrisiko beträchtlich, weshalb wir diesen Zugang trotz seiner vielleicht besseren Ausgangsposition zu den dorsalen Abschnitten, nicht anwenden (Tabelle 2).

Hintere Zugänge

Der am meisten gebrauchte hintere Zugang ist der *posterolaterale*, der etwas höher als der Gelenkspalt jedoch lateral der Achillessehne und dorsal des N. suralis resp. der Vena saphena parva liegt. Die exakte Höhe kann mit einer Spinalnadel unter arthroskopischer Sicht lokalisiert werden, wenn diese etwa 1 cm kranial der Spitze des Malleolus lateralis und direkt ventral der Sehne eingebracht wird. Dadurch kann eine Gefährdung des N. suralis und der Vena saphena parva vermieden werden.

Der *posteromediale* Zugang ist sehr risikoreich und wird selten notwendig. Auf Gelenkspalthöhe direkt medial der Achillessehne liegt er in unmittelbarer Nähe zur A. tibialis und zum N. tibialis und zu den medial zum Calcaneus abgehenden Ästen des N. tibialis.

Falls ein zweiter hinterer Zugang gelegentlich notwendig wird kann ein *transligamentärer posteriorer* Zugang durch die Achillessehne zur Anwendung gelangen, wobei die Sehne auf der Höhe der hinteren Gelenkspaltlinie stumpf längs gespalten werden soll. Wenn auch bisher lediglich von Voto et al. [47] erwähnt, hat dieser Zugang in der Literatur und für uns keine weitere Verwendung gezeigt (Tabelle 2).

Transmalleoläre Zugänge

Guhl [18] beschrieb diese Zugänge zur besseren Erreichbarkeit der hinteren Talusanteile in der Behandlung eines osteochondralen Defektes. Diese Portale liegen 2–3 cm oberhalb der Malleolenspitze. Unter arthroskopischer Sicht durch einen anterioren Zugang wird mit Hilfe eines Zielgerätes, wie es z. B. für die arthroskopischen vorderen oder hinteren Kreuzbandplastiken zur Anwendung kommt, ein Kirschnerdraht eingebohrt. Dieser Draht kann direkt für das Aufbohren des Herdes benützt werden, wobei durch Dorsalflexion und Plantarflexion verschiedene Orte erreicht werden können oder der Draht kann überbohrt werden, so daß ein größeres Areal des Talus zugänglich wird. Die Schädigung des tibialen Knorpels und die mögliche Streßfrakturen der Malleolen müssen aber in Betracht gezogen werden (Tabelle 2).

Lagerung – Distraktion

Für die Arthroskopie des OSG wird der Patient in Rückenlage gelagert, wobei das Knie gestreckt und der Fuß frei bleiben kann. Möglich ist auch die Lagerung in leicht sitzender Stellung, so daß das Hüft- und Kniegelenk gebeugt wird und auch das OSG durch den fehlenden Muskel-Sehnenzug der Plantarflexoren freier beweglich wird. Eine andere Methode, die die Distraktion erleichtert, läßt den Patienten in der Rückenlagerung, der Oberschenkel wird oberhalb des Kniegelenks in einem üblichen Beinhalter fixiert, so daß der Unterschenkel und der Fuß frei hängend von allen Seiten zugänglich bleibt.

Verschiedene Formen der Distraktion sind möglich und empfohlen worden. Am häufigsten wird die einfache *manuelle Distraktion* angewandt. Yates und Grana [49] empfahlen 1988 eine um den Rück- und Vorfuß achterförmig gelegte *Tuch- oder Gaze-Schlinge* als Distraktor. Das Bein ist dabei im üblichen arthroskopischen Beinhalter fixiert, das Kniegelenk 90° gebeugt und der Unterschenkel und der Fuß frei hängend gelagert. Der Arthroskopeur kann mit seinem Fuß mit der Schlinge nun das untere Sprunggelenk nach unten ziehen und die gewünschte Distraktion erzielen. Optimiert werden kann diese Technik mit einer achterförmig genähten Schlinge eines Nylonbandes, das den Fersen weiter distal umfaßt, so daß der Zugang zu den Portalen und insbesondere den Posterioren nicht gestört wird (s. Abb. 1).

Guhl [18] hingegen empfahl als Distraktor die Verwendung eines *Fixateur externe*, der inzwischen auch von anderen Autoren verwendet wird [9, 33, 42]. Während maximal einer Stunde eingesetzt, könne damit eine Distraktion von 7–8 mm ohne Gefahr erreicht werden [18]. Auch Econopouly et al. [9] berichteten über die einfache Handhabung eines mechanischen Distraktors, wobei es ihnen gelang, den Gelenkspalt von durchschnittlich 3,4 auf 7,8 mm zu erweitern.

Der mechanische Distraktor weist eine *hohe Komplikationsrate* auf. Die Übersicht im tibiokruralen Gelenkspalt kann zwar verbessert werden, der mechanische Distraktor wies aber in den Leichenversuchen von Albert et al. [1] die gleiche Effizienz wie die manuelle Distraktion auf. Bereits zwischen 90 und 135 N wurden enorme Kräfte im fibulokalkanearen Ligament nachgewiesen, während der Gelenkspalt auch bei maximalen 135 N nur um durchschnittlich 4,7 mm erweitert werden konnte. Dowdy et al. [8] konnten an gesunden Versuchspersonen nach Applikation eines nicht invasiven Distraktors mit 50 lb (22,6 kg) Zugkraft anhand von lateralen Röntgenverlaufserien zeigen, daß die Gelenkspaltbreite von durchschnittlich 3,1 mm nur auf 4,16 mm vergrößert werden konnte. Die gleichzeitige neurographische Messung der sensorischen und der motorischen Nervenleitgeschwindigkeit der beiden Nn. peronei superficialis und profundus ergab allerdings eine deutliche Abnahme der Amplitude mit zunehmender Zeitdauer. Nach 60 Minuten und 30 lb (13,5 kg) Zugkraft fehlte bereits die Amplitude der sensorischen und der motorischen Nervenleitgeschwindigkeit. Diese neurographischen Veränderungen normalisierten sich bereits nach 5 Minuten nach Entfernung des Distraktors.

Technik – Instrumentarium

Wie bei den Zugängen erwähnt, werden die Landmarken und insbesondere der Verlauf der A. dorsalis pedis, des N. peroneus profundus und der Vena saphena magna steril markiert.

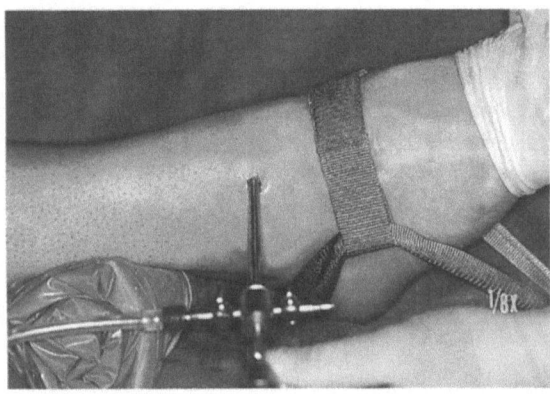

Abb. 3. Nach Präparation mit der Klemme und Spreizen der Subcutis Einführen des Arthroskops mit dem stumpfen Trocar über den anterolateralen Zugang

Das Gelenk wird punktiert und mit 10–15 ml NaCl-, Ringerlösung oder CO_2 aufgefüllt (s. Abb. 1). Um eine Verletzung der neurovaskulären Strukturen zu vermeiden, wird das Messer nur für die Hautincision verwendet, während die Subcutis mit einem stumpfen Trokar oder mit einer Klemme sorgfältig auseinander präpariert wird. Dadurch kann eine Verletzung des N. peronaeus superficialis und seines Ramus lateralis vermieden werden. Die Gelenkkapsel wird anschließend nur mit dem stumpfen Trokar durchstossen. Der Inflow erfolgt zunächst durch das Arthroskop (Abb. 3).

Bei der Verwendung einer *Lokalanästhesie* empfiehlt es sich, den Zugang zusätzlich mit Epinephrin (1:200 000) zu umspritzen, um eine störende Sickerblutung aus den Zugängen zu verhindern. Eine Plastik-Arbeitskanüle im Arbeitszugang ist hilfreich, da die austretende Flüssigkeit nach mehrmaligem Wechsel der Instrumente und des Shavers den Zugangsweg erschwert oder schließlich verunmöglicht. Zudem verhindert sie das Zurückgleiten der weggeschobenen Strukturen. Oft muß zur Erlangung einer ersten Übersicht der ventrale Gelenkrecessus von synovialen Hypertrophien gesäubert werden. Üblicherweise genügen drei Zugänge und auf eine *Wasserpumpe kann verzichtet* werden. Der hydrostatische Druck des aufgehängten Wasserbeutels erlaubt eine genügende Distension und einen permanenten Flow. So ist es sinnvoll bei Verwendung von motorisierten Instrumenten (Shavern) den Inflow über den posterolateralen Zugang zu legen.

Wir beginnen mit einem anterolateralen Zugang, während der anteromediale als zweiter Zugang erst unter arthroskopischer Sicht und

intraartikulärer Illumination gelegt wird (s. Abb. 2). Diese Technik erlaubt es, Schäden der Vena saphena magna, des variabel verlaufenden N. peronaeus profundus und des N. saphenus zu vermeiden. Als drittes Portal kommt in erster Linie der posterolaterale Zugang in Frage, der entweder unter arthroskopischer Sicht mit der Nadel punktiert wird, oder indem ein Wechselstab durch den Arthroskopieschaft von anterolateral nach posterolateral geschoben wird. Nach Penetration der Haut kann eine Arbeitskanüle oder ein zweiter Arthroskopieschaft über den liegenden Wechselstab eingeschoben werden. Für diese Technik ist aber eine genügende Distraktion notwendig.

Für die Arthroskopie des OSG brauchen wir üblicherweise das Standard 4 mm Arthroskop mit einer 30° Weitwinkeloptik, wobei für die hinteren Gelenkabschnitte das 2,7 mm oder gelegentlich das feine kurze 2 mm Arthroskop (Needleskop) geschätzt wird. Miniinstrumente und moderne motorisierte Shaversysteme mit kleinen oder Mini-Rotationsklingen (*Dyonics 2,0–2,9 mm/Aesculap-Cutter 3 mm/Dyonics-Full-Radius 3,5 mm*) erleichtern die Arthroskopie und erweitern das operative Spektrum. So sind gerade die gebogenen Shaver-Aufsätze (*Dyonics-Curved-Blades-Incisor oder -Synovator*) sehr hilfreich.

Laser

In den letzten Jahren wurden in der arthroskopischen Chirurgie verschiedene Laser-Systeme eingesetzt (*CO_2-Laser, Neodym:YAG-Laser, Excimer-Laser und Holmium:YAG-Laser*). Der bekannteste medizinische Laser, der *CO_2-Laser* verursachte aber bei arthroskopischen Operationen viele technische Probleme. Das notwendige, gasförmige Medium verunmöglicht ein Ausspülen des Gelenks und hat eine sichtbehindernde, unerwünschte Rauchentwicklung zur Folge.

Mit dem vermehrten Aufkommen der Kaltschnittlaser ist es um die *CO_2-Laser* wieder etwas ruhiger geworden. Die anfängliche Euphorie beim Einsatz des klassischen, athermischen *Excimer Lasers* mit 308 nm Wellenlänge und seiner photoablativen Wirkung hat sich rasch gedämpft. Wie unsere klinischen Untersuchungen 1989 bereits bestätigt hatten, war die Ablationsrate des *Excimer-Lasers* ungenügend [25]. Die guten Resultate mit verschiedenen Laser Systemen, die wir seit 1989 in der arthroskopischen

Gelenkchirurgie verwenden, waren der Anlaß, nunmehr den *Holmium:YAG-Laser* auch in der arthroskopischen Chirurgie nicht nur an der Wirbelsäule und am Knie sondern auch an andern arthroskopierbaren Gelenken, wie an der Schulter und am OSG einzusetzen [3, 28, 29].

Mit einem Holmium:YAG-Laser kann durch eine Glasfaser hohe Energie in die engsten Gelenkspalten gebracht werden, ohne daß eine spezielle Kühlung oder eine spezielle Spülflüssigkeit notwendig wäre. Als Pseudo-Kaltschnittlaser werden im Gegensatz zum Neodymium:YAG-Laser nur wenig thermische Wirkungen beobachtet, jedoch deutlich mehr als beim eigentlichen Kaltschnittlaser dem Excimer-Laser. In direktem Kontakt oder frei geführt (*near contact mode*) erlaubt der Holmium:YAG-Laser dem Operateur einen guten Feedback beim arthroskopischen Arbeiten. Damit können Knorpelschäden, Chondromalazien, osteochondrale Läsionen und degenerative Osteophyten abladiert, debridiert, geglättet und zur Verhinderung von Blutungen versiegelt werden. Leicht gelingt es synoviale Vernarbungen, lokale Synovitiden und synoviale Hypertrophien im anterolateralen Gelenkkompartiment (Synoviales Impingement) zu resezieren, wobei gleichzeitig die Resektionsfläche nach der Synovectomie ebenfalls versiegelt werden kann. Die postoperativen Sickerblutungen sind vermeidbar, was sich in deutlich geringeren Schmerzen nach der Operation ausdrückt. Bei der subakromialen Dekompression an der Schulter mit dem Holmium:YAG-Laser waren die Vergleichswerte zur konventionellen arthroskopischen Dekompression signifikant besser [29]. Ein weiterer Vorteil liegt darin, daß mit dem schmalen Laserinstrumentarium Gelenkpartien erreicht werden können, die für die mechanischen Instrumente und insbesondere die Shaversysteme unerreichbar bleiben.

Operative Arthroskopie

Synovitiden

Neben den *anterolateralen synovialen Impingement* [34, 35, 37, 46], auf das wir in einem separaten Kapitel in diesem Buch ausführlich eingehen, und dem posteromedialen Impingement [13], gehören in diese Gruppe der schmerzhaften Synovitiden des OSG auch *postoperative*

Vernarbungen, die Synovitiden bei der *rheumatischen Arthritis* [25], bei der *Gicht-Arthritis* [20], die *Synovitis villonodosa pigmentosa* [23, 26] und die *Synoviale Chondromatose* [24, 26].

Die arthroskopische Synovectomie macht die Benützung aller drei Portale notwendig, wobei der posterolaterale vorzugsweise für den Inflow verwendet wird. Die Synovectomie beginnt im vorderen Recessus und wird bei genügendem Überblick in den medialen und lateralen Recessus ausgedehnt. Die geringe Übersicht macht eine besondere Vorsicht notwendig, damit die Öffnung des Shavers immer im Blickfeld bleibt und der Shaver nicht gegen die vordere Kapsel zu liegen kommt, wo die neurovaskulären Strukturen sehr nahe der Kapsel liegen können.

Septische Arthritis

Die arthroskopische Behandlung der septischen Arthritis richtet sich nach den gleichen Grundsätzen wie die des Knie- und Schultergelenkes [16]. Das arthroskopische Debridement wird mit einer Lavage von 8–10 Litern NaCl-Lösung ergänzt. Die Drainagen werden anschließend für 36 bis 48 Stunden belassen und mit bakteriologischen Kulturen kontrolliert. Ohne rasches Abklingen der Symptomatik ist eine Wiederholung des Débridement und der Lavage angezeigt.

Rekonstruktion fibulotalarer Bandläsionen

Die Diagnostik der Bandinstabilität ist nicht eine arthroskopische Indikation. Hingegen kann die diagnostische Arthroskopie, unmittelbar bevor eine Bandplastik durchgeführt wird, zum Ausschluß oder Nachweis begleitender Knorpelschäden herangezogen werden. Hawkins hatte eine arthroskopische Technik mit Stapeln für die Versorgung fibulotalarer Bandläsionen 1987 [21] beschrieben. Resultate sind jedoch bisher nicht dokumentiert worden, sodaß die offene Rekonstruktion vorgezogen werden sollte.

Chondrale Läsionen

Chondrale Läsionen der tibialen und der talaren Gelenkfläche sind häufig traumatischer Genese z. B. im Rahmen einer Malleolarfraktur oder nach einem axialen Trauma. Sie können Frühformen einer beginnenden Arthrose darstellen

Tabelle 3. Einteilung der osteochondralen Läsionen am OSG

1. Chondrale Läsionen
   - der tibialen Gelenkfläche
   - der talaren Gelenkfläche
   - des medialen talomalleolären Gelenkabschnittes
   - des lateralen talomalleolären Gelenkabschnittes
2. Osteochondrale oder transchondrale Frakturen des Talus
3. Partielle posttraumatische Nekrosen des Talus
4. Osteochondrosis dissecans
5. Freie Gelenkkörper, rein chondral oder osteochondral
6. Impingement durch Exostosen
   - anterior (Anterior Ankle Pain)
   - posterior
   - anterolateral
   - anteromedial
7. Degenerative osteochondrale Läsionen

oder im Zusammenhang mit einer synovialen Erkrankung auftreten. Gerade die Synovitis villonodosa pigmentosa hat eine hohe Tendenz zur ossären Infiltration an der synovialen Umschlagfalte [23]. Chondrale Fragmente und losgelöste Knorpelschuppen sind zu entfernen und der Defekt muß geglättet werden. Mit gebogenen Shaver-Aufsätzen (Curved-Blades-Incisor) ist die Zugänglichkeit für den Shaver auch zu den zentraleren Anteilen des Talus erleichtert (Tabelle 3).

Osteochondrale Läsionen – Osteochondrosis dissecans – Nekrosen

Seit vielen Jahrzehnten ist die Ätiologie dieser Läsionen heftig umstritten und eine Vielzahl von Namen wurde verwendet [27, 50]. Es gelang Berndt und Harty 1959 [5] in Laborversuchen, daß mediale und laterale osteochondrale Läsionen am Talus traumatischer Genese seien, weshalb sie den Begriff „transchondrale Frakturen des Talus" prägten und eine vier-stufige Einteilung vorschlugen. Diese Einteilung (I–IV) bezweckte den Grad der Ablösung (partiell, vollständig) und der Dislokation eines Fragmentes zu beschreiben. Um jedoch auch die Osteonekrosen und subchondralen Cysten miteinbeziehen zu können, haben wir diese Einteilung erweitert [27] (Tabelle 3).

Die offene operative Behandlung einer medialen osteochondralen Läsion hatte meist eine anteromediale Arthrotomie oder eine Malleolus-Osteotomie notwendig gemacht. Die Morbidität dieser Eingriffe ist groß, verzögerte Heilungen

und Pseudarthrosen der Malleolus-Osteotomien sind bekannt.

Viele dieser Probleme können durch die Arthroskopie vermieden werden [10, 43]. Es gelingt mit der arthroskopischen Technik und einer gewissen Distraktion osteochondrale Läsionen zu debridieren, zu glätten oder mit dem Holmium:YAG-Laser zu versiegeln (Abb. 2). Freie Gelenkkörper und kleine osteochondrale Fragmente können leicht entfernt werden. Während die anterolateralen Läsionen an der Taluskante gut zugänglich sind, ist der posteromediale Schaden auch arthroskopisch schwieriger zu erreichen. Größere Herde lassen sich unter Verwendung eines Zielgerätes, wie es für die arthroskopischen Kreuzbandplastiken zur Anwendung kommt, durch einen transmalleolären Zugang anbohren, anfrischen oder sogar verschrauben. Ferkel berichtete über den Einsatz von resorbierbaren Stiften (Ethipins) und der Herbert-Schraube zur Fixation eines osteochondralen Fragmentes durch diesen Zugang [14, 32]. Das Aufbohren eines Herdes durch den über den Kirschnerdraht erweiterten transmalleolären Zugang ist nicht einfach, auch wenn durch Dorsalflexion und Plantarflexion verschiedene Orte erreicht werden können. Einfacher als durch einen transmalleolären Zugang kann mit einer gebogenen Spinalnadel oder Meniskusnahtnadel als Führungshülse von einem vorderen Zugang aus der Herd an der Taluskante aufgebohrt werden [6].

Arthrodesen

Die arthroskopische Arthrodese des OSG wurde bereits 1991 von Morgan [38] vorgestellt und in einer Vergleichsstudie von Myerson et al. [39] zur offenen Technik evaluiert. Die Frühresultate erfahrener Operateure bei ausgewähltem Krankengut sind erfolgversprechend, gleich gut oder besser als die offenen Techniken [39]. Die Prinzipien der arthroskopischen Technik unterscheiden sich nicht wesentlich von der Offenen. Sie benötigt eine genügende mechanische Distraktion, damit der gesamte verbliebene Knorpel und der nekrotische, subchondrale Knochen mit dem Shaver und mit Küretten sauber entfernt werden können. Die Fixation kann intern mit perkutan von medial und lateral eingeführten kanülierten Schrauben erfolgen, oder es kann ein Fixateur externe verwendet werden, der zuvor für die Distraktion verwendet wurde.

Komplikationen

Die Arthroskopie des Sprunggelenks gehört wegen seinen anatomischen Gegebenheiten zu den schwierigeren arthroskopischen Methoden. Auch wenn sie sich in den letzten Jahren als wertvolles diagnostisches und unentbehrliches therapeutisches Werkzeug der Orthopäden etabliert hat, bildet sie doch auch für den erfahrenen Arthroskopeur eine Herausforderung, wie Ferkel und Guhl am Jahreskongreß der American Association of North America 1994 in ihrer Komplikationsübersicht bemerkten [15]. Der hohe technische Schwierigkeitsgrad der Sprunggelenksarthroskopie spiegelt sich denn auch in der nicht geringen Anzahl von Komplikationen wieder. Martin [36], der seit 1983 über 100 OSG-Arthroskopien durchgeführt hatte, spricht erstaunlicherweise von 15% Gesamtkomplikationen, hauptsächlich oberflächliche Infektionen, passagere Parästhesien und Hämatome. Barber [4] fand sogar bei 53 Arthroskopien 17% Komplikationen.

Während Ferkel 1992 bei seinen ersten 500 Sprunggelenks-Arthroskopien nur eine Komplikationsrate von nur 6,4% registrieren durfte, mußte er 1994 zusammen mit Guhl [15] in der Analyse ihrer ersten 600 Sprunggelenks-Arthroskopien eine Komplikationsrate von immerhin 7,5% (45 arthroskopierte Patienten) feststellen. 4,2% aller Arthroskopien die für 56% der Komplikationen zählten zeigten eine neurologische Komplikation. Hauptsächlich waren es Verletzungen des N. peronaeus superficialis in 14, des N. saphenus in 6 und des N. suralis in 5 Fällen. Alle diese Komplikationen waren durch die Portale oder durch Distraktionsnägel verursacht worden und immerhin 32% dieser nervalen Verletzungen hatten einen dauernden sensorischen Ausfall zur Folge. Keine neurologischen Probleme wurden durch die Verwendung einer Blutdruckmanschette gesehen. Wie die Autoren selber bemerken, können diese Komplikationen durch die sorgfältige Markierung der Landmarken und der Nervenverläufe, durch die sorgfältige Präparation mit einer Klemme zum Spreizen des subkutanen Gewebes und durch die Verwendung von Arbeitskanülen reduziert, wenn nicht vermieden werden. Unter diesem Aspekt sollte wenn immer möglich der anterozentrale und der posteromediale Zugang nicht gebraucht werden [11, 15]. Andererseits wurde 1986 in der Übersicht der Arthroscopy Association of North America mit über 4500 OSG-Arthroskopien von Small [45] nur von einer Infektion berichtet. Nervale oder vaskuläre Schäden oder Reflexdystrophien waren nicht bekannt oder wurden vielleicht nicht bemerkt.

In unserer eigenen Serie von 1983 bis Ende 1992 hatten wir eine sehr geringe Komplikationsrate zu verzeichnen. Mit 1,8% liegt unsere Quote weit tiefer als die übrigen bisher in der Literatur verzeichneten. Neben einem Narbenneurom im Bereiche des anterolateralen Zuganges mit synovialer Ausstülpung der Gelenkkapsel, was eine Revisionsoperation notwendig machte, waren in zwei Fällen Algodystrophien aufgetreten, die eine mehrmonatige medikamentöse Therapie erforderlich machte [27].

Literatur

1. Albert J, Reiman P, Njus G, Kay DB, Theken R (1992) Ligament strain and ankle joint opening during ankle distraction. Arthroscopy 8:469–473
2. Andrews JR, Previte WJ, Carson WG (1985) Arthroscopy of the ankle: technique and normal anatomy. Foot & Ankle 6:29–33
3. Baker CL, Parisien JS (1996) Arthroscopic Surgery in Osteocartilaginous Lesions of the ankle. In: McGinty JB, Caspari RB, Jackson RW, Poehling GG (eds) Operative Arthroscopy, second edition. Lippincott-Raven, Philadelphia 1157–1172
4. Barber FA, Click J, Britt BT (1990) Complications of ankle arthroscopy [Review]. Foot & Ankle 10:263–266
5. Berndt AL, Harty M (1959) Transchondral fractures (Osteochondritis dissecans) of the talus. J Bone and Joint Surg. 41A:988–1020
6. Bryant DD, Siegel MG (1993) Osteochondritis dissecans of the talus: a new technique for arthroscopic drilling. Arthroscopy 9:238–241
7. Burman MS (1931) Arthroscopy or direct visualization of joints. J Bone Joint Surg 13:669–695
8. Dowdy PA, Amendola A, Brown J, Watson B (1994) Noninvasive ankle distraction: relationship between force, magnitude of distraction and nerve conduction abnormalities. Abstract Arthroscopy 10/3:356–357
9. Economouly DS, Perlman MD, Notari MA, Boiardo RA (1992) The use of an ankle joint distractor in ankle arthroscopy. J Foot Surg 31:96–99
10. Ewing JW, Guhl JF, Stone JW (1991) Arthroscopic management of transchondral talar-dome fractures (osteochondritis dissecans) and anterior impingement lesions of the ankle joint Meniscoid lesions of the ankle. Clin Sports Med 10:661–676
11. Feiwell LA, Frey C (1993) Anatomic study of arthroscopic portal sites of the ankle. Foot & Ankle 14:142–147
12. Ferkel RD, Fischer SP (1989) Progress in ankle arthroscopy. Clin Orthop 240:210–220

13. Ferkel RD, Karzel RP, Del Pizzo W, Friedman MJ, Fischer SP (1991) Arthroscopic treatment of anterolateral impingement of the ankle. Am J Sports Med 19:440–446

14. Ferkel RD, Scranton PE Jr (1993) Arthroscopy of the ankle and foot [Review]. J Bone Joint Surg (Am) 75:1233–1242

15. Ferkel RD, Guhl JF (1994) Neurological Complications of ankle arthroscopy: a review of six hundred cases [Abstract] Arthroscopy 10:352

16. Gorschewsky O, Imhoff A, De Simoni C, Staubli A (1994) Infektarthritis der Schulter – Retrospektive Analyse zur Standortbestimmung. Arthroskopie 7/3:106–114

17. Guhl JF (1986) New techniques for arthroscopic surgery of the ankle: preliminary report. Orthopedics 9:261–269

18. Guhl JF (1988) New concepts (distraction) in ankle arthroscopy. Arthroscopy 4:160–167

19. Guhl JF, Stone JW, Ewing JW (1996) Ankle Arthroscopy: Special Equipment, Operating Room Setup, and Technique. In: Operative Arthroscopy, second edition McGinty JB, Caspari RB, Jackson RW, Poehling GG (eds) Lippincott-Raven, Philadelphia, p 1119–1131

20. Hanft JR, Kashuk KB, Schabler JA, Segall A Jr (1991) Pseudogout of the ankle: a case study and arthroscopic-assisted treatment [Review]. J Foot Surg 30:173–178

21. Hawkins RB (1987) Arthroscopic stapling repair for chronic lateral instability. Clin Pod Med Surg 4:875–883

22. Hempfling H (1983) Arthroskopie zur Diagnostik der Instabilität am oberen Sprunggelenk. Klinikarzt 12:171

23. Imhoff A, Schreiber A (1988) Die Synovitis villonodosa pigmentosa des Fußes. Diagnose, Therapie und Langzeitverläufe. Z Orthop 2/126:130–137

24. Imhoff A, Schreiber A (1988) Synoviale Chondromatose. Orthopäde 17:233–244

25. Imhoff A (1991) Kniearthroskopie: Spezielle Diagnostik (Synovialis, Knorpelschäden) und Operationstechniken (Elektromesser, Lasersysteme). Aktuelle Probleme in Chirurgie und Orthopädie 40:44–63

26. Imhoff A (1993) Sehnen- und Sehnenscheidentumoren des Rückfußes. In: Zollinger H (ed) Sehnenschädigungen am Rückfuß – Anatomie, Biomechanik, bildgebende Verfahren, Pathologie, Therapie. Huber Bern, p 131–141

27. Imhoff A (1993) Die Arthroskopie des OSG und die arthroskopische Behandlung osteochondraler Frakturen – Heutiger Stand. In Hackenbruch W, Stäubli H.U. (Hrsg.): Arthroskopie des Sprung- und Handgelenks. Fortschritte in der Arthroskopie, Band 9 Enke Stuttgart, p 22–33

28. Imhoff A (1995) The Use of Lasers in Orthopaedic Surgery. Controversial topics in sports medicine. Operative Techniques in Orthopaedics, Saunders Philadelphia 5/3:192–203

29. Imhoff A (1997) Die operative Arthroskopie des oberen Sprunggelenks. Aktuelle Konzepte. Sportorthopädie – Sporttraumatologie 13/1:49–56

30. Jerosch J, Schneider T, Straus, JM, Schurmann N (1993) [Arthroscopy of the upper ankle joint. List of indications from the literature-realistic expectations-complications] [Review]. Unfallchirurg 96:82–87

31. Kohn D Bisherige Erfahrungen bei der Arthroskopie des oberen Sprunggelenks. Arthroskopie 4/1:15–19

32. Kristensen G, Lind T, Lavard P, Olsen PA (1990) Fracture stage 4 of the lateral talar dome treated arthroscopically using Biofix for fixation. Arthroscopy 6:242–244

33. Kumar VP, Satku K (1994) The A-O femoral distractor for ankle arthroscopy. Arthroscopy 10:118–119

34. Liu SH, Mirzayan R (1993) Posteromedial ankle impingement. Arthroscopy 9:709–711

35. Liu SH, Raskin A, Osti L, Baber C, Jacobson K, Finerman G (1994) Arthroscopic treatment of anterolateral ankle impingement. Arthroscopy 10:215–218

36. Martin DF, Baker CL, Curl WW, Andrews JR, Robie DB, Haas AF (1989) Operative ankle arthroscopy. Long-term followup. Am J Sports Med 17:16–23

37. Meislin RJ, Rose DJ, Parisien JS, Springer S (1993) Arthroscopic treatment of synovial impingement of the ankle. Am J Sports Med 21:186–189

38. Morgan CD (1991) Arthroskopische Arthrodese des oberen Sprunggelenks. Orthopäde 20:99–103

39. Myerson MS, Quill G (1991) Ankle arthrodesis. A comparison of an arthroscopic and an open method of treatment. Clin Orthop 268:84–95

40. Parisien JS, Shereff MJ (1981) The role of arthroscopy in the diagnosis and treatment of disorders of the ankle. Foot & Ankle 2:144–149

41. Parisien JS, Vangsness T (1985) Operative arthroscopy of the ankle. Three years' experience. Clin Orthop 199:46–53

42. Parisien JS (1987) Ankle and subtalar joint arthroscopy. An update. Bull Hosp Joint Dis Orthop Inst 47:262–272

43. Parisien JS (1991) Arthroscopic surgery in osteocartilaginous lesions of the ankle. In McGinty JB (ed) Operative arthroscopy. Raven Press New York, p 727–745

44. Phillips BB (1994) Arthroscopy of the ankle. Op Tech Sports Med 2/1:71–80

45. Small C (1986) Complications in arthroscopy: the knee and other joints. Committee on Complications of the Arthroscopy Association of North America. Arthroscopy 2:253–258

46. Thein R, Eichenblat M (1992) Arthroscopic treatment of sports-related synovitis of the ankle. Am J Sports Med 20:496–498

47. Voto SJ, Ewing JW, Fleissner PR Jr, Alfonso M, Kufel M (1989) Ankle arthroscopy: neurovascular and arthroscopic anatomy of standard and trans-achilles tendon portal placement. Arthroscopy 5:41–46

48. Whipple TL, Martin DR, McIntyre LF, Meyers JF (1993) Arthroscopic treatment of triplane fractures of the ankle. Arthroscopy 9:456–463

49. Yates CK, Grana WA (1988) A simple distraction technique for ankle arthroscopy. Arthroscopy 4:103–105

50. Zollinger H, Dexel M (1981) Ätiologie der Osteochondrois dissecans am Talus. Orthopäde 10:92–94

KAPITEL 11

Impingementsyndrom des OSG beim Sportler

A. B. Imhoff

Zusammenfassung

Die Ätiologie der chronischen Schmerzen und Schwellungen des Sprunggelenks Wochen bis Monate nach einem Trauma ist oft unklar. Der Begriff *anterolateral impingement* stammt von Wolin, der die Meniskoid ähnlichen Narbenmassen im anterolateralen Gelenkspalt zwischen Fibula und Talus damit bezeichnete. Differentialdiagnostisch muß die osteochondrale Läsion des Talus, okkulte Frakturen des Talus, Verkalkungsherde und degenerative Gelenkveränderungen in Betracht gezogen werden. In der Diagnostik des äußeren fibulotalaren Gelenkrezessus ist speziell die MRT mit Kontrastmittel hilfreich. Bandreste des Ligamentum fibulotalare anterius im anterolateralen Kompartiment führen zu Einklemmungen und müssen als Ursache des anterolateralen Impingement angesehen werden. Therapeutisch hat sich die arthroskopische Resektion der synovialen, hypertrophierten Narbenstränge und Narbenplatten bewährt (partielle Synovectomie). Histologische Untersuchungen zeigten, daß es sich um synoviale hypertrophierte Narbenstränge handelt. Die Resultate nach arthroskopischer Resektion sind übereinstimmend gut und die meisten Patienten werden denn auch rasch beschwerdefrei.

Das knöcherne Impingement verursacht durch *anteriore Exostosen* entsteht durch die forcierte, belastete Dorsalflexion des Fußes beim Fußballer, bei Läufern und Tänzern. Die Exostosen können am Talushals (Abb. 1) oder am medialen oder lateralen Malleolus entstehen. Selten werden sie auch im posterioren Kompartiment bei Tänzern beobachtet. Für eine gute arthroskopische Übersicht ist eine partielle Synovectomie zu Beginn notwendig, damit die Exostosen mit Shavern arthroskopisch entfernt werden können. Die Resultate der arthroskopischen Technik werden mehrheitlich positiv gewertet, wenn auch noch keine Langzeit-Resultate vorlie-

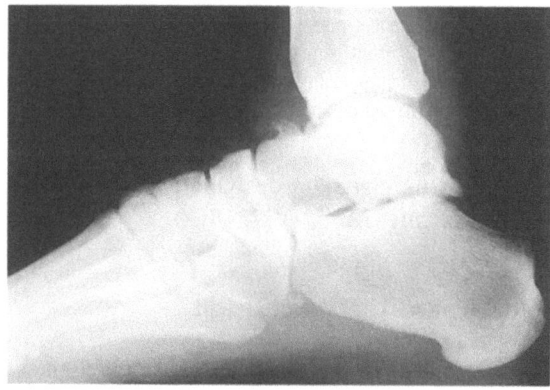

Abb. 1. Knöchernes Impingement durch anteriore Exostosen bei einem Fußballer, hier am Talushals und wenig ausgeprägt an der vorderen Tibiakante vor der arthroskopischen Resektion

gen. Mißerfolge sind vor allem beim gleichzeitigen Bestehen von degenerativen Veränderungen zu erwarten.

Wir haben zwei Arten des Impingements zu unterscheiden, das knöcherne Impingement verursacht durch anteriore Exostosen und das synoviale Impingement als Folge von posttaumatische Vernarbungen im anterolateralen Gelenkkompartiment.

Anterolaterales Synovial-Impingement des OSG

Laterale posttraumatische Sprunggelenksbeschwerden haben ihre Ursachen häufig in Vernarbungen und Verklebungen im lateralen talomalleolaren Recessus, die nach Supinationstraumata mit kleinen Einrissen in den Ligamenta fibulotalare anterius und fibulocalcaneare entstehen können. Hypertrophe synoviale Reaktionen und Narbenstränge im lateralen Kompartiment können ein anterolaterales Impingement verursachen. Dieses Impingement wurde auch als anterolaterales Weichteil-Impingement oder

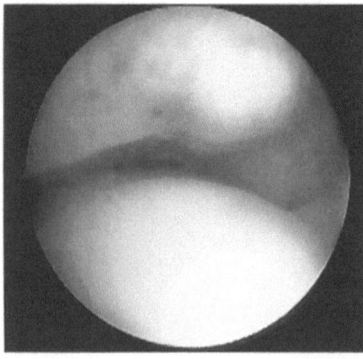

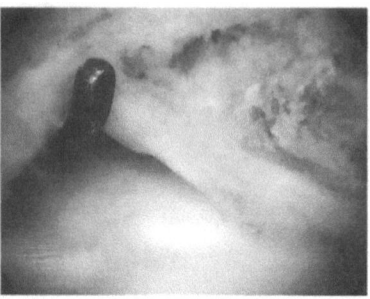

Abb. 3. Mit zunehmender Dauer höhere Organisation des Narbengewebes. Nach Synovektomie des anteromedialen anterioren Recessus Palpation des Meniscoids mit dem Tasthaken im anterolateralen Recessus vor Resektion

Abb. 2. Hypertrophe synoviale Reaktionen und Narbenstränge im lateralen Kompartiment verursachen anterolaterales Impingement. Bandriß der Narbenzügel im lateralen Recessus können als Narbenplatte meniskusartige Formen (Meniscoide) annehmen

Synovial-Impingement des Oberen Sprunggelenkes bezeichnet (Abb. 2) [7, 16].

Inzidenz und Literaturübersicht

Die starke Verbreitung der Sprunggelenksarthroskopie hat zu einer etwas häufigeren Beobachtung dieser Erkrankung geführt, als sie früher in Einzelfällen berichtet worden war. Aber auch eine Inzidenzübersicht, wie sie von Stone und Guhl [27] unter Nachfrage bei 20 erfahrenen Arthroskopeuren, die sich speziell mit der Arthroskopie des Sprunggelenks befassen, durchgeführt wurde, zeigte nach wie vor die relative Seltenheit. Ohne jedoch genaue Zahlen zu nennen, konnten alle nur über wenig Fälle berichten. Guhl selbst beschreibt eine Inzidenz von 20% unter seinen zwischen 1974 und 1988 arthroskopierten Sprunggelenken [27].

In unserer eigenen Serie wiesen 11 der 62 Arthroskopien ein anteriores Synovial-Impingement auf, wovon 4 Patienten ein typisches Meniskoid bei der Arthroskopie gezeigt hatten [13].

Bandreste und Narbenzügel im lateralen talomalleolaren Recessus können als Narbenplatten meniskusartige Formen (Meniscoide) annehmen. Der Begriff Meniskoid stammt von Wolin 1950 [30], der bei der ersten Beschreibung von neun Patienten von „meniskoiden Massen" sprach, nach deren Entfernung durch eine Arthrotomie die Patienten beschwerdefrei wurden. Ein subjektives Instabilitätsgefühl und rezidivierende Distorsionen waren gehäuft, ohne daß eine objektive klinische Instabilität nachgewiesen werden konnte.

Auch Schonholtz [25] sprach 1986 von Meniscoiden, die als Folge von vernarbten Kapsel-

teilen, Bandresten und synovialen Narbenzügeln entstanden seien. Er fand nach OSG-Distorsionen gehäuft fibröse Bänder und glaubte, daß Rupturen des Ligamentum fibulotalare posterius gehäuft zu meniscoiden Narbenplatten führen würden. Andrews [1] hingegen glaubte, daß Bandreste des Ligamentum fibulotalare anterius im anterolateralen Kompartiment zu Einklemmungen führen und als Ursache des anterolateralen Impingement angesehen werden müssen.

McCarroll et al. [20] berichteten über ähnliche Episoden bei Fußball-Spielern, die alle über ein Instabilitätsgefühl und rezidivierende Distorsionen nach einem initialen Trauma klagten, ohne daß klinisch, konventionell radiologisch, computertomographisch oder szintigraphisch ein Befund erhoben werden konnte. Die Arthroskopie bestätigte die Diagnose einer fibrösen Narbenplatte im anterolateralen Kompartiment und nach Entfernung der Meniskoide waren alle wiederum auf gleichem Aktivitätslevel als professionelle Fußball-Spieler wettkampffähig.

Histologische Untersuchungen von Ferkel [5] zeigten hingegen, daß es sich nur um synoviale hypertrophierte Narbenstränge und nicht um Bandreste handelt, weshalb die Bezeichnung Meniskoid falsch und verwirrend sei. Mit dem vermehrten Aufkommen der Sprunggelenksarthroskopie und verbesserten diagnostischen Hilfsmitteln gelang es verschiedenen Autoren das Krankheitsbild besser zu definieren [5, 7, 13, 15, 16, 29].

Nach vielen Arthroskopien sind wir heute der Ansicht, daß die arthroskopisch gefundenen meniscoiden Formen lediglich spätere, höher organisierte, reifere Stadien der synovialen hypertrophen Narben darstellen (Abb. 3). Mit zunehmender Dauer und Organisation des Narbengewebes wird das Gewebe dichter, so daß es arthroskopisch wie ein Meniskus aussehen kann. Diese Narbenplatten führen zu einem ech-ten, anterolateren talomalleolären, mechanischen Engpaß, dem synovialen Impingement.

Klinik

Belastungsabhängige anterolaterale Schmerzen und Pseudoblockaden sind bei stabilen Sprunggelenksverhältnissen die hauptsächlichsten Symptome der Patienten. Diese Beschwerden werden chronisch, persistieren schmerzhaft und bleiben typischerweise auf konservative Maßnahmen therapieresistent. In jüngerer Zeit konnten von uns auch gehäufte revidierende Distorsionen und speziell Inversionstraumata zusammen mit Schnapp-Phänomenen und Pseudoblockaden beobachtet werden. Klinisch wird meist eine lokale Druckschmerzhaftigkeit entlang des anterolateralen und anterioren Gelenkspaltes mit oder ohne Schwellung und eine streßschmerzhafte maximale Dorsalflexion und Eversion beobachtet. Die Beweglichkeit des OSG ist im allgemeinen nicht limitiert. Die Palpation der Peronealsehnenscheide ist schmerzfrei und Subluxationen der Peronealsehnen sind differentialdiagnostisch auszuschließen. Trotz subjektivem Instabilitätsgefühl läßt sich in der Regel durch Streßteste keine objektive Instabiliät nachweisen.

Röntgendiagnostik und MRI

Röntgendiagnostisch kann das Erkrankungsbild nicht weiter erhärtet werden, wenn auch freie Gelenkkörper und begleitende ossäre Läsionen ausgeschlossen werden müssen, wie osteochondrale Frakturen der Talusrolle, Frakturen des Talus, des Processus anterior calcanei, des Cuboids und Abrißfrakturen der Malleolen. Streßröntgenaufnahmen sind zum Ausschluß einer objektivierbaren Instabilität zu empfehlen, da Patienten mit anterolateralem Impingement üblicherweise keine vermehrte Instabilität des oberen oder des unteren Sprunggelenkes aufweisen. Auch Skelettszintigraphien sind im wesentlichen unergiebig.

Neben der für das anterolaterale Impingement wenig spezifischen, heute kaum noch verwendeten Arthrographie ist zur Darstellung der synovialen Verwachsungen die MRT-Untersuchung mit hochauflösenden Oberflächenspulen wesentlich sensitiver und spezifischer [13]. Die Accuracy des MRI für die synovialen Verwachsungen im anterolateralen Kompartiment ist al-

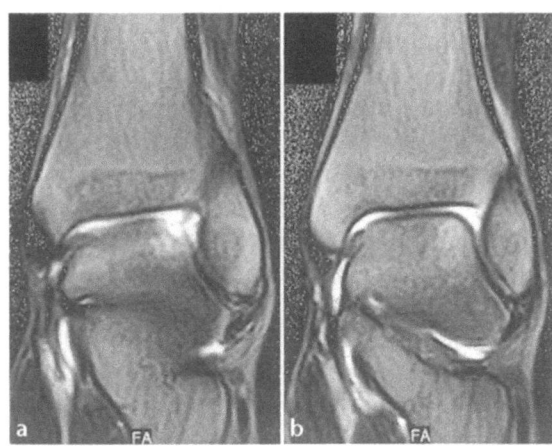

Abb. 4. Synoviales Meniscoid im anterolateralen Recessus, in der MR-Darstellung deutlich sichtbar

lerdings wesentlich vom MR-Team abhängig. und erreicht nicht die Gesamtaccuracy des MR für das OSG [22] (Abb. 4). So berichteten kürzlich Liu et al. nach Durchsicht von 25 präoperativen MRI eine Sensitivität von lediglich 15% im Vergleich zum intraoperativen Befund. Sie kommentieren leider weder ihre MR-Technik noch ihre Fehlerursachen [17].

Differentialdiagnostik

Die unspezifischen klinischen Symptome des anterolateralen Sprunggelenkschmerzes machen eine exakte Evaluation und die sorgfältige Berücksichtigung der anderen möglichen Diagnosen unabdingbar. Osteochondrale Frakturen des Talus und die Osteochondritis dissecans des Talus, frische Frakturen und auch Stressfrakturen der distalen Tibia und Fibula können eine ähnliche klinische Symptomatik haben.

Andere Formen einer Synovitis, wie die Synovitis villonodosa pigmentosa [10] und die synoviale Chondromatose [11], die rheumatischen und auch die bakteriellen Synovitiden [12] sind zu berücksichtigen. Differentialdiagnostisch kommen weitere Ursachen wie posttraumatische Verkalkungen am lateralen Malleolusende, Subluxationen der Peronealsehnen [9], das Sinus tarsi Syndrome oder ein Os trigonum in Frage.

Therapie

In den meisten Fällen ist der Zugang zum anterolateralen Recessus erschwert, sodaß zur Verbesserung der Übersicht und der Arbeitsverhältnisse eine gewisse Distraktion empfohlen werden kann. Wenn auch von Guhl [7] die Verwendung eines mechanischen Distraktors empfohlen worden war, um eine optimale Übersicht über das ganze laterale Kompartiment zu bekommen, genügte in unserer Erfahrung die manuelle Distraktion für die anterolaterale Dekompression und Débridement. Wir verweisen auf die Hinweise zur Distraktion im Kapitel Arthroskopie dieses Buches.

Therapeutisch hat sich die arthroskopische Resektion der synovialen, hypertrophierten Narbenstränge und Narbenplatten bewährt. Der anterolaterale Engpaß kann durch ein Débridement und partielle Synovectomie mit Knipszangen und insbesondere Shavern erweitert werden, wobei arthroskopisch das Gelenkspiel bis zur maximalen Dorsalflexion kontrolliert werden soll. Begleitend wurde lokale Chondromalazien der tibialen Gelenkfläche in bis zu 21% gesehen [19].

Histologisch werden im resezierten Material verschiedene Stadien von der akuten, subakuten bis zur chronischen Synovitis mit fibrotischen und hyperplastischen Arealen gefunden. Entsprechend der Pathogenese der Erkrankung werden in der Regel in den synovialen Narbenmassen keine Band- oder Kapselanteile gefunden.

Wir hatten mit verschiedenen Laser Systemen (Neodym:YAG-Laser, Excimer-Laser und Holmium:YAG-Laser) in den letzten 6 Jahren in der arthroskopischen Chirurgie infolge ihrer Miniaturisierung und ihrer ablativen und schneidenden Fähigkeiten gute Resultate erzielt. Die Testung verschiedener Systeme hat uns bewogen den *Holmium:YAG-Laser* nicht nur an der Wirbelsäule, am Knie und an der Schulter sondern auch an den andern zu arthroskopierenden Gelenken zu benutzen. Mit dem Holmium:YAG-Laser lassen sich Knorpelschäden glätten und abladieren und insbesondere Synovialishypertrophien resezieren. Die vernarbte Synovialis kann mit dem Laser sauber herausgeschält und die Blutungen gestillt werden. Die verbleibende Wundfläche wird quasi versiegelt, wobei auch begleitenden Chondromalazien an der Talusrolle und am der talofibularen Gelenkfläche ebenfalls mit dem Laser geglättet und versiegelt werden können [2, 14].

Resultate

Die Resultate nach arthroskopischer Resektion sind übereinstimmend gut und die meisten Patienten werden denn auch rasch beschwerdefrei. Ferkel [5] konnte an 31 Patienten 24 Monate nach initialem Trauma zeigen, daß nach der arthroskopischen Synovectomie des anterolateralen Kompartimentes mit Débridement die Beschwerden in 26 der 31 Patienten nach weiteren zwei Jahren praktisch verschwunden waren (85% gute oder exzellente Resultate), während Meislin [19] bei 29 Patienten 90% und Liu [17] bei 55 Patienten nach 2,6 Jahren über 87% gute

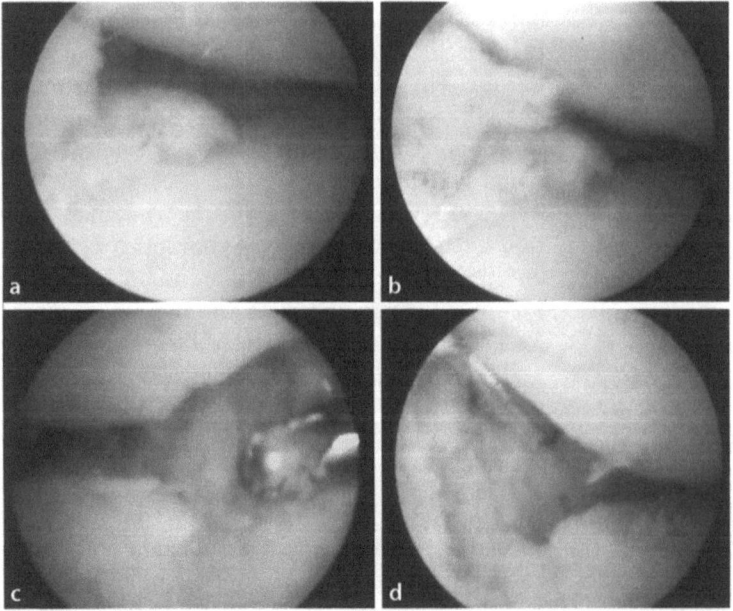

Abb. 5 a–d. Arthroskopisches Debridement und Resektion der synovialen Narbenmassen und Meniscoide im anterolateralen Kompartiment. Die Resektion erfolgt mit dem Shaver (Synovialresector oder Abrader). Anschließende Blutstillung und Denervation mit dem Arthrocare®

oder exzellente Resultate berichtete, 84% konnten ihre frühere sportliche Tätigkeit wieder ausüben und 98% waren mit der durchgeführten Behandlung zufrieden.

Schlußfolgerung

Das synoviale anterolaterale Impingement des OSG ist häufiger als bisher berichtet wurde. Es wird meist bei Sportlern nach einem kleineren früheren Supinations-Inversionstrauma des OSG gesehen. Auf konservative Therapie tritt keine Besserung ein und bei der klinischen Untersuchung erscheint das OSG stabil, obwohl der Patient über ein Instabilitätsgefühl klagt. Das arthroskopische Débridement und die Resektion der synovialen Narbenmassen im anterolateralen Kompartiment sind in der Regel erfolgsversprechend (Abb. 5).

Anteriores Exostosen-Impingement (Anterior Ankle Pain)

Inzidenz

Das anterior knöcherne Impingement wurde zuerst von Morris 1943 [21] beschrieben. Es wird v.a. bei Sportlern gesehen, die eine forcierte traumatisierende Dorsalextension im OSG ausüben müssen, wie zum Beispiel die Fußballer. Parisien hatte denn auch eine Häufigkeit von bis zu 45% bei Fußballern beobachtet. Ähnliche Exostosen wurden an der hinteren Tibiakante bei Tänzern von Parisien [23] beschrieben. Ebenfalls bei Tänzern wurde aber auch das vordere knöcherne Impingement beobachtet. Stoller [28] berichtete über eine Häufigkeit von 59%, wobei bemerkenswerterweise diese Tänzer überwiegend asymptomatisch blieben.

Diese Exostosen befinden sich an der ventralen Tibiakante direkt gegenüber dem Talushals und entstehen durch Mikrotraumatisierung der Gelenkkapsel bei extremer Plantarflexion (s. Abb. 1).

Klinik

Typischerweise besteht keine Instabilität, sondern es werden Blockaden und schmerzhafte Bewegungslimitierungen angegeben. Die Schmerzen lokalisieren sich im ventralen Gelenkspalt und verstärken sich bei Bewegungen in extremer Dorsalflexion. Dieser Schmerz läßt sich bei der klinischen Untersuchung reproduzieren. Radiologisch imponieren im seitlichen Röntgenbild kleine Exostosen und Ausziehungen an der vorderen distalen Tibiakante und am Talushals am osteokartilaginären Übergang.

Therapie

Injektionen von Lokalanästhetika mit oder ohne Kortikosteroidzusatz können die Diagnose bestätigen und zusammen mit einer Absatzerhöhung als konservative Therapiemaßnahme empfohlen werden [6]. Bei Persistenz der Schmerzen kann die arthroskopische Resektion dieser Exostosen mit einer gleichzeitigen lokalen Synovectomie erwogen werden. Da meist das ganze vordere Kompartiment mit Massen reaktiver Synovitis ausgefüllt ist, ist primär eine partielle vordere Synovectomie durchzuführen, damit eine genügende Übersicht über die ventrale tibiale Gelenkkante möglich ist. Die Exostosen und osteochondralen Ausziehungen werden mit dem Shaver („Abrader" oder „Acromionizer"), mit Küretten oder mit einem kleinen Osteotom entfernt.

Resultate

Die Resultate werden in der Literatur mehrheitlich positiv gewertet [4, 8, 18], wenn auch noch keine Langzeit-Resultate vorliegen. Mißerfolge sind vor allem beim gleichzeitigen Bestehen von degenerativen Veränderungen zu erwarten, wie Biedert [3] in seiner Verlaufserie zwischen 6 und 36 Monaten beobachtet und auch Martin [18] mit über 100 OSG-Arthroskopien hingewiesen hatte. Die arthroskopische Technik zeigte gegenüber der offenen Resektion eine 50% raschere Beschwerdfreiheit, wie Scranton [26] in einer Vergleichsstudie nachweisen konnte. Sie versuchten entsprechend der Größe der Exostosen eine Einteilung in Grade vorzunehmen und konnten Stadien entsprechend eine gute Korrelation nachweisen.

Literatur

1. Andrews JR, Previte WJ, Carson WG (1985) Arthroscopy of the ankle: technique and normal anatomy. Foot & Ankle 6:29–33

2. Baker CL, Graham JM Jr (1993) Current concepts in ankle arthroscopy [Review]. Orthopedics 16: 1027–1035

3. Biedert R (1991) Anterior ankle pain in sports medicine: aetiology and indications for arthroscopy. Archives of Orthopaedic & Trauma Surgery 110:293–297

4. Ewing JW (1991) Arthroscopic management of transchondral talar-dome fractures (osteochondritis dissecans) and anterior impingement lesions of the ankle joint Meniscoid lesions of the ankle. Clin Sports Med 10:661–676

5. Ferkel RD, Karzel RP, Del Pizzo W, Friedman MJ, Fischer SP (1991) Arthroscopic treatment of anterolateral impingement of the ankle. Am J Sports Med 19:440–446

6. Ferkel RD, Scranton PE Jr (1993) Arthroscopy of the ankle and foot [Review]. J Bone Joint Surg (Am) 75:1233–1242

7. Guhl JF (1993) Foot and ankle arthroscopy. Vol. 1, ed. 2, Slack Thorofar, p 88–105

8. Hawkins RB (1988) Arthroscopic treatment of sports-related anterior osteophytes in the ankle. Foot and Ankle 9:87–90

9. Huber H, Imhoff A (1988) Habituelle Peronealsehnenluxation. Z Orthop 126:609-612

10. Imhoff A, Schreiber A (1988) Synovitis villonodosa pigmentosa des Fusses. Diagnose, Therapie und Langzeitverläufe. Z Orthop 126:130–37

11. Imhoff A, Schreiber A (1988) Synoviale Chondromatose. Orthopade 17:233–244

12. Imhoff A (1991) Kniearthroskopie: Spezielle Diagnostik (Synovialis, Knorpelschäden) und Operationstechniken (Elektromesser, Lasersysteme). Aktuelle Probleme in Chirurgie und Orthopadie 40:44–63

13. Imhoff A (1993) Die Arthroskopie des OSG und die arthroskopische Behandlung osteochondraler Frakturen - heutiger Stand. In: Hackenbruch W, Stäubli HU (Hrsg) Arthroskopie des Sprung- und Handgelenkes, Enke Stuttgart, S 22–33

14. Imhoff A (1997) Impingementsyndrom des oberen Sprunggelenks beim Sportler. Sportorthopädie – Sporttraumatologie 13/1:57–61

15. Liu SH, Mirzayan R (1993) Posteromedial ankle impingement. Arthroscopy 9:709–711

16. Liu SH, Raskin A, Osti L, Baber C, Jacobson K, Finerman G (1994) Arthroscopic treatment of anterolateral ankle impingement. Arthroscopy 10:215–218

17. Liu SH, Raskin A, Osti L, Jacobson K, Finerman G (1994) Arthroscopic treatment of anterolateral ankle impingement: Correlation surgical results with preoperative clinical examination and magnetic resonance imaging findings. Abstract. Arthroscopy 10/3:344

18. Martin DF, Baker CL, Curl WW, Andrews JR, Robie DB, Haas AF (1989) Operative ankle arthroscopy. Long-term followup. Am J Sports Med 17:16–23

19. Meislin RJ, Rose DJ, Parisien J, Springer S (1993) Arthroscopic treatment of synovial impingement of the ankle. Am J Sports Me 21:186–189

20. McCarroll JR, Schrader JW, Shelbourne KD (1987) Meniscoid lesions of the ankle in soccer players. Am J Sports Med 15:55–257

21. Morris LH (1943) Athlete' ankle. In Proceedings of the British Orthopaedic Association. J Bone Joint Surg 25:220

22. Nelson DW, DiPaola J, Colville M, Schmidgall J (1990) Osteochondritis dissecans of the talus and knee: prospective comparison of MR and arthroscopic classifications. J Comp Ass Tomo 14:804–808

23. Parisien JS (1991) Arthroscopic surgery in osteocartilaginous lesions of the ankle. In: McGinty JB (ed) Operative arthroscopy. Raven Press New York, p 727–745

24. Pritsch M, Lokiec F, Sali M, Velkes S (1993) Adhesions of distal tibiofibular syndesmosis. A cause of chronic ankle pain after fracture. Clin Orthop 289:220–222

25. Schonholtz GJ (1986) Arthroscopic surgery of the shoulder, elbow and ankle. Charles C. Thomas Spingfield, p 59–72

26. Scranton PE Jr, McDermott DE (1992) Anterior tibiotalar spurs: a comparison of open versus arthroscopic debridement. Foot and Ankle 13:125–129

27. Stone JW, Guhl JF (1991) Meniscoid lesions of the ankle [Review]. Clin Sports Med 10:661–676

28. Stoller SM, Hekmat F, Kleiger B (1984) A comparative study of the frequency of anterior impingement exostosis of the ankle in dancers and nondancers. Foot and Ankle 4:201–203

29. Thein R, Eichenblat M (1992) Arthroscopic treatment of sports-related synovitis of the ankle. Am J Sports Med 20:496–498

30. Wolin I, Glassman F, Sideman S (1950) Internal derangement of the talofibular component of the ankle. Surg Gynecol Obste 91:193–200

KAPITEL 12

Transplantation osteochondraler Zylinder am Talus

G. M. Oettl, Ph. B. Schöttle, J. D. Agneskirchner, A. B. Imhoff

Einleitung

Speziell am Talus ist bei osteochondralen Läsionen wie der Osteochondrosis dissecans (OD) oder posttraumatischen Defekten nach wie vor die geeignete chirurgische Therapieform umstritten. Gerade für späte Stadien der OD sind die herkömmlichen Verfahren wie Debridement oder Anbohrung nicht mehr erfolgversprechend [5, 8] und die Transplantation von autologen Knorpel-Knochenzylindern ist derzeit sicher mehr als nur eine Alternative. Die osteochondrale Zylindertransplantation bietet im Vergleich zu Techniken wie Mikrofrakturierung, Anbohren oder Abrasionsarthroplastik, bei denen sich allenfalls faserknorpeliges Regeneratgewebe bildet und die Symptomatik in der Regel nur temporär verbessert werden kann, die Möglichkeit, „vollwertigen" hyalinen Gelenkknorpel an die Stelle des Defektes zu bringen. Ziel dieser Technik ist die Verwendung von Knochenknorpelzylindern aus gering belasteten Knorpelzonen des Kniegelenks für die Transplantation in Defekte der Belastungszonen. Obwohl diese Technik ursprünglich für die Behandlung von fokalen Knorpeldefekten im Bereich der Femurkondylen entwickelt wurde, wird sie mittlerweile auch an der Patella und an anderen Gelenken wie dem oberen Sprunggelenk (Talus), dem Ellenbogen und der Schulter eingesetzt [2, 6, 8, 10, 14]. Seit 1996 haben wir Erfahrung mit dieser operativen Technik an über 130 Patienten an verschiedenen Gelenken (Knie n=99, Talus-OSG n=32, Schulter und Ellbogen). Die Ergebnisse am Talus mit einem follow-up von mehr als 6 Monaten sind im Orthopäden 2000 publiziert und zeigen alle eine Verbesserung der klinischen Symptomatik.

Indikation

Indikationen sind fokale osteochondrale oder cystische Defekte bis zu einem Durchmesser von 2–3 cm am Talus, lokale Knorpelschäden Grad III und IV nach Outerbridge, Osteochondrosis dissecans Herde Stadium III und IV (avitales Fragment, Knorpelmalazie) mit einem Patientenalter >14 Jahre [12] sowie begrenzte Osteonekrosen. Kontraindikation ist eine generalisierte Osteoarthrose. Die Kompliance des Patienten muß eine langwierige Rehabilitation zulassen.

Operative Technik (OATS)

Wie erwähnt ist die autologe Knorpel-Knochentransplantation in OATS-Technik (osteochondral autograft transfer system, Fa. Arthrex) nicht nur am Kniegelenk, sondern auch am OSG (Talus), am Ellenbogen und an der Schulter anwendbar [8]. Man spricht bei einer Knochenknorpeltransplantation an diesen Gelenken von der sog. Zwei-Gelenk-Technik, da die Spenderzylinder in der Regel aus dem Knie entnommen und in ein anderes Gelenk in press-fit-Technik transplantiert werden. Dies bedeutet, daß der Durchmesser des Spenderzylinders etwa 0,3 mm größer als der des Aufnahmebettes ist, so daß das Transplantat ohne zusätzliche Fixation fest impaktiert im Aufnahmetunnel sitzt. Voraussetzung ist hierbei der zirkuläre Kontakt zu intakter Spongiosa oder zu bereits implantierten Zylindern.

Vorbereitung: Präoperativ wird anhand einer Kernspintomographie (MRT) mit intravenöser Kontrastmittelgabe (Gadolinium) die Größe, Lokalisation und auch die Tiefe der ossären Mitbeteiligung des Defektes so genau wie möglich festgelegt. Sollte eine genaue Definition des De-

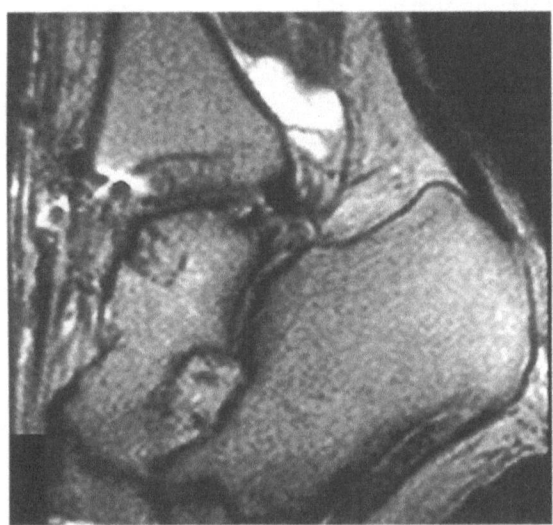

Abb. 1. EJ, m, 21 Jahre: Präoperativ angefertigtes MRT des li oberen Sprunggelenks mit iv-Kontrast (Gadolinium) zeigt Größe, Lokalisation und fehlende Vitalität der osteochondralen Läsion zentral im Talus

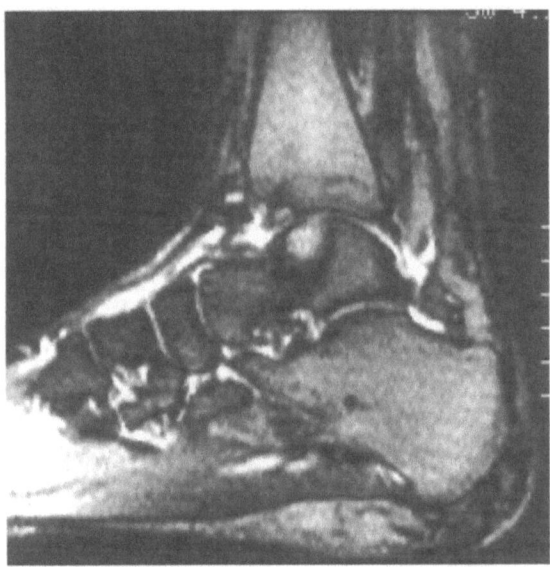

Abb. 2. EJ, w, 21 Jahre: Postoperatives MRT li oberen Sprunggelenks mit i.v. Gadolinium 1 Jahr nach Transplantation eines Zylinders (Größe 10). Der Zylinder zeigt KM-Aufnahme. Die Gelenkflächen sind kongruent

fekts durch die MRT nicht möglich sein, so kann der Eingriff mit einer diagnostischen Arthroskopie begonnen werden, um das Ausmaß des Defekts zu evaluieren. Danach wird mit speziellen Größenmessern bestimmt, wie viele Zylinder mit welcher Größe implantiert werden müssen. Ebenso sollte das ipsilaterale Kniegelenk untersucht werden, ob es als Spenderregion verwendet werden kann.

Instrumentarium: Durch die Verwendung spezieller dünnwandiger Hohlmeißel (Fa. Arthrex) mit Millimeter-genauem Längenmaß werden Zylinder mit uniformer Größe und Länge gewonnen.

Zugänge: Für Defekte im Bereich des medialen Talus ist für das orthograde Entnehmen und Einsetzen der Zylinder häufig eine Innenknöchelosteotomie notwendig, die dann durch eine Osteosynthese versorgt wird. Wir führen eine V-förmige Osteotomie nach Vordrehen der Schrauben durch. Bei ventraler Lage des Defekts und maximaler Plantarflexion des Fußes kann ein sog. „anterior grooving" der ventromedialen oder -lateralen Tibiakante, d.h. Ausstanzen einer knöchernen Grube, für den Zugang ausreichend sein.

Für den Zugang zur lateralen Talusschulter ist die Resektion des Lig. talofibulare anterior erforderlich, liegt der Defekt mehr posterior ist der transfibulare Zugang notwendig. Durch eine schräge, V-förmige Osteotomie der Fibula distal der Syndesmose und Durchtrennen des Lig. fibulotalare anterius bei Erhalt des Lig. fibulocalcaneare ist der Überblick möglich. Abschließend erfolgt eine Osteosynthese.

Vorbereitung der Defektzone: Aus der Defektzone werden Stanzzylinder mit einer Tiefe von in der Regel 10–15 mm entnommen. Am Talus ist wegen der Kanten-nahen Lokalisation der Defekte häufig ein schräges Entnehmen der Zylinder erforderlich, ohne das eine ausreichende Stabilität der späteren Spenderzylinder nicht gewährleistet ist. Nach Feinanpassung des Empfängerlochs durch leichte Impaktion mit einem Stößel wird die Implantationstiefe in Relation zur gesunden periläsionalen Knorpeloberfläche genau ausgemessen.

Gewinnung der Spenderzylinder: Dabei werden die Spenderknorpelknochenzylinder entweder arthroskopisch oder per Miniarthrotomie vom medialen oder lateralen proximalen Femurkondylus, einer Region mit gering belasteten Knorpelzonen des Kniegelenks entnommen. Bei der Entnahme des Spenderzylinders mit dem zum vorher verwendeten „recipient" Meißel passenden „donor" Hohlmeißel (jeweils 1 mm größerer Durchmesser) aus dem Knie muß die Oberflächenkontur und -krümmung der Empfängerregion am Talus sowie der Entnahme-Winkel mitberücksichtigt werden. Die Entnahmeposition und der -winkel am Femurkondylus entscheiden, ob z.B. die Kante am Talus optimal imitiert werden kann. Danach erfolgt die Mes-

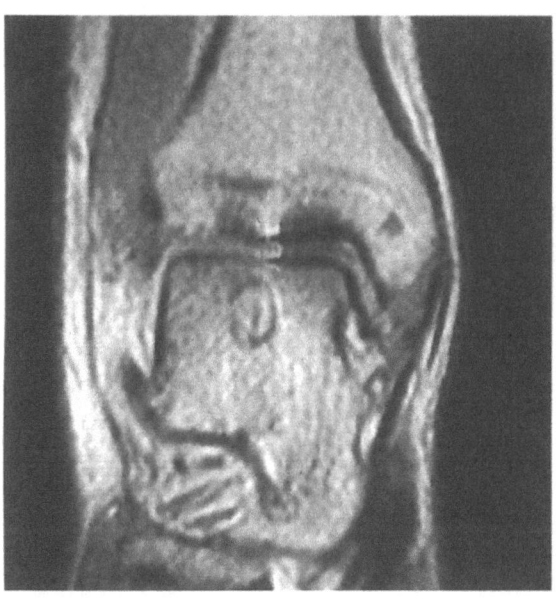

Abb. 3. EJ, w, 21 Jahre: Coronare Schicht. Postoperatives MRT des li oberen Sprunggelenks mit i.v. Gadolinium 1 Jahr nach Transplantation von einem Zylinder (Größe 10). Der Zylinder zeigt KM-Aufnahme. Die Gelenkflächen sind kongruent

sung der Länge des Spenderzylinders und gegebenenfalls das Zurichten auf die Empfängertunnellänge.

Transplantation: Anschließend wird der Spenderzylinder mittels der Spenderführungshülse vorsichtig in den Empfängertunnel eingetrieben. Wichtig dabei ist, daß man mit vorsichtigem Stößeln danach eine Oberflächenangleichung an die Umgebung vornimmt. Das Transplantat sollte fest plaziert sein und in bezug zu Oberflächenkontur und Höhe exakt mit dem angrenzenden gesunden Knorpel abschließen. Wie erwähnt, ist nicht nur die Transplantation eines einzelnen, sondern auch mehrerer Zylinder gleichzeitig möglich. Bei der Durchführung multipler Transfers sollte jeder Transfer einzeln abgeschlossen sein, bevor der folgende Zylinder direkt angrenzend implantiert wird. Dabei ist es selbstverständlich möglich, verschiedene Zylindergrößen zu verwenden, um in Abhängigkeit von der jeweiligen Größe einen möglichst vollständigen Ersatz des Defektbereichs zu erreichen. Die im Bereich der Spenderregion am Kniegelenk entstandenen Löcher können durch die aus den Defektzonen entnommenen Zylinder partiell aufgefüllt werden. Kräftiges Komprimieren der im Durchmesser geringeren, de-

fekten Zylinder mit dem Stößel am Spendeort verhindert hier eine sekundäre Dislokation. Eine Auffüllung mit Spongiosa aus anderen Körperregionen (Beckenkamm) ist möglich, aber nicht unbedingt notwendig.

Für den Erfolg nach Transplantation osteochondraler Zylinder müssen Begleitpathologien möglichst weitgehend ausgeschaltet werden. Bei Transplantationen im Bereich des OSG sollte eine Bandinstabilität ebenfalls in der gleichen operativen Sitzung mitbehandelt werden.

Mögliche perioperative Probleme und deren Lösungen: Wenn der Spenderzylinder zu kurz gewählt ist, wird der Empfängertunnel mit Spongiosa entsprechend der Länge des Spenderzylinders aufgefüllt, bis die gewünschte Tiefe erreicht ist. Bereits zu tief implantierte Zylinder werden mit dem sog. Korkenzieher entfernt und mit Spongiosa unterfüttert. Ist der Spenderzylinder zu lang gewählt, kann ein Oberflächenangleich mit dosiertem Nachstößeln erfolgen, allerdings darf hierbei nicht die Knorpelfläche geschädigt werden. Sollte dies nicht möglich sein, muß der Zylinder entfernt und erneut angepaßt werden. Bei nicht passender Oberflächenkontur z.B. durch Rotationsfehler, kann der Zylinder mit Hilfe des Korkenziehers entnommen und in korrigierter Rotation neu ausgerichtet werden. Zylinder, welche zu locker sitzen, können mit resorbierbaren Stiften quer oder schräg verriegelt werden.

Postoperative Behandlung: Das postoperative Management beinhaltet initial Schmerztherapie und Thromboembolieprophylaxe bis zur Vollbelastung sowie sofortige Mobilisation, wenn möglich auf der Motorschiene zur Verbesserung der Knorpelernährung. Wir empfehlen für 6 Wochen vollständige Entlastung, danach zügiger Belastungsaufbau mit erreichter Vollbelastung 10–12 Wochen postoperativ. Bei erlaubter freier Beweglichkeit wird postoperativ isometrisches Training durchgeführt. Das betroffene Spender-Kniegelenk kann sofort im Rahmen der Schmerzen voll mobilisiert werden.

Postoperativ auftretende Komplikationen: Neben den nach jeder Operation möglichen postoperativen Problemen (Infekt, Thrombose etc.) treten bei der osteochondralen Transplantation häufiger passagere femoropatelläre Beschwerden im Bereich der Entnahmestelle für 4–8 Wochen auf.

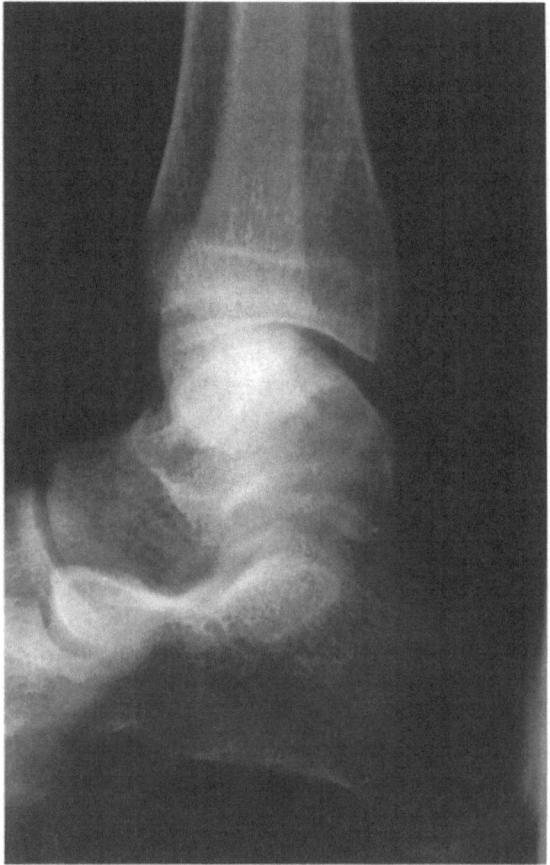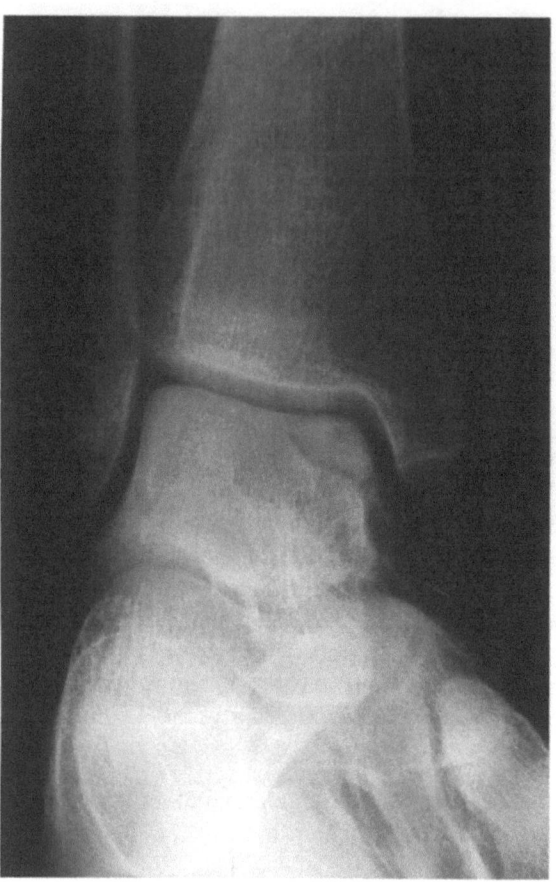

Abb. 4. FA, w, 18 Jahre: Präoperatives konventionelles Röntgenbild des rechten Sprunggelenks mit Osteochondrosis dissecans an der posterioren medialen Talusschulter

Postoperative Kontrolle

Klinische Kontrollen finden 6, 12 Wochen sowie 6 und 12 Monate postoperativ mit konventioneller Röntgendiagnostik statt. MRT-Kontrollen mit i.v. Kontrastmittel (Gadolinium) bestätigen eine Inkorporation und Vitalität der Transplantate und können auch zur Beurteilung der Oberflächenkongruenz des Knorpels, einer fehlenden Einheilung, einer Fehlimplantation oder einer sekundären Sinterung herangezogen werden. Sowohl im postoperativen Kontrollröntgen, als auch in den Verlaufs-MRT kann man die unterschiedlichen „tide mark level" der Zylinder erkennen, die auf der unterschiedlichen Knorpeldicke von Spender und Empfänger beruhen. Die Arthroskopie als Kontrollinstrument kann bei Patienten, bei denen postoperativ Komplikationen auftreten, die mit einer MR-Untersuchung alleine nicht abgeklärt werden können, eingesetzt werden.

Diskussion

Die Transplantation von Knorpelknochenzylindern in OATS-Technik eignet sich für osteochondrale Läsionen am Knie, am oberen Sprunggelenk (Talus), am Ellbogen (Capitulum humeri) und an der Schulter (Humeruskopf) [7, 8, 13]. Sie bietet die Möglichkeit, „vollwertigen" hyalinen Gelenkknorpel an die Stelle des Defektes zu bringen.

Längerfristige Resultate nach osteochondralem Zylindertransfer stammen bisher allerdings zumeist aus Studien, bei denen die Technik am Kniegelenk angewendet wurde. So berichtete Bobic 1996 [2] von ersten längerfristigen Ergebnissen der autologen Transplantation in ‚OATS-Technik' am Kniegelenk, wobei nach 2 Jahren bei 10 von 12 Patienten gute bis sehr gute Ergebnisse erzielt werden konnten. Von Hangody stammt die Technik der sogenannten ‚Mosaic Plasty' [5, 6], die ähnlich wie die OATS-Technik autologe Knor-

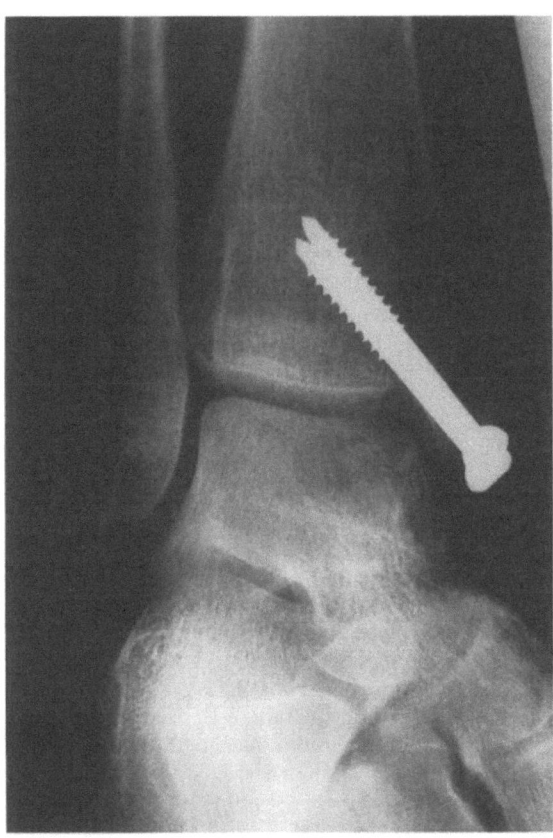 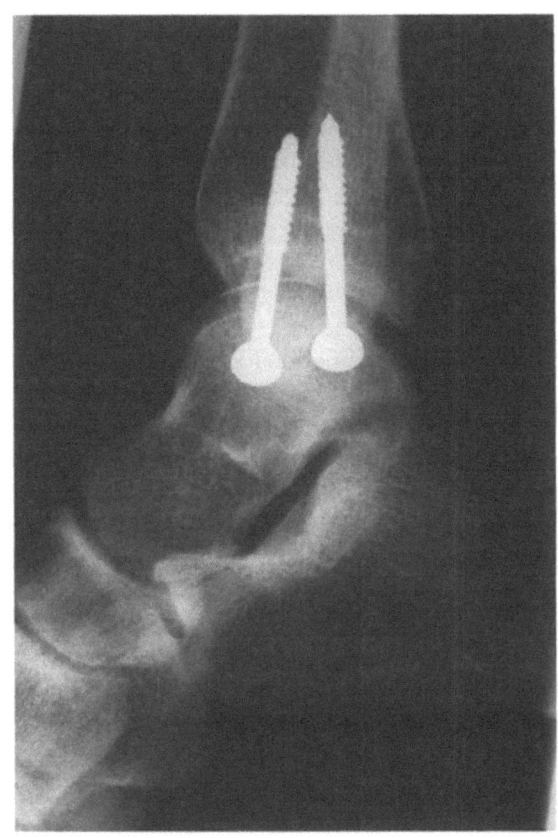

Abb. 5. FA, w, 18 Jahre: Postoperative konventionelle Röntgenkontrolle des rechten Sprunggelenks nach Innenknöchelosteotomie und OATS an der medialen Talusschulter

pel-Knochen-Zylinder in umschriebene osteochondrale Defektzonen sowohl am distalen Femur als auch am Talus transplantiert. Allerdings existieren bisher keine Arbeiten, die bei größeren Fallzahlen langfristig die Ergebnisse speziell am oberen Sprunggelenk nachuntersuchten. Erste Arbeiten hierzu, die Technik und vorläufige Resultate veröffentlichten, berichten allerdings auch am Talus von ermutigenden Ergebnissen [6, 8, 10, 12]. In einer neueren Studie wird bei 14 so operierten Patienten von signifikant besseren klinischen Ergebnissen dieser Technik im Vergleich zu Debridement und Anbohrung berichtet (Nachuntersuchungszeit knapp 6 Jahre) [4]. Die guten Ergebnisse unserer eigenen Patientenpopulation sind ähnlich ermutigend und weisen auf das große Potential der beschriebenen Technik hin.

Die Verursachung von zusätzlicher Morbidität durch die autologe Entnahme des Donormaterials am Kniegelenk kann problematisch sein, allerdings traten bei unseren eigenen Patienten in keinem Fall längerfristige Probleme wie femoropatelläre Beschwerden auf. Ein Vorteil der

autologen Transplantationstechnik ist das Fehlen der möglichen Übertragung viraler oder anderer Pathogene. Ferner ist eine das Transplantat gefährdende immunologischen Abstoßungsreaktion, wie sie bei Allografts vorkommen kann, ausgeschlossen. Zudem ist bei allogenem Spendermaterial, das tiefgefroren oder bestrahlt konserviert wird, das Langzeitüberleben der Knorpelzellen äußerst fraglich. Die Verwendung frischer Allografts am Talus als auch am Knie wird zur Vermeidung der Beschwerden an der Entnahmestelle, zur Bereitstellung größerer Donormengen, wie auch zur Vermeidung der Eröffnung eines zweiten Gelenkes bei der Zwei-Gelenk-Technik sicher weiter ernsthaft diskutiert werden. Ein entscheidender Vorteil der Technik der autologen Knorpel-Knochentransplantation sind die im Vergleich zu anderen Verfahren, insbesondere der autologen Chondrozytentransplantation (ACI), mit der am Talus noch sehr wenig Erfahrung herrscht, verhältnismäßig geringen Kosten. Zudem wird die ACI – im Gegensatz zur OATS-Transplantation – bei

Beteiligung des subchondralen Knochens, wie sie bei der OD definitionsgemäß vorliegt, nicht empfohlen.

Die häufig ungünstig mitten in der Belastungszone der Malleolargabel liegende Lokalisation der osteochondralen Läsionen am Talus macht eine mediale oder laterale Malleolarosteotomie häufig unumgänglich, die zusätzliche postoperative Morbidität verursachen kann, langfristig negative Folgen sind hierbei allerdings noch nicht nachgewiesen.

Die Kernspintomographie gestattet, insbesondere wenn sie mit i.v. Kontrastmittel durchgeführt wird, eine präzise Nachkontrolle nach OATS. Durch die Kontrastmittelgabe gelingt der Nachweis der Vitalität des transplantierten Materials, ebenso können die Knorpeloberfläche und Kongruenz der Zylinder mit der Nachbarschaft beurteilt werden.

Für den Erfolg nach Transplantation osteochondraler Zylinder ist eine präzise und umsichtige Operationstechnik von eminenter Wichtigkeit. Im Gegensatz zum Kniegelenk ist bei der OATS-Technik am Talus wegen der Kanten- nahen Lokalisation der Defekte häufig ein schräges Einbringen der Zylinder erforderlich, ohne das eine ausreichende Stabilität der Zylinder nicht gewährleistet ist. Der Winkel bei Entnahme der Stanzen aus dem Knie muß dabei genau mitberücksichtigt werden, andernfalls drohen durch überstehende Knorpelränder hohe einseitige Druckverhältnisse. Zudem muß die Länge der Zylinder genau der Tiefe des vorbereiteten Transplantatbettes entsprechen, so daß die Knorpeloberfläche des Transplants genau mit der Umgebung abschließt. Steht der Zylinder etwas vor, kommt es zu einem unphysiologischen Anpreßdruck sowohl am überstehenden Transplantat als auch an der oppositionellen Knorpeloberfläche [1], was zum einen die Einheilung des Zylinders gefährdet als auch Knorpelschäden an der gegenüberliegenden Gelenkfläche verursachen kann. Ist der Zylinder dagegen zu tief eingebracht, nimmt er an der Druckverteilung im Gelenk nicht teil und ist damit funktionslos.

Zusammenfassend ist die Technik der autologen Transplantation von Knorpel-Knochen-Zylindern eine vielversprechende Therapieform bei osteochondralen Läsionen am Talus. Die nachgewiesen guten Resultate an anderen Gelenken, insbesondere am Knie, aber auch die hier vorliegenden eigenen und bisher publizierten Ergebnisse am Talus sind ermutigend. Ideale Indikation sind umschriebene osteochondrale, zystische oder rein chondrale Defektzonen Grad III und IV von limitierter Größe > 0, 5 cm im Durchmesser.

Literatur

1. Amis A (1998) Cartilage Repair – a Bioengineer's Viewpoint. Newsletter International Cartilage Repair Society Issue Spring 98:3
2. Bobic V (1996) Arthroscopic osteochondral autograft transplantation in anterior cruciate ligament reconstruction: a preliminary clinical study. Knee Surg Sports Traumatol Arthrosc. 3/4:262–4
3. Bruns J (1993) Osteochondrosis dissecans tali. Results of surgical therapy Unfallchirurg; 96/2:75–81
4. Draper SD, Fallat LM (2000) Autogenous bone grafting for the treatment of talar dome lesions. J Foot Ankle Surg; 39/1:15–23
5. Hangody L, Karpati Z, Szerb I, Eberhard R (1996) Autologous osteochondral mosaic like graft technique for replacing weight bearing cartilage defects. 7th Congress of the ESSKA, Budapest, Hungary, Abstract
6. Hangody L, Kish G, Karpati Z, Szerb I, Eberhardt R (1997) Treatment of osteochondritis dissecans of the talus: use of the mosaicplasty technique – a preliminary report. Foot Ankle Int; 18/10:628–634
7. Imhoff AB, Oettl GM, Schoettle PhB, Agneskirchner JD (2000) Arthroscopic and open techniques for transplantation of osteochondral autografts and allografts in different joints. In: Grifka J, Ogilvie-Harris J (eds) Osteoarthritis – fundamentals and strategies for joint preserving treatment. Springer, Berlin Heidelberg New York:45–51
8. Imhoff AB, Öttl GM, Burkart A, Traub S (1999) Osteochondrale Autograft-Transplantation an verschiedenen Gelenken. Orthopäde; 28/1:33–44
9. Josten C, Rose T (1999) Acute and chronic osteochondral lesions of the talus Orthopäde; 28/6:500–508
10. Kish G, Modis L, Hangody L (1999) Osteochondral mosaicplasty for the treatment of focal chondral and osteochondral lesions of the knee and talus in the athlete. Rationale, indications, techniques, and results. Clin Sports Med; 18/1:45–66
11. Oettl GM, Schoettle PhB, Agneskirchner JD, Imhoff AB (2000) Osteochondrale Läsionen am Talus. Therapie: Operativ: OATS Orthopäde (in Druck)
12. Öttl G, Martinek V, Imhoff AB (1997) Möglichkeiten der Diagnostik und Therapie chondraler und osteochondraler Läsionen am Talus. In: Hempfling H, Beikert R. Arthroskopie am Sprunggelenk. Bühren V (Hrsg). Ecomed Verlag Landsberg, 250–258
13. Traub S, Imhoff AB, Öttl G (2000) Die Technik der osteochondralen autologen Knorpeltransplantation (OATS) zum Ersatz chondraler oder osteochondraler Defekte. Osteologie; 9/1:46–55
14. Wagner H (1964) Operative Behandlung der Osteochondrosis dissecans des Kniegelenkes. Z Orthopädie:62–64

KAPITEL 13

Die anatomischen Rekonstruktionsmöglichkeiten beim instabilen Sprunggelenk

D. Schäfer, B. Hintermann

Einleitung

Laterale Kapselbandverletzungen des oberen und unteren Sprunggelenkes sind unverändert die häufigsten Bandverletzungen des Körpers [1]. Während bis Ende der 80er Jahre frische Bandrupturen überwiegend operativ versorgt wurden, hat eine kritische Metaanalyse der bis zu diesem Zeitpunkt publizierten Arbeiten gezeigt, daß die konservative Behandlung der operativen ebenbürtig ist [2]. Dies bedeutet jedoch nicht, daß beide Verfahren optimal sind, sondern eine gleich hohe Versagerquote haben. Es ist daher heute generell akzeptiert, daß die konservative Behandlung das Verfahren der Wahl für akute Bandverletzungen darstellt. Dabei wird in Kauf genommen, daß in 5–30% nach akuten Außenbandverletzungen eine chronische Instabilität resultiert [3, 4]. Der Mechanismus, der zu dem Komplex der chronischen lateralen Bandinstabilität führt, ist noch nicht genau bekannt [2]. Unterschieden wird meistens in eine funktionelle und mechanische Instabilität [5]. Unsere eigenen Untersuchungen weisen jedoch darauf hin, daß noch weitere Typen von chronischen Sprunggelenksinstabilitäten existieren:

Die Rotationsinstabilität mit vielen Subtypen entsprechend der Position des Drehzentrums sowie die mediale Instabilität, die wir erst ansatzweise verstehen und die noch nicht generell akzeptiert ist [6].

Liegt eine chronische, unter konservativer Therapie refraktäre mechanische Instabilität des Sprunggelenkes vor, kann die Indikation zur operativen Rekonstruktion gestellt werden [, 8].

Die operativen Verfahren werden in anatomische und nicht anatomische Rekonstruktionsmöglichkeiten unterschieden. Im folgenden soll ein Überblick über die anatomischen Rekonstruktionsmöglichkeiten gegeben werden.

Relevante Aspekte der Anatomie des oberen Sprunggelenkes

Am besten beschrieben hat Burks die Anatomie der lateralen Kapselbandstrukturen am OSG [9]. Anhand von 39 Untersuchungen an Kadaverfüssen kommt er zu folgenden Durchschnittswerten (Abb. 1a+b). Das Ligamentum fibulotalare anterius entspringt an der Fibula 10 mm proximal der Spitze. Die Insertionszone ist 8 mm breit. Von dort läuft es zum Talushals unmittelbar hinter der Gelenkfläche und durchschnittlich 18mm oberhalb des unteren Sprunggelenkes. Das Ligamentum fibulocalcaneare entspringt ebenfalls von der Vorderfläche der Fibula, 8,5 mm proximal der Fibulaspitze. Die Insertionszone ist 8mm breit. Von dort läuft das Ligamentum fibulocalcaneare unter der Peronealsehnenscheide bis zum lateralen Calcaneus, die Insertion am Calcaneus liegt durchschnittlich 13 mm unterhalb des unteren Sprunggelenkes. Das untere hintere Sprunggelenk wird vom Band rechtwinklig überkreuzt. Ligamentum fibulocalcaneare und Ligamentum fibulotalare anterius bilden bei Rechtwinkelstellung des Fusses einen nach vorne offenen Winkel von 133°. Ein schwaches inferiores Bündel des Ligamentum fibulotalare anterius ist nicht konstant vorhanden und entspringt direkt aus dem Ligamentum fibulocalcaneare. Die Stärke der einzelnen Bänder variiert erheblich.

Bemerkenswert ist, daß der Faserverlauf sowohl des Ligamentum fibulotalare anterius als auch des Ligamentum fibulocalcaneare im Vergleich zu den Kreuzbändern des Kniegelenkes im wesentlichen parallel ist.

Anatomische Rekonstruktionsmöglichkeiten:

Auf Grund der präzisen anatomischen Beschreibung von Ansatz und Ursprung der lateralen Bänder können als anatomische Rekonstrukti-

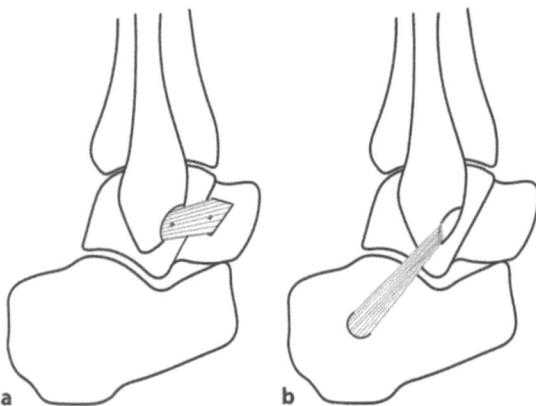

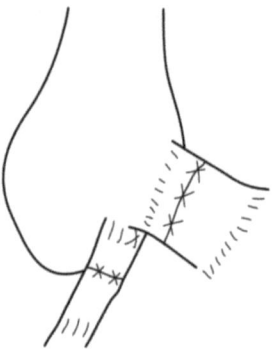

Abb. 2. Brostroem-Technik

Abb. 1. Anatomie des lateralen Bandapparates

onsverfahren nur solche akzeptiert werden, die eine Verankerung des Reparaturgewebes in den anatomisch definierten Insertionszonen angeben.

Folgende Operationsverfahren erlauben eine weitgehend anatomische Rekonstruktion des lateralen Bandapparates:

1. Die direkte Ligamentnaht (Brostroem-Operation mit Modifikationen) [10] (Abb. 2)
2. Operationsmethode nach Karlson mit Modifikationen [11] (Abb. 3)
3. Methode nach Gould [12] (Abb. 4)
4. Plantarissehnenplastik nach Hintermann [13].

1. Verfahren nach Brostroem [10]: Das Ligamentum fibulotalare anterius wird durch eine antero-laterale Inzision parallel zur Grenze der Fibula dargestellt und direkt in ihrem ligamentären Anteil vernäht. Liegt eine Verletzung des Ligamentum fibulocalcaneare vor, so wird dies nach Eröffnen der Peronealsehnenscheide ebenfalls direkt genäht. Reine Avulsionen entweder vom Calcaneus oder der Fibula können durch transossäre Nähte refixiert werden. Brosström gibt 83% gute bis sehr gute Resultate nach drei Jahren an. Die Methode ist weit verbreitet (Abb. 2).

2. Karlson [11] modifizierte die Orginaltechnik von Brostroem dahingehend, daß der üblicherweise vorhandenen Elongation von Ligamentum fibulotalare anterius und Ligamentum fibulocalcaneare Rechnung getragen wird, er schlägt statt intraligamentärem Raffen eine Reinsertion an der Fibula durch transossäre Fixation vor. Nach zwei Jahren findet er bei 90% der so operierten Patienten gute bis sehr gute Resultate (Abb. 3).

3. Gould [12] modifizierte die Operationstechnik weiter, indem er das laterale Retinakulum in

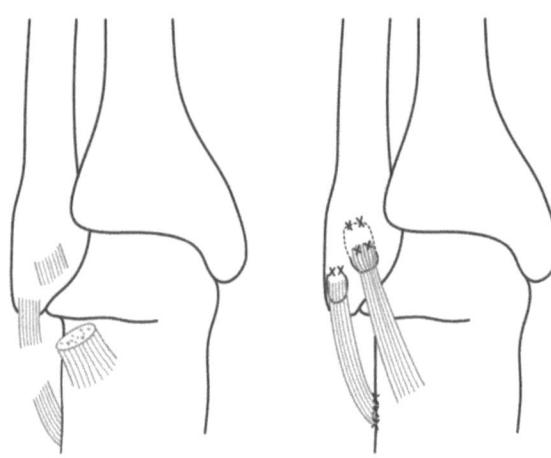

Abb. 3. Karlson-Technik

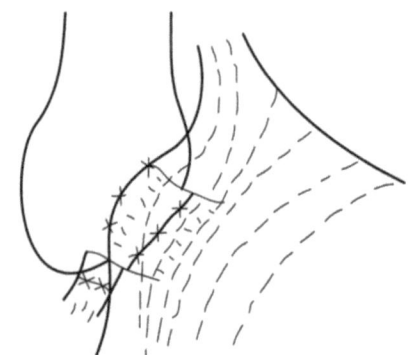

Abb. 4. Gould-Technik

die Rekonstruktion miteinbezog. Dadurch soll eine vermehrte Beweglichkeit im Subtalargelenk reduziert werden, wenn gleich Karlson im Vergleich dieser beiden Verfahren keinen signifikanten Unterschied fand (Abb. 4).

4. Für die von Sjolin [14] angebene Periostlappentechnik werden von der lateralen und

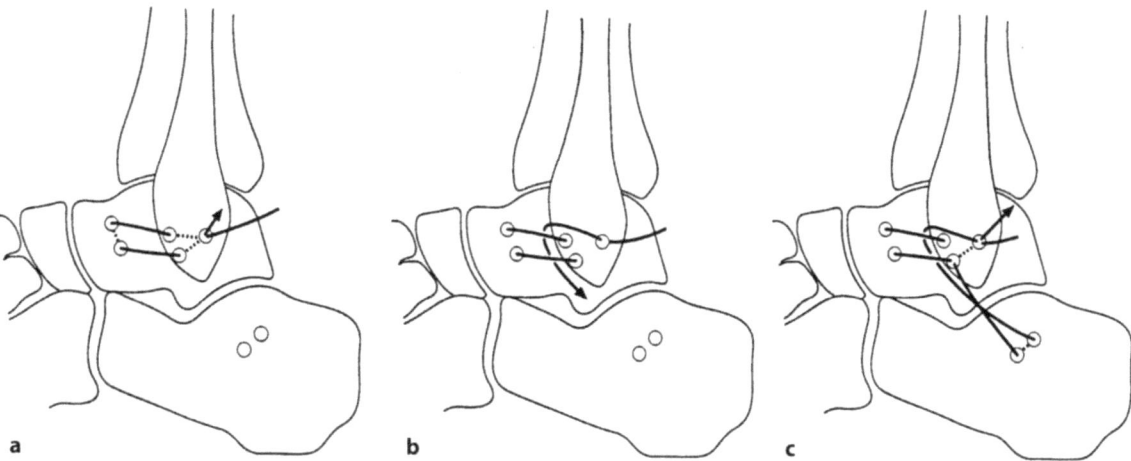

Abb. 5. Hintermann-Technik (Orthopäde, 1999)

ventralen Fibula zwei Periostlappen distal gestielt abgelöst und auf dem Calcaneus transossär fixiert. Die initiale Zugfestigkeit des Periostes ist jedoch gering.
Wirt [15] gibt für die Periostlappenplastik 81% gute bis sehr gute Resultate an.
5. Anatomische Rekonstruktion nach Hintermann [13] (Abb 5a–c). Nach einer 6–8 cm langen Längsinzision über der distalen Fibula Richtung Basis der Metatarsale V wird in den Sinus tarsi eingegangen und dieser ausgeräumt. Nachfolgend werden die Bänder dargestellt und bezüglich Stärke und Qualität inspiziert. Werden diese als für eine Rekonstruktion allein ungenügend beurteilt, wird die Plantarissehne entnommen. Durch einen kleinen Hautschnitt an der medialen Ferse wird die Plantarissehne aufgesucht und mit dem Sehnenstripper proximal abgesetzt. Gelingt die Identifikation der Plantarissehne distal nicht, wird diese proximal aufgesucht. Durch eine ca. 5 cm lange Längsinzision medial wird die Faszie gespalten und stumpf zwischen den M. gastrocnemius medialis und M. soleus eingegangen. Die Plantarissehne wird mit dem Sehnenstripper distal abgesetzt und ausgezogen. Das ca. 17 cm lange Sehnentransplantat wird mit einem atraumatischen Faden der Stärke 0 an einem Ende gefaßt und in einer feuchten Kompresse aufgehoben. Liegt keine Plantarissehne vor, können alternativ freie Sehnentransplantate des M. extensor digitorum longus III und IV benutzt werden. Diese können durch je eine kurze Hautinzision auf Höhe des oberen Sprunggelenks (OSG) bzw. des Metatarsopha-

langealgelenks III und IV gewonnen und dann als gedoppeltes Transplantat verwendet werden.

Die Insertionsstellen der Bänder werden unter weitgehendem Belassen der Bandresten bestimmt und die Durchzuglöcher für das Transplantat mit dem 3,2 mm Bohrer gebohrt. An der Fibula werden 2 Löcher in einem Abstand von 6–8 mm von ventral nach dorsal gebohrt. Die Eintrittsstelle dieser beiden Löcher soll zum einen unmittelbar an der Knorpelbegrenzung und zum andern ca. 13 mm bzw. 7 mm kranial der Fibulaspitze liegen. Von schräg dorsal wird ein 3. Loch nach ventral gebohrt. Eine kleine Weberzange wird in das kraniale und dorsale Loch eingeführt. Mit Schwenkbewegungen werden ein Durchzugkanal geschaffen und die Eintrittsstellen von scharfen Knochenkanten befreit. In gleicher Weise wird der Knochenkanal vom kaudalen zum dorsalen Loch vorbereitet. Am Talushals werden 2 Löcher in einem Abstand von 6–8 mm unmittelbar an der Knorpelgrenze zueinander konvergierend gebohrt. Der Mittelpunkt zwischen den beiden Löchern sollte ca. 18 mm oberhalb des Subtalargelenks liegen. In der Regel ist dieser Punkt durch Bandreste vorgegeben und ein Loch wird unterhalb und das andere Loch oberhalb dieser Bandreste gebohrt. Der Knochenkanal wird in gleicher Weise mit der Weberzange geschaffen. Zur Schaffung des Durchzugkanals am lateralen Kalkaneus wird der Fuß in maximaler Supination gehalten. Der laterale Kalkaneus wird unter Beiseitehalten der Peronealsehnen mit einem kleinen Hohmann-Hebel genügend nach dorsal und kaudal dargestellt. In einem Abstand von 13 mm von der Gelenkfläche werden 2 konvergierende Löcher in einem Abstand von 6-8 mm gebohrt und der Durchzugkanal mit der Weber-Zange geschaffen.

Ein Faden der Stärke 2,0 wird nun folgendermaßen eingezogen:

- Ins dorsale Loch zum kranialen ventralen Loch der Fibula,
- Ins kraniale Loch zum kaudalen Loch des Talus,
- Ins kaudale ventrale Loch zum dorsalen Loch der Fibula,
- Nach Zurückführen und Umfahren des Fadens von der kranialen ventralen Fibula zum kranialen Talus ins ventrale Loch zum dorsalen Loch des Kalkaneus,
- Ins kaudale ventrale Loch zum dorsalen Loch der Fibula.

Nach Festknoten des Transplantates am vorgelegten Faden wird das Transplantat in der gleichen Weise eingezogen. In neutraler Stellung des Fußes wird das Transplantat leicht eingezogen. Die freie Beweglichkeit von OSG (Flexion/Extension) und unterem Sprunggelenk (USG) (Pronation Supination) werden überprüft. Die Transplantatenden werden mit einem Faden der Stärke 0 vernäht; allfällige Überstände des Transplantats werden zur Verstärkung der Zügel zum Talushals bzw. Kalkaneus verwendet, indem sie zusammen mit den Bandresten mit dem Transplantat Seit- zu Seit vernäht werden. Abschließend wird das Peronealsehnenfach rekonstruiert und die Haut mit Einzelknopfnähten verschlossen.

Postoperativ wird bei gesicherter Wundheilung mit der Bewegungstherapie und Kräftigung der Peronealsehnen begonnen. Beim Gehen werden die rekonstruierten Bänder mit einem Stabilschuh (oder einer anderen adäquaten äußeren Stabilisierungshilfe) während 6 Wochen geschützt. In der Regel kann der Fuß nach 10 Tagen schmerzfrei voll belastet werden. Die Sportaufnahme wird in Abhängigkeit der erreichten propriozeptiven Funktion und der Belastungsart schrittweise erlaubt: Fahrradfahren nach 4-6 Wochen, Lauftraining nach 8-10 Wochen, Kontaktsportarten nach 3-5 Monaten.

Nach durchschnittlich 3,5 Jahren wurde das funktionelle Resultat in 96% der Fälle als gut bis ausgezeichnet beurteilt. Der durchschnittliche AOFAS hind foot score erreichte 97,9 Punkte.

Zusammenfassende Beurteilung

Die Wahl des geeigneten Operationsverfahrens zur anatomischen Rekonstruktion des lateralen Bandapparates hängt im wesentlichen von den intraoperativ vorgefundenen Bandreste ab.

Wenn sich während der Präparation ausreichendes Bandgewebe im Bereich des ehemaligen Ligamentum fibulotalare anterius und/oder fibulocalcaneare findet, kann dieses bei intraligamentären Läsionen durch eine direkte Naht unter Verkürzung zur Stabilisierung verwendet werden. Liegt eine ossäre Avulsion vor, kann eine transossäre Refixation durchgeführt werden. Nicht selten ist das vorhandene Bandgewebe jedoch zu schwach, um eine adäquate Reparatur durchzuführen. In diesen Fällen ist eine Bandplastik indiziert. Wie unsere eigenen Resultate gezeigt haben, kann dies durchaus anatomisch geschehen, ohne daß eine stabilitätsrelevante Sehne geopfert werden müsste oder eine partielle Einsteifung des unteren Sprunggelenkes wie bei Operationen nach Watson-Jones und ähnlichen Verfahren möglich, in Kauf genommen werden müßte.

Literatur

1. Katcherian D (1994) Soft-tissue injuries of the ankle. In: Lutter LD, Mizel MS, Pfeffer GB (ed) Foot and ankle. Rosemont, AAOS, pp 241–254
2. Kannus P, Renstrom P (1991) Treatment for acute tears of the lateral ligaments of the ankle. Operation, cast, or early controlled mobilization. J Bone Joint Surg [Am] 73:305–312
3. Lofvenberg R, Karrholm J, Selvik G, Hansson LI, Ahlgren O (1989) Chronic lateral instability of the ankle. Roentgen stereophotogrammetry of talar position. Acta Orthop Scand 60:34–39
4. Zwipp H, Schievink B (1992) Primary orthotic treatment of ruptured ankle ligaments: a recommended procedure. Prosthet Orthot Int 6:49–56
5. Freeman MA, Dean MR, Hanham IW (1965) The etiology and prevention of functional instability of the foot. J Bone Joint Surg [Br] 47:678–685
6. Schäfer D, Hintermann B (1996) Arthroscopic assessment of the chronic unstable ankle joint. Knee Surg Sports Traumatol Arthroscopy 4:48–52
7. Peters JW, Trevino SG, Renstrom PA (1991) Chronic lateral ankle instability. Foot Ankle 12:182–191
8. Karlsson J, Lansinger O (1993) Chronic lateral instability of the ankle in athletes. Sports Med 16:355–365
9. Burks RT, Morgan J (1994) Anatomy of the lateral ankle ligaments. Am J Sports Med 22:72–77

10. Brostrom L (1996) Sprained ankles. V. Treatment and prognosis in recent ligament ruptures. Acta Chir Scand 132:537–550
11. Karlsson J, Eriksson BI, Bergsten T, Rudholm O, Sward L (1997) Comparison of two anatomic reconstructions for chronic lateral instability of the ankle joint. Am J Sports Med 25:48–53
12. Gould N, Seligson D, Gassman J (1980) Early and late repair of lateral ligament of the ankle. Foot Ankle 1:84–89
13. Hintermann B, Renggli P (1999) Anatomic reconstruction of the lateral ligaments of the ankle using a plantaris tendon graft in the treatment of chronic ankle joint instability. Orthopade 28:778–784
14. Sjolin SU, Dons-Jensen H, Simonsen O (1991) Reinforced anatomical reconstruction of the anterior talofibular ligament in chronic anterolateral instability using a periosteal flap. Foot Ankle 12:15–18
15. Rudert M, Wulker N, Wirth CJ (1997) Reconstruction of the lateral ligaments of the ankle using a regional periosteal flap. J Bone Joint Surg Br 79:446–451

Die chronische Sprunggelenkinstabilität: Biomechanik des Rückflußes – Einfluß der Tenodesen

D. Rosenbaum, Carola Bertsch, H.-P. Becker

Laterale Bandläsionen des Sprunggelenkes infolge von Supinationstraumen gehören zu den häufigsten Verletzungen. Für die Bevölkerung der Bundesrepublik Deutschland geht man von ca. 10 000 traumatischen Umknickereignissen pro Tag aus. Da vornehmlich junge, sportlich aktive Menschen betroffen sind, ist eine vollständige Wiederherstellung der Gelenkstabilität ohne Funktionseinbußen primäres Ziel der Behandlung.

Vielfältige prospektive Untersuchungen haben gezeigt, daß die konservative und operative Behandlung der primären Bandverletzung vergleichbare Ergebnisse liefert. Dies hat zu der allgemein akzeptierten Erkenntnis geführt, daß bei der primären Versorgung die konservative Therapie zu bevorzugen ist, da sie für den Patienten die weniger belastende Vorgehensweise darstellt und geringere Kosten verursacht.

Trotz allgemeiner Zufriedenheit mit den Behandlungsergebnissen kommt es unabhängig von der primären Versorgung bei 20 bis 30% aller Patienten zu einer chronischen Sprunggelenksinstabilität, die sich in rezidivierenden Problemen wie Unsicherheitsgefühl, Bewegungseinschränkung, Schwellneigung, Belastungsschmerzen und vor allem in wiederholten Umknickereignissen äußert. Diese Problematik verhindert eine Wiederherstellung der Sportfähigkeit, sogar die Alltagstauglichkeit der Betroffenen kann eingeschränkt sein, so daß diese ursprüngliche „Bagatell"-Verletzung letztendlich auch zu einer deutlichen Einschränkung der Lebensqualität führen kann.

Zur konservativen Behandlung der chronischen Instabilität werden physiotherapeutische Maßnahmen wie Kräftigungsübungen der gelenkstabilisierenden Muskulatur und Propriozeptionstraining eingesetzt. Allerdings erweist sich ein gewisser Anteil von Patienten als therapieresistent. Für diese Patienten, die auch nach Ausschöpfen der krankengymnastischen Maßnahmen instabil bleiben, werden operative Möglichkeiten in einer großen Vielzahl angeboten.

Bei den zur Wahl stehenden Operationsverfahren sind grundsätzlich zwei Vorgehensweisen zu unterscheiden:

- Anatomische Rekonstruktionsverfahren, die mit Hilfe körpereigener Materialien oder geeigneter Implantate eine möglichst anatomiegerechte Wiederherstellung zu erreichen versuchen.
- Tenodesen, die unter Verwendung eines Sehnentransplantates (in der Regel wird die Sehne des Peroneus brevis ganz oder halbiert verwandt) eine Verspannung des lateralen Sprunggelenkkomplexes anstreben.

Die Tenodesen sind in Deutschland bei etwa 20% der behandelnden Ärzte das Verfahren der ersten Wahl (Becker et al. 1995 a). Dies ist insofern überraschend, da man in der Literatur kritische Hinweise findet, die nach Tenodesen eine Beeinträchtigung der Bewegungsmöglichkeiten im Sprunggelenkkomplex nachweisen konnten (Colville et al. 1992, Hollis et al. 1995, Kjaersgaard-Andersen et al. 1990). Diese Störungen der Gelenkkinematik werden auch als mögliche Ursachen für die in Langzeit-Nachuntersuchungen gefundenen erhöhten Arthroseraten diskutiert (Becker et al. 1995 b, Karlsson et al. 1988, Rosenbaum et al. 1996 a).

Im Rahmen dieses Beitrags sollen eigene Arbeiten zur Evaluation der in Deutschland gebräuchlichen Tenodesen dargestellt werden. Diese Untersuchungen dienten der Darstellung der mechanischen Funktion des intakten Bandapparates und der Auswirkungen von experimentell erzeugten Bandverletzungen und Tenodeseverfahren auf die Gelenkbewegung und -belastung. Dazu wurden biomechanische Analysen an intakten, verletzen und operativ stabilisierten Sprunggelenkspräparaten durchgeführt. Die Ergebnisse sollen helfen, ein besseres Verständnis für die komplexe Problematik der Sprunggelenkverletzungen und der Auswirkungen ihrer Behandlungsmöglichkeiten zu gewinnen.

Untersuchung der Gelenkkinematik

Material und Methoden

Zur Untersuchung der komplexen Gelenkbewegungen im oberen und unteren Sprunggelenk wurde ein computergesteuerter Bewegungssimulator eingesetzt (Wilke et al. 1994a), in dem Unterschenkelpräparate mit vorgegebenen Momenten in den Hauptbewegungsebenen (Plantar- und Dorsalflexion; Eversion und Inversion; Innen- und Außenrotation) durchbewegt werden konnten (Abb. 1). Die Bewegung in den beiden Gelenken wurde durch dreidimensionale Goniometermeßsysteme aufgezeichnet (Wilke et al. 1994b), die jeweils zwischen Tibia und Talus bzw. zwischen Talus und Calcaneus fixiert wurden. Dadurch konnte die Gelenkbewegung in allen drei Bewegungsebenen, der Haupt- und den beiden Nebenebenen dargestellt werden. Allerdings sollen hier nur die Ergebnisse für die Hauptebenen aufgezeigt werden.

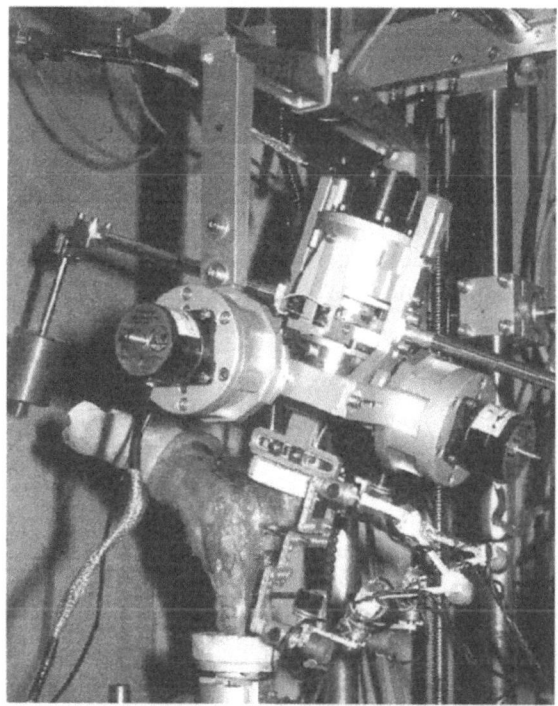

Abb. 1. Bewegungssimulator mit eingespanntem Fußmodell. Das Präparat wird mit Tibia und Fibula in der Basishalterung befestigt und über drei separat anzusteuernde Schrittmotoren bewegt, die am Calcaneus angreifen. Ferner sind die beiden Goniometermeßsysteme zur Bewegungsmessung im Talocruralgelenk und Subtalargelenk zu sehen

Die Messungen wurden an sieben humanen Unterschenkelpräparaten mit einem mittleren Alter von 72,4 ± 11,5 Jahren (3 männliche, 4 weibliche Unterschenkel) zunächst bei intaktem Bandapparat durchgeführt und nach Durchtrennen des Lig. fibulotalare anterius und des Lig. fibulocalcaneare sowie nach drei gebräuchlichen Tenodeseverfahren nach Evans, Watson-Jones und Chrisman-Snook wiederholt (Abb. 2).

Ergebnisse

Es zeigte sich, daß durch die Bandverletzungen ein erhöhtes Bewegungsausmaß hervorgerufen wurde, das sich vor allem im oberen Sprunggelenk bei Inversion und Innenrotation manifestierte. Im unteren Sprunggelenk entstand durch die Banddurchtrennungen nur eine gering ausgeprägte Instabilität (Abb. 3).

Durch die drei verschiedenen Tenodeseverfahren wurde diese experimentell erzeugte Instabilität des Sprunggelenkkomplexes deutlich verringert. Allerdings wurde bei Betrachtung der Einzelgelenke deutlich, daß die primär im Talocruralgelenk erzeugte Instabilität durch eine Bewegungseinschränkung im unteren Sprunggelenk überkompensiert wurde. Dieser Wirkungsmechanismus trat insbesondere bei der Evans und der Chrisman-Snook Tenodese auf, während die Watson-Jones Tenodese die vergleichsweise geringsten Bewegungseinschränkungen zeigte (Abb. 3).

Diskussion

Bezüglich der Fragestellungen ergaben die Messungen dieser Studie folgende Erkenntnisse:
- Eine durch eine Durchtrennung der lateralen Bänder experimentell erzeugte Instabilität des Sprunggelenkskomplexes manifestierte sich insbesondere in einem vermehrten Bewegungsausmaß in Inversion und Innenrotation und weniger in Plantar-/Dorsalflexion. Weiterhin wurde deutlich, daß die Instabilität primär im Talocruralgelenk auftrat. Somit kann aufgrund der aktuellen Meßergebnisse nicht die Ansicht unterstützt werden, das eine Subtalarinstabilität als Folge einer Verletzung des lateralen Bandapparates entsteht.
- Bezüglich der untersuchten Tenodesen konnte gezeigt werden, daß die Verfahren die ge-

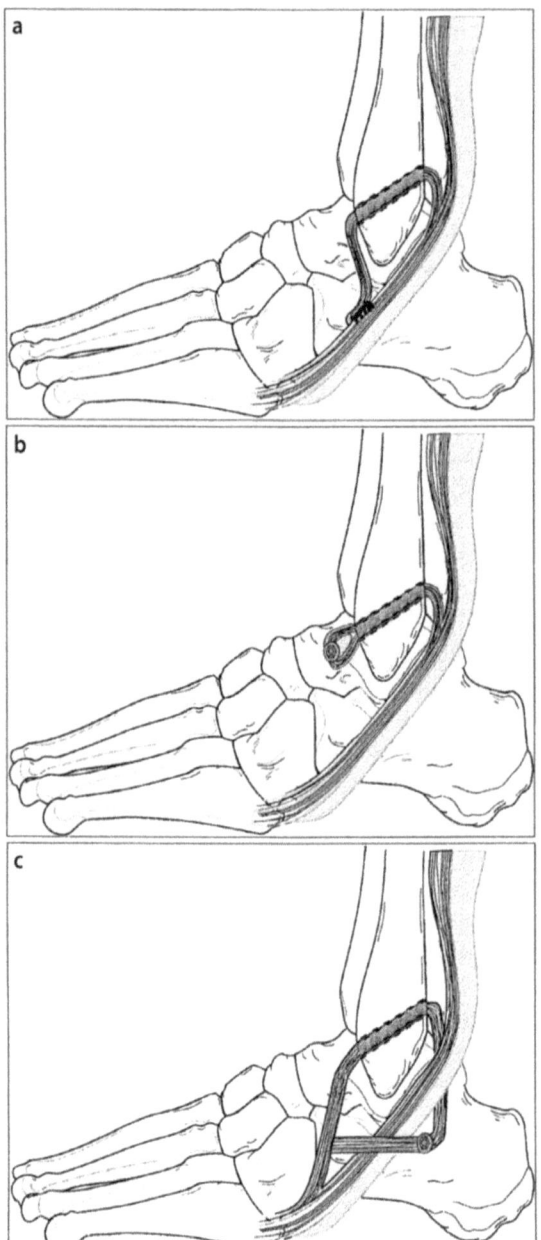

Abb. 2. Schematische Darstellung der durchgeführten Tenodesen; **a** Evans-Tenodese, **b** Watson-Jones Tenodese, **c** Chrisman-Snook Tenodese. Bei allen Verfahren wird die Sehne des M. peroneus brevis halbiert und durch einen Bohrkanal in der Fibula geführt. Je nach Verlauf des Transplantates wird ein anderer Bandverlauf simuliert

wünschte Stabilisierung im Sprunggelenks-komplex bewirken. Allerdings wird dieser Effekt primär durch eine unphysiologische Reduktion der Beweglichkeit im Subtalargelenk erreicht, was als eine Überkorrektur in diesem Gelenk zu beurteilen ist. Die erhöhte Beweglichkeit im Talocruralgelenk wird nicht zufriedenstellend korrigiert.

- Ein Vergleich der Wirkungsweisen der drei Verfahren zeigt, daß die Watson-Jones-Tenodese die beste Wiederherstellung der physiologischen Sprunggelenksbeweglichkeit erreicht. Mit der modifizierten Evans-Tenodese gelingt es nicht, die erhöhte Beweglichkeit im Talocruralgelenk zu kontrollieren. Die Sprunggelenksstabilisierung erfolgt auf Kosten einer signifikant verminderten Subtalarbeweglichkeit. Die Chrisman-Snook-Tenodese weist tendenziell ähnliche, allerdings nicht so stark ausgeprägte Veränderungen wie die Evans-Tenodese auf.

Die nach den Banddurchtrennungen beobachteten Veränderungen stimmen mit den in der Literatur beschriebenen Ergebnissen weitgehend überein. Eine Durchtrennung des LFTA führte primär zu einer vermehrten Inversion und Innenrotation und beeinflußte die Plantarflexion nur wenig (Cass & Morrey 1984, Johnson & Markolf 1983, McCullough & Burge 1980, Siegler et al. 1990). Die anschließende Durchtrennung des LFC führte zu einem weiteren Anstieg der Sprunggelenksinstabilität.

Kjaersgaard-Andersen und Mitarbeiter berichten, daß eine isolierte Durchtrennung des LFTA zu einer vermehrten anteroposterioren Laxität und einer geringgradigen Innenrotationsinstabilität führte (Kjaersgaard-Andersen et al. 1991). Die zusätzliche Durchtrennung des LFC erhöhte den Talusvorschub (besonders in dorsalflektierter Position) und die Innenrotation. Siegler und Mitarbeiter fanden heraus, daß die verschiedenen Bandverletzungen einzigartige und genau zu beschreibende Veränderungen in der Beweglichkeit des Sprunggelenkskomplexes verursachten (Siegler et al. 1990). Allerdings waren sie nicht in der Lage, die Beteiligung des Talocruralgelenkes und des Subtalargelenkes an diesen Veränderungen differenziert zu betrachten.

Die Tenodesen bewirkten zwar den beabsichtigten Stabilitätsgewinn, modifizierten dabei aber die Gelenkkinematik, da sie eine Rekonstruktion der Bänder ohne genaue Berücksichtigung ihrer anatomischen Lage realisieren. Dieser unerwünschte Nebeneffekt wurde auch von anderen Autoren beschrieben, die daraufhin die Anwendung anatomischer Rekonstruktionsverfahren propagierten (Bruns & Rehder 1993, Burks & Morgan 1994, Chrisman & Snook, 1969, Colville et al. 1992, Hollis et al. 1995, Kjaersgaard-Andersen et al. 1989, Liu & Baker 1994). In der vorliegenden Studie gelang es,

Bewegungsausmaß in Plantar- & Dorsalflexion (in °)

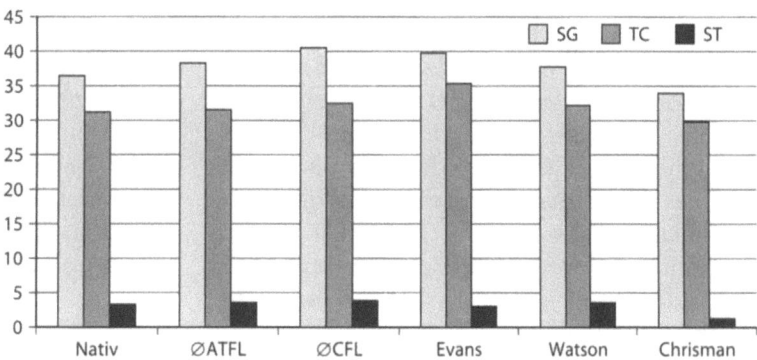

Bewegungsausmaß in Eversion & Inversion (in °)

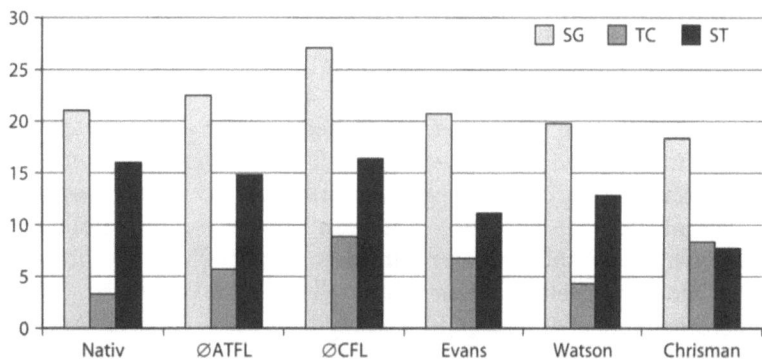

Bewegungsausmaß in Eversion & Inversion (in °)

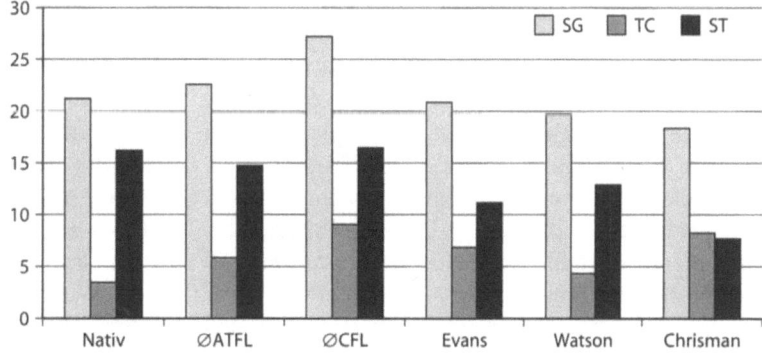

Abb. 3. Darstellung der Bewegungsausmaße in den sechs Untersuchungsbedingungen für den Sprunggelenkkomplex (= SG), das Talocruralgelenk (= TC) und das Subtalargelenk (= ST)

diese Veränderungen der Gelenkkinematik für die beiden beteiligten Gelenke separat zu beschreiben. Es zeigte sich, daß die kinematische Koppelung des Talocrural- und des Subtalargelenks gestört ist und diese Störung letztlich für den frühzeitigen Gelenkverschleiß verantwortlich sein kann, der als mögliche Langzeitfolge nach Tenodesen beschrieben wurde (Cass et al. 1985, Hoy & Henderson 1994, Karlsson et al. 1988, Rosenbaum et al. 1996a).

Für ein besseres Verständnis der dargestellten Ergebnisse ist es notwendig, den Verlauf des

Bandtransplantates zu berücksichtigen. Der Talus ist als zentraler Knochen des Rückfußes in einer besonderen Situation, da er nicht über einen Sehnenansatz verfügt und somit nicht einer direkten muskulären Kontrolle unterliegt. Allerdings ist er durch den Bandapparat direkt mit den angrenzenden Knochen verbunden. Daher ist es von grundlegender Bedeutung, ob die jeweilige Tenodese auch am Talus ansetzt. Dies ist bei der Evans-Tenodese nicht der Fall, da sich das Transplantat von der Fibula direkt zur Basis des fünften Metatarsus erstreckt und den Talus unberücksichtigt läßt. Es verläuft in etwa in Richtung der Winkelhalbierenden der beiden zu rekonstruierenden Bänder und ist aufgrund dieser Zugrichtung nicht in der Lage, den Talusvorschub direkt zu kontrollieren. Ein gewisser Stabilisierungseffekt wird durch eine Verspannung über zwei Gelenke, das Talocruralgelenk und das Subtalargelenk, erreicht, was offensichtlich nicht mit der anatomischen Situation übereinstimmt. Diese Art der Rekonstruktion kann als Erklärung für die relativ hohen Prozentsätze einer Restinstabilität herangezogen werden (Becker et al. 1995b, Epstein 1982, Karlsson et al. 1988, Orava et al. 1983, Ottoson 1978, Younes et al. 1988). Daher sollte dieses Verfahren nicht angewandt werden, bevor die anatomisch korrekteren Verfahren berücksichtigt wurden.

Die Watson-Jones-Tenodese wies von den drei untersuchten Verfahren die besten Ergebnisse in bezug auf die Sicherung des Talus und die Beeinflussung der Beweglichkeit im Subtalargelenk auf. Sie erscheint daher am ehesten geeignet, die Stabilität eines chronisch instabilen Talocruralgelenkes wiederherzustellen, kann allerdings nur unzureichend eine mögliche Subtalarinstabilität korrigieren.

Die Bewegungseinschränkung im Subtalargelenk war nach der Chrisman-Snook-Tenodese am deutlichsten und kann tendenziell als Arthrodese beschrieben werden (Hintermann et al. 1994a, Hintermann et al. 1994b), auch wenn von einer relativ hohen subjektiven Zufriedenheit der Patienten berichtet wird (Chrisman & Snook 1969, Horstman et al. 1981, Riegler 1984, Saltrick 1991, Snook et al. 1985, St. Pierre et al. 1982). Bei einer primär im Talocruralgelenk begründeten Instabilität ist dieses Verfahren auf jeden Fall unangebracht.

Zusammenfassend zeigte diese Studie, daß die mechanische Instabilität nach isolierter Ruptur des LFTA oder in Kombination mit einer Ruptur des LFC als Inversions- und Innenrotationsinstabilität beschrieben werden kann. Diese Tatsache sollte Berücksichtigung finden, wenn die Behandlungsmöglichkeiten zur Wiederherstellung der Gelenkstabilität bei weitgehender Erhaltung der physiologischen Gelenkbeweglichkeit diskutiert werden. Alle drei untersuchten Vorgehensweisen stören das normale kinematische Zusammenspiel der Gelenkpartner des Sprunggelenkskomplexes. Wenn allerdings eine Tenodese unumgänglich ist, erscheint die Watson-Jones-Tenodese als am wenigsten nachteilige Methode.

Allerdings konnten aufgrund dieser Messungen keine Aussagen über die Belastung in den beteiligten Gelenken gemacht werden, so daß die Frage der arthrosefördernden Auswirkungen von Tenodesen nur spekulativ beantwortet werden konnte. Um dieser Frage genauer nachgehen zu können, sollte unter vergleichbaren experimentellen Bedingungen in einer weiteren Studie die Belastung in den Sprunggelenken und im angrenzenden Chopartgelenk untersucht werden.

Auswirkung der Tenodesen auf die intraartikuläre Gelenkbelastung

Material und Methoden

Zur Untersuchung der Auswirkungen von Bandverletzungen und Rekonstruktionen wurde ein Belastungssimulator konstruiert, in dem Fußpräparate mit axialen Kräften in Höhe des Körpergewichtes belastet werden (Rosenbaum et al. 1996b). Gleichzeitig konnten Muskelkräfte durch Anhängen von Gewichten an die freipräparierten Sehnen der Unterschenkelmuskulatur simuliert werden, um möglichst physiologische Belastungssituationen zu erzeugen (Abb. 4). Die Untersuchungen wurden an zwölf Spenderpräparaten der Anatomie zunächst bei intaktem Bandapparat durchgeführt. Nach Durchtrennen der Außenbänder sowie nach Durchführung der drei zuvor erwähnten Tenodeseverfahren wurden die Messungen wiederholt.

Für die Messung der intraartikulären Belastung im oberen und unteren Sprunggelenk (d.h. auf der talaren Facette des Talocruralgelenkes und auf der hinteren Facette des Subtalargelenkes) sowie im Chopartgelenk (Talonavicular- und Calcaneocuboidgelenk) wurde eine druckempfindlichen Folie (Fuji Pressensor Film, Typ „superlow", Tokyo, Japan) mit einem nominellen Meßbereich zwischen 0,5 und 2,5 MPa benutzt. Die Folie besteht aus zwei Komponenten, einer A-Schicht mit flüssigkeitsgefüllten Mikrokapseln, die bei Belastung aufplatzen, und einer C-Schicht, die auf diese Flüssigkeit mit einer Rotfärbung reagiert, deren Intensität proportional zur aufgewandten Druckbelastung steht. Die beiden Komponenten des Films wurden entsprechend der Gelenkflächengröße zugeschnitten und in Operationsfolie verklebt, um sie vor Verfärbung durch Körperflüssigkeiten zu schützen. Die Gelenkabdrücke wurden mit einer

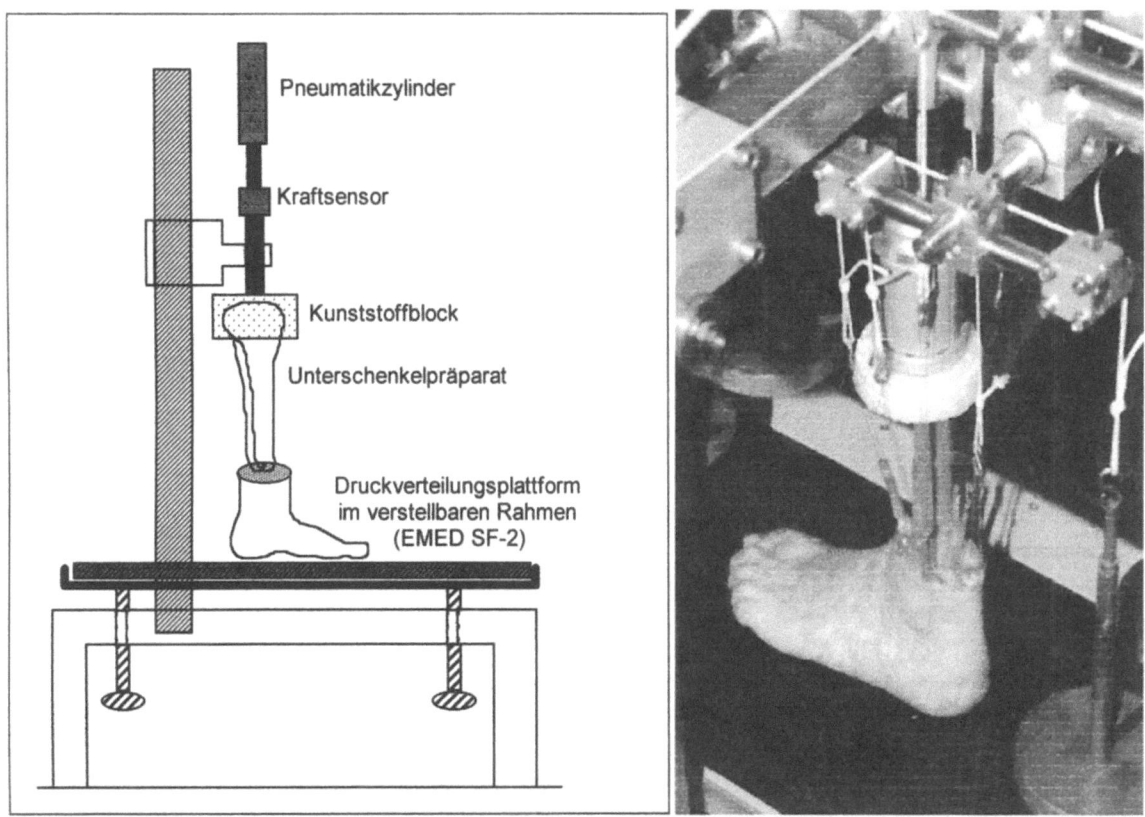

Abb. 4. Schematische Darstellung des Fußbelastungssimulators und fotografische Detailaufnahme der Sehnenzüge

digitalen Bildverarbeitungsanlage analysiert. Nach entsprechender Kalibrierung der Folien in einer Materialprüfmaschine wurden als Meßparameter die Kontaktfläche, der mittlere Druck und die Gelenkkontaktkraft ermittelt.

In jeder Position und unter allen Bedingungen wurden jeweils zwei Messungen durchgeführt und sofort visuell inspiziert, um Fehlmessungen auszuschließen oder bei deutlichen Artefakten die Messung zu wiederholen.

Ergebnisse

Die physiologische Belastung erzeugte eine durchschnittliche Gelenkkraft von 634 N im Talocruralgelenk, die auf einer Fläche von durchschnittlich 278 mm^2 einwirkte. An die hintere Gelenkfacette des Subtalargelenkes wurden 477 N auf einer Fläche von 203 mm^2 weitergeleitet. An das Talonaviculargelenk wurden 159 N (69 mm^2), an das Calcaneocuboidgelenk wurden 138 N (60 mm^2) weitergeleitet.

Die nach Bandverletzungen und Rekonstruktionen ermittelten Werte wurden zu der intakten Gelenksituation ins Verhältnis gesetzt und in Prozent angegeben. Die Kontaktflächen im Talocruralgelenk und Subtalargelenk nahmen nach Bandverletzung und Tenodesen ab (Tabelle 1). Die Kontaktflächen im Talonavicular- und Calcaneocuboidgelenk nahmen nach Durchtrennung des Ligamentum fibulotalare anterior und nach Evans und Watson-Jones Tenodese ab und vergrößerten sich nach Durchtrennung des Ligamentum fibulocalcaneare und nach der Chrisman-Snook Tenodese. Der intraartikuläre Druck nahm unter fast allen Bedingungen und in allen Gelenken im Vergleich zur intakten Gelenksituation zu. Nur im Talonavicular- und Calcaneocuboidgelenk nahm der Druck nach den Banddurchtrennungen ab. Die Kontaktkräfte in den Gelenken stiegen im Talocruralgelenk und im Talonaviculargelenk an und nahmen im Subtalargelenk ab. Im Calcaneocuboidgelenk nahmen die Kräfte nach den Banddurchtrennungen und der Evans Tenodese ab, stiegen aber nach der

Tabelle 1. Prozentuale Veränderung der Gelenkflächen, -drücke und -kräfte in Bezug auf die native Gelenksituation (signifikante Veränderungen sind *kursiv* gedruckt)

	øATFL	øCFL	Evans	Watson	Chrisman
Talocruralgelenk					
Fläche	96,3±10,8	99,3±10,9	99,4±7,3	91,4±29,4	99,2±9,1
Druck	102,9±7,2	*104,3±6,2*	*106,6±5,6*	*105,8±5,8*	*108,7±6,8*
Kraft	98,7±10,0	103,4±12,1	*105,7±6,5*	97,1±31,8	*107,7±10,6*
Subtalargelenk					
Fläche	95,0±16,8	95,2±13,1	*75,5±13,3*	*91,9±12,2*	*73,2±16,6*
Druck	*103,9±4,5*	*104,7±3,6*	103,9±6,3	*103,8±5,6*	*105,7±6,8*
Kraft	98,1±14,8	99,7±14,1	*78,6±15,5*	95,4±13,8	*78,0±21,5*
Talonaviculargelenk					
Fläche	95,8±15,3	103,1±13,9	93,7±23,7	100,8±18,0	109,6±19,8
Druck	99,3±4,5	102,7±4,6	100,1±5,5	103,5±6,3	105,2±7,2
Kraft	94,4±15,9	106,2±13,7	96,8±24,4	104,6±17,9	*114,2±21,5*
Calcaneocuboidgelenk					
Fläche	92,4±22,0	95,3±18,5	87,8±28,7	110,7±35,3	102,3±32,8
Druck	101,4±6,9	101,5±4,9	*106,4±7,3*	*105,7±7,2*	*105,7±7,4*
Kraft	93,6±24,7	96,2±19,7	93,6±32,5	118,3±43,4	109,8±44,4

Watson-Jones und der Chrisman-Snook Tenodese an.

Diskussion

Die Ergebnisse zeigen, daß sowohl die Bandverletzungen wie auch die hier angewandten Tenodesen einen negativen Einfluß auf die Gelenkbelastung haben. Die deutlichsten Veränderungen traten in den Gelenkdrücken auf, die im Talocruralgelenk und Subtalargelenk unter allen Bedingungen und im Chopartgelenk nach den Tenodesen zu beobachten war. Dies deutet darauf hin, daß die Gelenke nach den Bandverletzungen, aber stärker noch nach den Tenodesen einer vermehrten Belastung ausgesetzt sind, auf die der Gelenkknorpel sich schnell adaptieren muß. Somit bewirken die Tenodesen eine deutliche Beeinträchtigung der Gelenkmechanik, obwohl sie eigentlich die Gelenkstabilität und damit auch physiologische Belastungsverhältnisse wiederherstellen sollen. So wird die Zielsetzung, einen durch übermäßige Beweglichkeit befürchteten vorzeitigen Gelenkverschleiß zu vermeiden, nicht zufriedenstellend erreicht.

Pathologisch hohe lokale Drücke im Sprunggelenk wurden z.B. als Folgeerscheinung nach Calcaneusfrakturen beschrieben (Carr et al. 1988) und können für degenerative Veränderun-

gen im Gelenkknorpel verantwortlich sein (Paar et al. 1991, Stockenhuber et al. 1991). Neben der Erhöhung der Belastung wird ein weiterer möglicherweise gelenkschädigender Einfluß diskutiert, der durch eine Verlagerung der Kontaktfläche in bisher nicht oder nicht so stark belastete Regionen hervorgerufen werden kann (Ross & Sowerby 1985). Auch Paar weist auf die Belastungsverlagerung auf der Gelenkfläche als möglichen gelenkschädigenden Mechanismus hin (Paar et al. 1991), durch den eine ungewohnte Beanspruchung des vorher nicht oder nur gering belasteten Knorpelgewebes verursacht wird. Es bekommt im Rahmen einer traumatischen oder operativ bewirkten Belastungsänderung nicht genug Zeit, sich auf die veränderte Situation einzustellen.

Schlußfolgerung

Zusammenfassend kann festgestellt werden, das durch die hier untersuchten Rekonstruktionstechniken des lateralen Bandapparates Veränderungen der Belastungsverhältnisse in den Sprunggelenken und Fußwurzelgelenken hervorgerufen werden, die mit Hinblick auf mögliche Langzeitschäden beachtet werden müssen. Es erscheint wichtig, bei der Entscheidung für eine Tenodese deren spezielle Konstruktion zu berücksichtigen. So erscheint bei isolierter Insuffizienz des Ligamentum fibulotalare anterior eine Watson-Jones Tenodese angebracht, während bei Insuffizienz des Ligamentum fibulocalcaneare die Chrisman-Snook Technik zu bevorzugen wäre. Die Evans-Tenodese ist zu unspezifisch und verspannt den gesamten Sprunggelenkkomplex, ohne speziell auf Talusvorschub oder Taluskippung Einfluß zu nehmen. Die ungünstigen experimentellen und klinischen Ergebnisse mit der Evans-Tenodese, wie sie im Rahmen dieses Forschungsprojektes nachgewiesen wurden, haben dazu geführt, daß diese Operationstechnik am Bundeswehrkrankenhaus Ulm nicht mehr durchgeführt wird. Aus derzeitiger Sicht können wir nur die Forderung nach einer möglichst anatomiegerechten Rekonstruktion unterstützen, die allerdings durch in-vitro Experimente zur Untersuchung ihrer kinematischen und intraartikulären Auswirkungen untermauert werden sollte. Zur Unterstützung dieser Forderung werden derzeit weitergehende Untersuchungen der anatomischen Rekonstruktionen durchgeführt und mögliche neue Verfahren experimentell erprobt.

Literatur

1. Becker HP, Schmidt R, Gutcke A, Gerngroß H (1995a) Aktueller Stand der Diagnostik und der Therapie der chronischen Außenbandinstabilität am Sprunggelenk: Ergebnisse einer Umfrage an 267 deutschen Kliniken im Jahr 1994. Unfallchirurg 98:493–499
2. Becker HP, Zeithammel G, Danz B, Rosenbaum D, Gerngross H (1995b) Klinische und röntgenologische 5 Jahres Ergebnisse nach modifizierter Evans Plastik bei chronischer Aussenbandinstabilität des Sprunggelenks. Unfallchirurg 98:333–337
3. Bruns J, Rehder U (1993) Bänderkinematik des oberen Sprunggelenkes. Eine experimentelle Untersuchung. Z Orthop 131:363–369
4. Burks RT, Morgan J (1994) Anatomy of the lateral ankle ligaments. Am J Sports Med 22:72–77
5. Carr JB, Hansen ST, Benirschke SK (1988) Subtalar distraction bone block fusion for late complications of os calcis fractures. Foot Ankle 9:81–86
6. Cass JR, Morrey BF (1984) Ankle Instability: Current concepts, diagnosis, and treament. Mayo Clin Proc 59:65–170
7. Cass JR, Morrey BF, Katoh Y, Chao EY (1985) Ankle instability: Comparison of primary repair and delayed reconstruction after long-term follow-up study. Clin Orthop 198:110–117
8. Chrisman OD, Snook GA (1969) Reconstruction of lateral ligament tears of the ankle. An experimental study and clinical evaluation evaluation of seven patients treated by a new modification of the Elmslie procedure. J Bone Joint Surg [Am] 51-A:904–912
9. Colville MR, Marder RA, Zarins B (1992) Reconstruction of the lateral ankle ligaments. A biomechanical analysis. Am J Sports Med 20:594–600
10. Epstein J (1982) Chronic lateral ankle instability: Results when treated with the modified Evans procedure. J Foot Surg 21:260–264
11. Hintermann B, Nigg BM, Cole GK (1994a) Influence of selective arthrodesis on the movement transfer between calcaneus and tibia in vitro. Clin Biomech 9:356–361
12. Hintermann B, Nigg BM, Sommer C, Cole GK (1994b) Transfer of movement between calcaneus and tibia in vitro. Clin Biomech 9:349–355
13. Hollis JM, Blasier RD, Flahiff CM, Hofmann OE (1995) Biomechanical comparison of reconstruction techniques in simulated lateral ankle ligament injury. Am J Sports Med 23:678–682
14. Horstman JK, Kantor GS, Samuelson KM (1981) Investigation of lateral ankle reconstruction. Foot Ankle 1:338–342
15. Hoy GA, Henderson IJP (1994) Results of Watson-Jones ankle reconstruction for instability. The influence of articular damage. J Bone Joint Surg [Br] 76-B:610–613
16. Johnson EE, Markolf KL (1983) The contribution of the anterior talofibular ligament to ankle laxitiy. J Bone Joint Surg [Am] 65-A:81-88
17. Karlsson J, Bergsten,, T, Lansinger O, Peterson L (1988) Lateral instability of the ankle treated by the Evans procedure. A long term clinical and radiological follow-up. J Bone Joint Surg [Br] 70-B:476–680
18. Kjaersgaard-Andersen P, Frich LH, Madsen F, Helmig P, Sogard P, Sojbjerg JO (1991) Instability of the hindfoot after lesion of the lateral ankle ligaments: investigations of the anterior drawer and adduction maneuvers in autopsy specimens. Clin Orthop 170–179
19. Kjaersgaard-Andersen P, Madsen F, Frich LH, Wethelund JO, Sojbjerg JO (1990) Lateral hindfoot instability treated with the Evans tenodesis: A biomechanical analysis. J Foot Surg 29:25–32
20. Kjaersgaard-Andersen P, Sojbjerg JO, Wethelund JO, Helmig P, Madsen W (1989) Watson-Jones tenodesis for ankle instability. A mechanical analysis in amputation specimens. Acta Orthop Scand 60:477–480
21. Liu SH, Baker CL (1994) Comparison of lateral ankle ligamnetous reconstruction procedures. Am J Spo Med 22:313–317
22. McCullough CJ, Burge PD (1980) Rotatory instability of the load-bearing ankle. An experimental study. J Bone Joint Surg [Br] 62-B:460–464
23. Orava S, Jaroma H, Weitz H, Loikkanen T, Suvela M (1983) Radiographic instability of the ankle after Evans' repair. Acta Orthop Scand 54:734–738
24. Ottoson L (1978) Lateral instability of the ankle treated by a modified Evans' procedure. Acta Orthop Scand 49:302–305

25. Paar O, Knauf M, Trautwein S (1991) Biomechanische Auswirkungen intraartikulärer Fersenbeinfrakturen auf das obere Sprunggelenk. Eine experimentelle Untersuchung. Unfallchirurg 94:520–524

26. Riegler HF (1984) Reconstruction for lateral instability of the ankle. J Bone Joint Surg [Am] 66-A:336–339

27. Rosenbaum D, Becker HP, Sterk J, Gerngross H, Claes L (1996a) Long-term results of the modified Evans repair for chronic ankle instability. Orthopaedics 19:451–455

28. Rosenbaum D, Becker HP, Wilke HJ, Claes LE (1998) Tenodeses destroy the kinematic coupling of the ankle joint complex. A three-dimensional in vitro analysis of joint movement. J Bone Joint Surg [Br] 80-B:162–168

29. Rosenbaum D, Bertsch C, Claes L (1997) Tenodeses do not fully restore ankle joint loading characteristics: a biomechanical in vitro investigation in the hind foot. Clin Biomech 12:202–209

30. Rosenbaum D, Bertsch C, Schmitt H, Bauer G, Claes L (1996b) Ein Fußbelastungssimulator für biomechanische in-vitro Untersuchungen an Unterschenkelpräparaten. Biomed Technik 41:143–150

31. Ross DK, Sowerby MRR (1985) The operative treatment of fractures of the os calcis. Clin Orthop 199:132–143

32. Saltrick KR (1991) Lateral ankle stabilization: Modified LEE and Chrisman-Snook. Clin Pod Med Surg 8:579–600

33. Siegler S, Chen J, Schneck CD (1990) The effect of damage to the lateral collateral ligaments on the mechanical characteristics of the ankle joint – an in-vitro study. J Biomech Eng 112:129–137

34. Snook GA, Chrisman OD, Wilson TC (1985) Long-term results of the Chrisman-Snook operation for reconstruction of the lateral ligaments of the ankle. J Bone Joint Surg [Am] 67-A:1–7

35. St Pierre R, Allman F, Bassett FH, Goldner JL, Fleming LL (1982) A review of lateral ankle ligamentous reconstructions. Foot Ankle 3:114–123

36. Stockenhuber K, Seggl W, Feichtinger G, Szyszkowitz R (1991) Die konservative und semikonservative Behandlung der Kalkaneusfraktur. Orthopade 20:43–54

37. Wilke HJ, Claes L, Schmitt H, Wolf S (1994a) A universal spine tester for in vitro experiments with muscle force simulation. European Spine Journal 3:91–97

38. Wilke HJ, Ostertag G, Wolf S (1994b) Dreidimensionales Goniometermeßsystem zur Analyse von Bewegungen mit sechs Freiheitsgraden. Biomed Technik 39:149–155

39. Younes C, Fowles JV, Fallaha M, Antoun R (1988) Long-term results of surgical reconstruction for chronic lateral instability of the ankle: comparison of Watson-Jones and Evans techniques. J Trauma 28:1330–1334

KAPITEL 15

Frakturen des Fußes

H. Fredrich, A. B. Imhoff

Malleolarfrakturen

Funktionelle Anatomie. Das obere Sprunggelenk wird aus Tibia, Fibula und Talus gebildet. Funktionell ist es ein Scharniergelenk, dessen Achse quer leicht nach außen geöffnet unterhalb der Malleolenspitze durch die Talusrolle verläuft. Um ein normales Abrollen zu gewährleisten, ist es notwendig, dass die Sprunggabel die Talusrolle stabil umfaßt und gleichzeitig ein Verkippen dieser Rolle in der Sprunggabel unmöglich macht. Diese zwei Funktionen werden durch mehrere Ligamente sichergestellt:

Ein Auseinanderweichen von Tibia und Fibula wird durch die Membrana interossea sowie durch die vordere und hintere Syndesmose verhindert. Das Lig. tibiofibulare anterius zieht vom Tubercule de Chaput an die Tibia, das kräftigere Lig. tibiofibulare posterius zieht an den lateralen Anteil des Volkmann'schen Dreieckes. Die Kippbewegungen des Talus in der Knöchelgabel werden durch stabile Bandstrukturen medial und lateral verhindert. Medial teilt sich das Lig. deltoideum in einen tibiotalaren und tibiocalcanearen Anteil auf. Lateral stabilisiert das Sprunggelenk das Lig. fibulotalare posterius, fibulocalcaneare und das Lig. fibulotalare anterius.

Das gesamte Sprunggelenk weist eine straff elastische Stabilität während des gesamten Bewegungsablaufes auf. So weichen Tibia und Fibula bei maximaler Dorsalextension gerade 2–3 mm auseinander gegenüber der Plantarflexion. Dieser straffe, aber elastische Kontakt muß nach Verletzungen im Sprunggelenksbereich anatomisch wiederhergestellt werden, um eine gleichmäßige Druckverteilung zu gewährleisten.

Häufigkeit und Ursachen. 10% aller Frakturen finden sich im Sprunggelenksbereich. Damit ist diese Fraktur eine der häufigsten Verletzungen an einem belasteten Gelenk. Neben direkter Gewalteinwirkung (z.B. Tritt beim Fußball) führen häufig indirekte Torsionsmomente (z.B. Sturz beim Skifahren), wie auch Stürze aus größerer Höhe auf unebenen Grund (z.B. Gleitschirmfliegen) zur typischen Sprunggelenksverletzung [18].

Vom Unfallmechanismus her betrachtet, handelt es sich meist um einen Rotationsmechanismus. Hierbei dreht sich entweder der Körper um den fixierten Fuß oder umgekehrt der Fuß gegenüber einer statischen Körpermasse.

Einteilung. Bei den Malleolarfrakturen handelt es sich praktisch immer um Verletzungen der knöchernen Gabel sowie der medialen und lateralen Bandstrukturen einzeln oder in Kombination. Die am gebräuchlichsten aufgestellte Klassifikation der Sprunggelenksfrakturen geht auf Weber zurück. Diese orientiert sich am biomechanisch wichtigen Malleolus lateralis und dessen Lage der Fraktur zum oberen Sprunggelenk [18]. Die AO-Klassifikation beruht auf dieser Einteilung und unterscheidet je nach Ausmaß der Bruchzonen A1–A3, B1–B3 und C1–C3-Frakturen, wobei die Bandschädigungen vom Typ A bis C zunehmen. Eine zusätzliche Verletzung des medialen

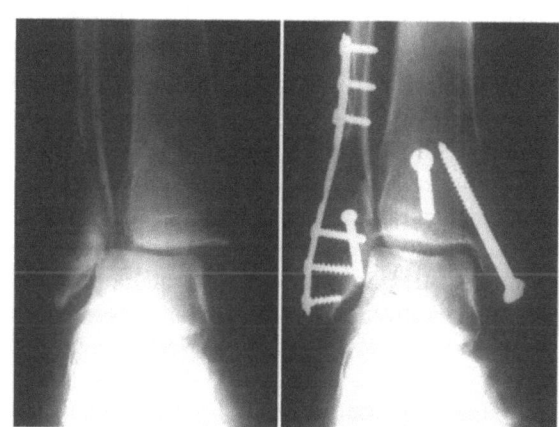

Abb. 1. Bimalleolarfraktur mit Fraktur des Volkmann'schen Dreieckes nach Landung mit Gleitschirm (AO Klassifikation C3); *links* ap-Strahlengang prä- und postoperativ, *rechts* seitlicher Strahlengang

Tabelle 1. AO Klassifikation der Malleolarfrakturen

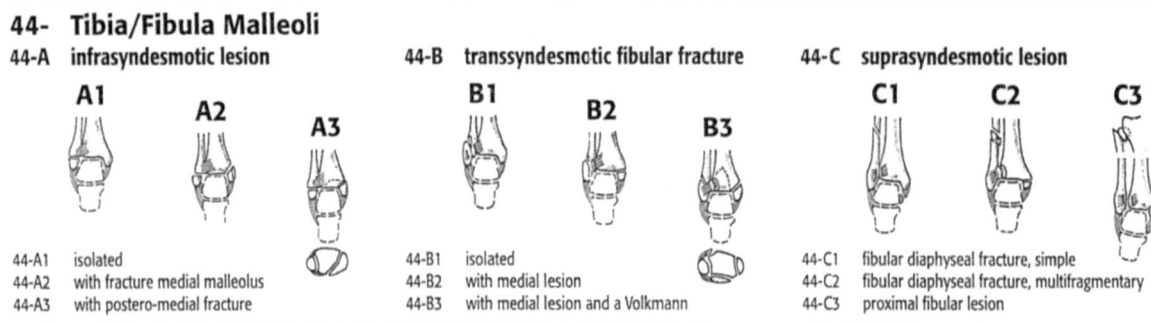

oder dorsalen Anteils der Sprunggabel ist hierbei häufig ebenfalls vorzufinden.

Ziel der Behandlung. Um einer posttraumatischen Arthrose vorzubeugen, gilt es die Sprunggelenksgabel knöchern und ligamentär bestmöglichst anatomisch zu rekonstruieren. Priorität hierbei hat auf knöcherner Seite die Fibula; diese wird im Regelfall zuerst wiederhergestellt und dann in ihre genaue Stellung in der Incisura fibularis der Tibia eingepaßt. Um eine stabile Führung des Talus in der Sprunggelenksgabel zu gewährleisten, ist eine Wiederherstellung der stabilisierenden Bandstrukturen wichtig. Hierbei spielt vor allem die Rekonstruktion des Lig. tibiofibulare anterius eine übergeordnete Rolle. Mediale und laterale Abrißfrakturen des Malleolus sollten ebenfalls fixiert werden, da diese gelenkbildenden Anteil haben. Bei Verletzungen des Volkmann'schen Dreieckes sind Rekonstruktionen erst bei Defekten angezeigt, welche größer als ein Viertel der Gelenkfläche sind [18].

Diagnostik. Standardröntgen ist das OSG in zwei Ebenen, wobei im ap-Bild der Fuß 20 Grad innenrotiert werden muß. Für spezielle Fragestellungen wie z.B. Abriß des Tubercule de Chaput kann eine 45 Grad Schrägaufnahme behilflich sein. Bei klinischem Verdacht auf zusätzliche hohe Fibulafraktur (Weber C, Maison-Neuve-Fraktur [18]) muß gegebenenfalls der Unterschenkel mitgeröntgt werden. Für die Abklärung der Knorpel- und Bandverletzungen steht heutzutage – falls notwendig – mit der Kernspintomographie eine gute Möglichkeit zur Verfügung.

Zeitpunkt der Operation. Je nach Weichteilschwellung ist eine primäre interne Osteosynthese innerhalb sechs bis acht Stunden anzustreben. Ist dies nicht möglich, erfolgt die postprimäre Intervention nach vier bis sechs Tagen.

Instabile Luxationsfrakturen stabilisiert man besser primär mit einem gelenküberschreitenden Fixateur externe, um nach Abschwellen auf ein internes Verfahren zu wechseln [18].

Operatives Vorgehen. Über einen lateralen, nach distal bei Bedarf leicht gebogenen Hautschnitt wird unter Schonung des N. peroneus superficialis die Fibulafraktur dargestellt. Hierbei ist auf eine geringe Denudierung der distalen Fragmente zu achten. Nach Säubern der Fraktur wird die Fibula in korrekter Rotation und Länge reponiert und meist eine Zugschraube eingebracht. Bei komplexeren Verletzungen werden nach Anmodellierung einer Drittelrohrplatte die entsprechendn Plattenlöcher mit Kortikalisschrauben in den proximalen, in den distalen mit Spongiosaschrauben fixiert. Hierbei ist vor allem auf eine korrekte Länge der Schrauben zu achten, da sonst proximal die Peronealsehnen und distal die fibulotalare Gelenkfläche in Mitleidenschaft gezogen werden. Nach Revision der vorderen Syndesmose respektive der lateralen Fibulabänder werden diese genäht oder transossär refixiert. Zur Sicherung der Syndesmosenrefixation wird eine Stellschraube ca. vier Querfinger oberhalb der Malleolenspitze eingebracht. Bei Repositionsschwierigkeiten lateral kann es medial zu einer Interposition von Ligament- oder Sehnenstrukturen gekommen sein. Hier sollte man zunächst die mediale Rekonstruktion der Sprunggabel anstreben. Dabei wird nach Reposition eine Malleolarschraube über den medialen Malleolus eingebracht. Eine Naht des Lig. deltoideum medial wird nur bei Weichteilinterposition durchgeführt. Bei Frakturen des Volkmann'schen Dreieckes kommt es meist nach Osteosynthese der Fibula durch die dorsale Syndesmose zu einer indirekten Reposition des Fragmentes. Sollte der Defekt bestehenbleiben und gleichzeitig mehr als ein Viertel der Ge-

lenkfläche ausmachen, wird über einen dorso-
medialen Zugang reponiert, das Repositionsergebnis mit einer spitzen Repositionszange gehalten und von ventral eine Spongiosaschraube
mit Unterlagsscheibe eingebracht. Hohe Fibulafrakturen müssen in der Regel nicht osteosynthetisiert werden. Es ist jedoch auf eine exakte
Länge und Rotation der Fibula zu achten [18].

Eine postoperative gut zentrierte Röntgenkontrolle in zwei Ebenen ist obligatorisch.

Nachbehandlung. Mit Ende der Operation wird die
verletzte Extremität in einer breit gespalten
Unterschenkelgipsschiene mit 90 Grad Rechtwinkelstellung im OSG unter konsequentem Hochlagern ruhiggestellt. Nach 24 Stunden erfolgt in der
Regel die Entfernung der Redondrainagen. Anschließend sollte bereits mit vorsichtigen Bewegungsübungen im OSG begonnen werden. Die
Mobilisation ist mit einer Teilbelastung von 10
kg innerhalb von sechs Wochen möglich. Sichert
eine Stellschraube das Heilen des Lig. tibiofibulare anterius, so wird diese in Lokalanästhesie nach
radiologischer Kontrolle in der sechsten Woche
entfernt. In der Regel ist dann eine zunehmende
Belastung der Fraktur möglich. Eine Osteosyn-
thesematerialentfernung erfolgt nach sicherer
Konsolidation der Fraktur, in der Regel frühe-
stens jedoch nach neun Monaten.

Talusfrakturen

Funktionelle Anatomie. Die Malleolengabel umfaßt
den Talus von drei Seiten. In der Sagittalebene ist
der Talus konvex geformt und weist zentral eine
über die gesamte Fläche hinwegziehende Rinne

auf. Die distale Tibiagelenkfläche stellt einen Ab-
druck der Talusgelenkfläche dar. Der Talus ist
ventral 4–5 mm breiter als dorsal. Dies hat zur
Folge, daß bei maximaler Dorsalextension sich
der Talus in der Malleolengabel verklemmt. Ligamentär wird der Talus lateral direkt durch das
Lig. fibulotalare anterius et posterius gehalten,
medial ziehen das Lig. tibiotalare anterius et posterius als Anteile des Lig. deltoideum direkt zum
Talus. Talusüberschreitend stabilisieren das obere
Sprunggelenk lateral zusätzlich das Lig. fibulocalcaneare sowie medial das Lig. tibionaviculare et
tibiocalcaneare. Zusätzlich wird das obere und
untere Sprunggelenk medial durch die Sehnen
des M. tibialis posterius, M. flexor hallucis longus, M. flexor digitorum longus sowie lateral
durch die Sehnen der Mm. peroneus longus et
brevis stabilisiert. Die Blutversorgung des Talus
verläuft über das umgebende Gewebe. Hierbei
kommt vor allem dem Periost eine entscheiden-
de Rolle zu. Eine Zerstörung durch Unfall oder
eine ausgeprägte Denudierung während der Operation muß daher unweigerlich zur Nekrose des
Talus führen.

Häufigkeit und Ursachen. Da der Talus das gesamte Körpergewicht über den Unterschenkel
auf den Fuß überträgt, ist eine hohe mechanische Stabilität notwendig. Dementsprechend treten Frakturen des Talus bei erheblicher indirekter, meist kombiniert axialer- und rotationsbe-
dingter Gewalteinwirkung auf [4, 15, 18]. Dabei
kommt es nicht selten zu einer begleitenden
Verletzung der Sprunggelenksgabel (40%).
Kombinationsverletzungen mit benachbarten
Knochen des Fußskelettes z.B. Kalkaneus sind
deutlich seltener (20%). Häufiger sind osteochondrale Frakturen des Talus nach Distorsi-

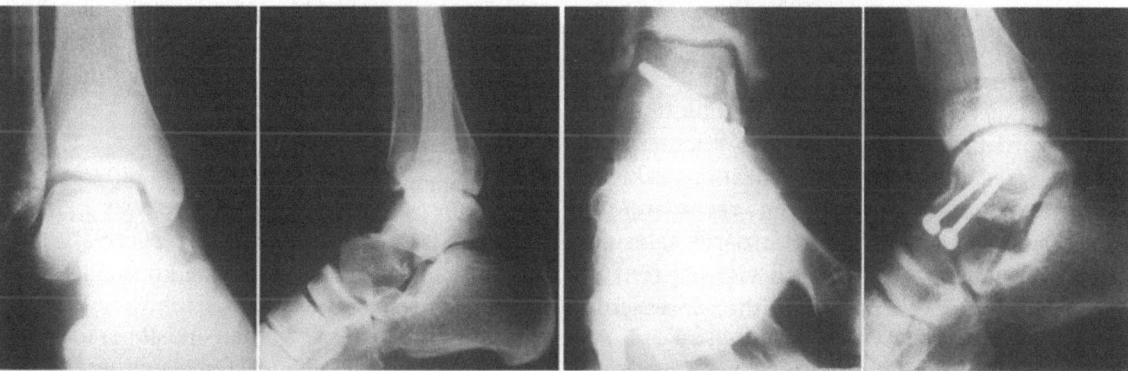

Abb. 2. Talushalsfraktur beim Eishockey; *links* Unfallzeitpunkt, *rechts* postoperativer Situs

onstraumata, meist kombiniert mit Verletzungen des Kapselbandapparates.

Einteilung. Anatomisch unterscheidet man am Talus von ventral nach dorsal das Caput und Collum tali, den eigentlichen Taluskörper mit dem Proc. lateralis und den Proc. posterior mit seinem lateralen und medialen Tuberculum. Außerdem differenziert man zwischen undislozierten und dislozierten Frakturen des Talushalses, des Taluskörpers und des Proc. posterior. Die dislozierte Trümmerfraktur des Taluskörpers mit Luxation des Talus nach dorsal stellt die schwerwiegendste Verletzung des Sprunggelenkes dar [4, 14].

Ziel der Behandlung. Oberstes Ziel der operativen Versorgung der Talusfraktur ist die Wiederherstellung der Gelenkfläche und das Abwenden der avaskulären Nekrose als Komplikation. Diese beträgt bei zentralen Frakturen und Luxationen bis zu 50% [14, 15]. Die Nekroserate kann durch exakte Reposition, sparsame Darstellung des Talus und stabile Zugschraubenosteosynthese mit interfragmentärer Kompression deutlich gesenkt werden. Auch bei wenig dislozierten Frakturen wird heutzutage eine offene Reposition und stabile Osteosynthese empfohlen. Dadurch ist eine frühfunktionelle Nachbehandlung möglich.

Diagnostik. Bei klinischem Hinweis auf eine Talusfraktur sollte ein Standardröntgen des OSG in zwei Ebenen durchgeführt werden. Bei weiterer Unklarheit können Zielaufnahmen in gedrehter Position angefertigt werden. Die Computertomographie wird über das Ausmaß der Verletzung und die Stellung der Fragmente weitere Auskunft liefern [15]. Dies kann vor allem bei komplexeren Verletzungen des Talus für die operative Planung nützlich sein. Nach Materialentfernung kann mittels MRT die Vitalität des Talus abgeklärt werden.

Zeitpunkt der Operation. Die Durchblutung des Talus wird über das umliegende Weichteilgewebe bewerkstelligt. Schwere Luxationsfrakturen sollten demnach notfallmäßig reponiert und stabilisiert werden. Wenig dislozierte Talushalsfrakturen können elektiv nach vier bis fünf Tagen nach Abschwellen osteosynthetisiert werden [4, 14]. Kann nach einer Luxationsfraktur aufgrund der Weichteilsituation keine primäre Schraubenosteosynthese erfolgen, so bietet sich

die tibiocalcaneare Fixateur externe-Montage als Retentionssicherung an [18]. Nach sorgfältiger Planung kann dann die postprimäre Versorgung erfolgen.

Operatives Vorgehen. Einfache, wenig dislozierte Talushalsfrakturen können von dorsal her osteosynthetisiert werden [18]. Dazu erfolgt eine quere Hautinzision an der dorsalen Taluskante. Nach Lokalisation des Talus wird unter BV-Kontrolle ein Spickdraht vorgelegt. Parallel dazu wird eine Zugschraube angelegt, die eine übungsstabile Fixation ermöglicht. Eine weitere Möglichkeit, Talushalsfrakturen zu stabilisieren, stellt die Verschraubung von distal dar [15, 18]. Dazu erfolgt über eine anteromediale Inzision auf Höhe des Gelenkspaltes unter Schonung der Gefäß- und Nervenstrukturen die Darstellung der Gelenkskapsel. Bei schweren Verletzungen kann nun eine Osteotomie des Malleolus medialis den Einblick auf das Gelenk deutlich verbessern. Nach Reposition wird das Gelenk intensiv gespült, um kleinere Fragmente auszuwaschen. Größere Anteile sollten, wenn möglich, mit bioresorbierbaren Stiften versorgt werden. Größere knöcherne Defekte werden in der Regel mit autologer Spongiosa aufgefüllt. Anschließend erfolgt die Verschraubung vom Caput Tali aus, wobei zwei parallel angeordnete Spongiosaschrauben zur Anwendung kommen sollten. Dabei sollten die Schraubenköpfe unbedingt komplett versenkt werden, um einer späteren Störung des Abrollvorganges vorzubeugen [18]. Grundsätzlich werden Spongiosaschrauben mit kurzem Gewinde empfohlen, obwohl diese bei der Metallentfernung abbrechen können und als Restimplantate im Talus verbleiben. Frakturen der Talusschulter werden von lateral her mit einer Schraube fixiert. Bei schwerster Zerstörung des Talus ist die primäre oder postprimäre Arthrodese des oberen und unteren Sprunggelenkes angezeigt [4, 14]. Diese erfolgt am besten über eine Fixateur externe-Osteosynthese, wobei gelenküberschreitend in der Tibia und im Kalkaneus fixiert wird.

Nachbehandlung. Primär postoperativ wird die mit einer internen Fixation operierte Extremität zur Spitzfußprophylaxe in einer breit gespaltenen Unterschenkelgipsschiene konsequent hochgelagert. Nach 24 Stunden erfolgt die Redonentfernung. Ab dem dritten postoperativen Tag wird bei übungsstabiler Osteosynthese mit der krankengymnastischen Übungsbehandlung begonnen. Nach gesicherter Wundheilung erfolgt die belastungsfreie, gegebenenfalls gipsfreie Mobilisation. Bei komplikationslosem Verlauf kann nach sechs Wochen eine Teilbelastung von 20 kg erfolgen, welche im weiteren bis zur 12. Woche auf Vollbelastung gesteigert werden kann [4, 14, 15, 18]. Regelmäßige radiologische Kontrollen nach 2, 4, 6 und 12 Wochen erscheinen sinnvoll. Eine Entfernung des Osteosynthesematerials kann in den meisten Fällen nach 9–12 Monaten erfolgen. Bei unklaren Beschwerden kann eine Szintigraphie zur weiteren Abklärung herangezogen werden. Bei fraglichen Nekrosen sollte nach Metallentfernung ein MRT Klarheit über die Vitalität des Talus verschaffen.

Kalkaneusfrakturen

Funktionelle Anatomie. Das Fersenbein ist der größte Knochen des Fußskelettes und überträgt als wichtigster Pfeiler neben dem 1. und 5. Strahl die Hauptlast des Körpers beim Gehen. Als spongiöser Knochen ist der Kalkaneus nach proximal mit dem Talus in Kontakt, nach distal artikuliert er mit dem Kuboid. Zahlreiche kräftige Bandstrukturen fixieren den Kalkaneus in seiner Umgebung. Auf der Lateralseite fixieren zusätzlich die Sehnen des M. peroneus longus et brevis, während auf der Medialseite die Sehnen des M. tibialis posterior und M. flexor digitorum longus direkt am Fersenbein vorbeiziehen. Am Tuber calcanei setzt die Achillessehne an, welche sich nach plantar in das Lig. plantae longum fortsetzt. In seiner Längsachse zeigt der Kalkaneus eine Torsion, gleichzeitig verbreitert sich der Kalkaneus zum Sustentaculum tali hin.

Beim Abrollvorgang trifft der Kalkaneus als erster Knochen des Fußskelettes in Kontakt mit dem Untergrund. In der Aufsetzphase geschieht dies in physiologischer Valgusstellung von ca. 5 Grad, während in der Abstoßphase der Rückfuß in eine leichte Varusstellung übergeht. Im Stehen wird der Kalkaneus mit etwa halbem Körpergewicht belastet. Beim Gehen steigt diese Belastung auf etwa das sechsfache. Hierbei erfährt v.a. die posteriore Gelenkfacette die Maximalbelastung.

Häufigkeit und Ursachen. 75% der Frakturen des Fußes zeigen eine Beteiligung des Fersenbeins. Insgesamt sind die Frakturen des Kalkaneus jedoch nur mit 3% Häufigkeit vertreten. Rund 80% der Kalkaneusfrakturen finden sich intraartikulär, 20% zeigen einen extraartikulären Frakturverlauf. Doppelseitige Fersenbeinfrakturen werden mit einer Häufigkeit von ca. 15% angegeben [5, 9, 17, 18, 29]. Damit wird klar, daß die Fersenbeinfraktur keine alltägliche Verletzung darstellt. Für den Patienten bedeutet eine Fersenbeinfraktur nicht selten eine Arbeitsunfähigkeit von bis zu zwei Jahren, einige Patienten können ihren früheren Beruf nie mehr ausüben, da ein physiologischer und damit schmerzfreier Abrollvorgang nicht mehr möglich ist [17, 24, 31].

Als Ursache von Kalkaneusfrakturen stehen an erster Stelle Stürze aus größerer Höhe, aber auch Motorradunfälle führen nicht selten zu schweren Trümmerbrüchen des Fersenbeines. Typischerweise sind Männer im mittleren Lebensalter betroffen, nur etwa 2% der Frakturen finden sich bei Frauen [5, 9, 11]. Vom Mechanismus her betrachtet, kommt es beim Sturz zum Einstauchen

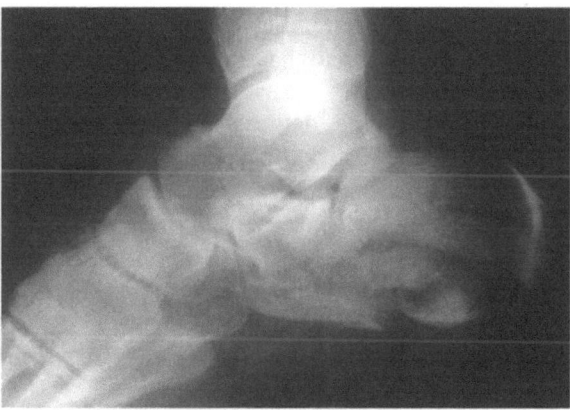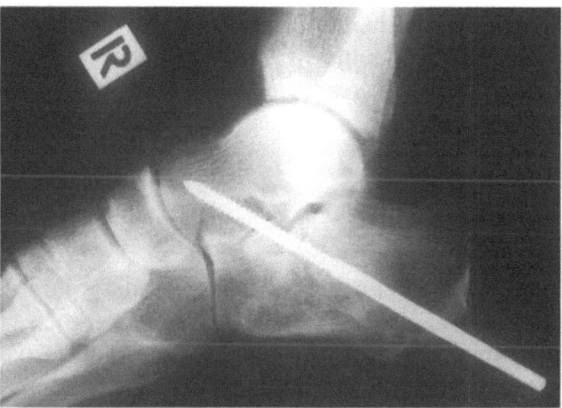

Abb. 3. Kalkaneusfraktur nach Mountainbikesturz; *links* Unfallbilder, *rechts* postoperativer Situs nach Minimalosteosynthese

des Talus in den Kalkaneus, der hierbei den spongiösen Fersenbeinknochen sprengt.

Einteilung. Die erste Frakureinteilung des Kalkaneus geht auf eine Beschreibung Böhlers zurück, die den Winkel zwischen den Verbindungslinien der posterioren und anterioren Fortsätze des Kalkaneus zugrundelegt [6]. Dieser Winkel beträgt zwischen 30 und 35 Grad, erfährt jedoch Variationen von 25 bis 40 Grad. Nicht zuletzt deshalb spielt die Angabe dieses Winkels in der Frakturklassifikation heutzutage eine untergeordnete Rolle. Die Einteilung nach Vidal als Schüler von Böhler erscheint einfach und unterscheidet zwischen extra- und intraartikulären Kalkaneusfrakturen ohne wesentliche Dislokation sowie Mehrfragment- und Trümmerbrüchen mit erheblicher Dislokation [6, 17]. Die sehr gut brauchbare Einteilung nach Essex-Lopresti bezieht den Entstehungsmechanismus der Fraktur mitein und gibt damit auch eine Prognose der Verletzung ab. Er erkannte, daß die spezielle Anatomie des Kalkaneus beim Sturz auf das Fersenbein regelmäßig gleichbleibende Frakturmuster entstehen läßt [11]. So wird beim Auftreffen des Fersenbeines der Talus in den Würfelknochen des Kalkaneus eingestaucht, es entsteht eine vertikale Frakturlinie. Kommen jetzt noch horizontale Scherkräfte hinzu, entstehen sekundäre Frakturlinien. Verläuft der Kraftvektor horizontal nach dorsal durch den gesammten Kalkaneus, bricht ein zungenförmiges Fragment aus und es entsteht die sog. Tongue-Type-Fraktur nach Essex-Lopresti. Verläuft der Kraftvektor eher nach ventral, bricht der Talus ein bogenförmiges Fragment hinter der subtalaren Gelenkfläche aus; es entsteht der sog. Joint-depression Type der Kalkaneusfraktur. Ist die einwirkende Kraft viel zu groß, entstehen Trümmerfrakturen des Fersenbeines [11, 13, 17]. Bei leichteren Stürzen mit pro- oder supiniertem Fuß kann es zu extraartikulären Frakturen z. B. am Sustentaculum kommen.

Ziel der Behandlung. Ziel der Operation ist es, die funktionelle Anatomie wiederherzustellen. Bei extraartikulären Frakturen kommt es ohne adäquate operative Behandlung zur Deformierung der Fußform, welche sekundär durch Überlastung benachbarter Gelenke zu Problemen führen wird. Deshalb sollten diese operativ versorgt werden. Bei intraartikulären Frakturen sollten sicherlich die Trümmerfrakturen mittels Fixateur externe - Osteosynthese als primäre Ar-

throdese versorgt werden [5, 9, 11, 16, 24]. Bei nur geringer Dislokation der Fragmente kann eine konservative Behandlung eine Alternative darstellen. Zeigt sich jedoch eine deutliche Stufenbildung, so muß diese operativ korrigiert und fixiert werden, ebenso wie Frakturen des Sustentaculum tali. Insgesamt machen die intraartikulär dislozierten Frakturen 80% aller Kalkaneusfrakturen aus, häufig handelt es sich um 4-Fragmentfrakturen [21, 24]. Insgesamt sollte die Fußform des Rückfußes, das Fußgewölbe und die Längsachse wie auch die Fußgelenke soweit als möglich wiederhergestellt werden.

Diagnostik. Neben den konventionellen Röntgenaufnahmen seitlich und axial hat sich zur besseren Operationsplanung die CT-Schnittbildführung in koronarer Ebene durchgesetzt. Dreidimensionale Rekonstruktionen vereinfachen das Verständnis der häufig komplexen Zerstörung [10]. Kernspintomographische Untersuchungen spielen in der primären Diagnostik der Kalkaneusfrakturen eine untergeordnete Rolle. Sie ist jedoch in der Verlaufskontrolle zur Vitalitätsbestimmung nach Materialentfernung eine wichtige Untersuchungsmethode [13].

Zeitpunkt der Operation. Aufgrund der problematischen Weichteilbedeckung im Rückfußbereich muß diese in der Festlegung des Operationszeitpunktes unbedingt miteinbezogen werden. Die Frakturversorgung erfolgt am besten in den ersten sechs bis acht Stunden, jedoch sind die notwendigen radiologischen Abklärungen bis zu diesem Zeitpunkt meist noch nicht abgeschlossen. Danach erscheint eine operative Behandlung erst zwischen dem sechsten und zehnten Tag vertretbar, wenn die Haut lateral sich wieder zu fälteln beginnt. Eine sofortige Intervention ist bei dem sich entwickelndem Kompartmentsyndrom notwendig, ebenso muß bei ausgedehnten Weichteilschäden oder offenen Frakturen ein primäres Debridement erfolgen [5, 9, 13, 17, 18]. Eine definitive Stabilisierung ist hierbei jedoch nicht notwendig, diese kann postprimär erfolgen. Zur primären Fixation in diesen Fällen hat sich eine Fixateur externe - Montage bewährt, welche dann nach Beherrschen der lokalen Problematik gegen eine interne Fixation getauscht wird. Sollte eine Versorgung der Fraktur innerhalb der ersten sechs Stunden nicht möglich sein, sollte die betroffene Extremität auf einer Schiene hochgelagert werden. Intermittierende, kompressive Kühlbehandlung kann hierbei das Ausmaß der Schwellung deutlich reduzieren [13].

Operatives Vorgehen. Die Operation wird in Rückenlage und in Blutsperre durchgeführt. Zunächst erfolgt im Regelfall die Spongiosaentnahme am Beckenkamm. Anschließend erfolgt ein bogenförmiger Zugang lateral, der streng einschichtig bis subperiostal ohne Mobilisierung der Haut durchgeführt wird. Nach distal kreuzt der N. suralis das Operationsgebiet, welcher unbedingt geschont werden muß. Das Lig. fibulocalcaneare wird am Kalkaneus subperiostal abgelöst. Damit ist die Kalkaneusaußenfläche gut einsehbar. Nach Darstellen der Fraktur erfolgt dann die Reposition der Fraktur entweder mit einer von lateral in den Kalkaneus eingebrachten Schanz'schen Schraube oder über einen von medial angebrachten Fixateur externe. Nach Reposition der Fragmente erfolgt dann anschließend die provisorische Retention über zwei von plantar medialseitig eingebrachte Kirschnerdrähte, welche bis in den Talus vorgetrieben werden. Nach Rekonstruktion der Gelenkflächen und möglicher Spongiosaplastik wird lateral eine H-Platte oder eine Drittelrohrplatte angepaßt und das definitive Repositionsergebnis damit gehalten [5, 9, 16, 17, 18]. Nach Entfernung des Fixateur externe respektive der Kirschnerdrähte erfolgt der einschichtige Wundverschluß über einer Drainage.

Nachbehandlung. Früh postoperativ erfolgt die Spitzfußprophylaxe unter konsequentem Hochlagern in einer Unterschenkelgipsschiene. Nach gesicherter Wundheilung wird mit krankengymnastischer Behandlung begonnen. Eine Mobilisierung mit Sohlenkontakt sollte durch die Osteosynthese angestrebt werden, ist jedoch nicht immer möglich [13, 17, 26]. Eine erste radiologische Verlaufskontrolle erfolgt sechs Wochen postoperativ. Danach kann auch meist eine Teilbelastung erlaubt werden. Vollbelastung wird in der Regel nach drei Monaten erreicht, Arbeits- und Sportfähigkeit zwischen vier und sechs Monaten. Die Metallentfernung erfolgt in der Regel zwischen sechs und zwölf Monaten.

Luxationsfrakturen

Funktionelle Anatomie. Der physiologische Abrollvorgang des Fußes setzt ein harmonisches Gleitverhalten der einzelnen Fußknochen gegeneinander voraus. Beim Stehen verteilt sich das Körpergewicht auf den Kalkaneus sowie auf das Grundgelenk des ersten und fünften Strahles. Die Chopart'sche Gelenklinie wird proximal medial von Talus und lateral vom Kalkaneus gebildet. Die distalen Anteile dieser Gelenklinie bilden medial das Os naviculare und lateral das Os cuboideum. Die tarso-metatarsale Gelenkreihe bilden als Lisfranc'sche Linie nach proximal medial die Ossa cuneiforme I, II und III sowie nach lateral das Os cuboideum. Den distalen Anteil dieser Gelenkverbindung bilden die Mittelfußknochen I bis V. Die Chopart'sche Gelenkreihe verläuft leicht s-förmig von medial nach lateral, in der Frontalebene ist sie nur leicht nach plantar abgeschrägt. Die Lisfranc'sche Gelenkreihe beschreibt einen nach distal konvexen Bogen, in dem die Basis des zweiten Strahles nach proximal zurückversetzt ist und lateralseits zwischen dem Os cuneiforme I und III eingebettet ist. Gleichzeitig verläuft die Gelenkfläche in der Frontalebene von distal dorsal nach proximal plantar schräg. In der Sagittalebene beschreibt das Gelenk einen nach distal konvexen Bogen, der vor allem medialseits deutlich ausgeprägter ist.

Aufgrund dieser anatomischen Gegebenheiten wird jede Kraft, die auf den Fuß in longitudinaler Richtung einwirkt, den Fuß im tarsometatarsalen Gelenk nach dorsal wölben und bei ausreichender Kraft dort zu einer Luxation führen. Ist es zu einer Luxation gekommen, stehen die Mittelfußknochen nach lateral versetzt. In der Koronarebene wird eine Luxation durch die Verzapfung der Basis des zweiten Metatarsale in der Regel verhindert. Erst bei massiver Gewalteinwirkung kann es nach Fraktur der Basis zu einer Luxation auch in dieser Ebene kommen [1, 2, 3, 12, 20].

Obwohl die Luxation im tarsometatarsalen Gelenk sehr stark von der ossären Anatomie bestimmt wird, spielt das Weichteilgewebe bei diesem Unfallgeschehen eine nicht unwesentliche Rolle. Die meisten Luxationen in diesem Gelenk geschehen in maximaler Plantarflexion, einer Position, bei der die Plantarflektoren maximale Kontraktion aufgebaut haben. Gleichzeitig verhindern starke plantare Strukturen wie die Plantarfaszie und die gesamte kurze Zehenflektoren eine Dorsalextension der Mittelfußknochen und damit eine Luxation des Tarsometatarsalgelenkes nach plantar. Weiterhin sind die schwachen dorsalen Bandverbindungen und Zehenextensoren nicht in der Lage, der maximalen Plantarflexion in dieser Situation genügend Widerstand zu bieten.

Häufigkeit und Ursachen. Luxationsfrakturen im Fußbereich stellen insgesamt eine sehr seltene Verletzung dar. Auch wird nicht selten diese Fraktur primär übersehen, da es radiologisch sehr schwierig sein kann, sich in der komplexen Verzapfung der einzelnen Fußknochen zurechtzufinden. Besondere Schwierigkeit können jedoch Luxationsfrakturen mit spontaner Reposition darstellen, da diese in den konventionellen Röntgenaufnahmen nur durch geringe Diastasen oder Verschiebungen zu erkennen sind. Eine fundierte Kenntnis der Anatomie und eine exakte Untersuchung ist daher zur Diagnosestellung unbedingt notwendig.

Grundsätzlich werden bei den tarsometatarsalen Luxationsfrakturen ein direkter und indirekter Unfallmechanismus unterschieden. Bei den direkten Luxationsfrakturen kommt es durch eine immense Krafteinwirkung zu einer Plantarverschiebung der Mittelfußknochen mit einer sekundären Dislokation nach lateral oder medial entsprechend der Kraftrichtung [2, 3, 23, 28]. Diese Verletzung kann zum Beispiel durch einen Pferdetritt oder durch das Überrollen mit einem schweren Gegenstand entstehen. All diese Verletzungen folgen keinem bestimmten Muster. Die auftreffende Kraft zerstört praktisch immer die bestehenden anatomischen Strukturen. Bei den direkten Ursachen besteht häufig ein ausgedehnter Weichteilschaden und viele dieser Verletzungen werden von offenen Wunden begleitet.

Bei den indirekten Ursachen einer Luxation im tarsometatarsalen Übergang stehen axiale Stauchungstraumata wie zum Beispiel das Stolpern über kleine Hindernisse im Vordergrund. Hierbei kommt es zum abrupten Abbremsen des Fußes, der sich normalerweise in dieser Situation in maximaler Plantarflexion befindet, wodurch es zu einem axialen Einstauchen vor allem des ersten Strahles kommt. Entsprechend der anatomischen Verhältnisse wölbt sich das Fußlängsgewölbe dann auf und es kommt aufgrund der mangelnden Abstützung dorsal und des verstärkten Zuges plantar verbunden mit der schräg verlaufenden Gelenkfläche zum Zerreißen der Gelenkskapsel und in der Folge zur Luxation [20, 27, 28, 31]. Sollte die axiale Kraftkomponente überwiegen, so kann sich die fortgeleitete Kraft bis in den Tarsusbereich fortset-

zen und dort zu Frakturen führen. Auch bei Kollisionen mit dem Auto kann es nach Auftreffen des maximal plantarflektierten Fußes auf die Bordwand zur Luxation kommen, falls genügend axiale Kraft eingeleitet wird. Bei Pferdestürzen kommt es zum massiven Abknicken des Vorfußes, sollte der Reiter mit seinem Fuß im Steigbügel hängenbleiben. Hierbei kommt es meist zu Frakturen der Mittelfußknochen, eventuell auch zu Frakturen der Fußwurzelknochen. Am häufigsten sind dabei die Basis des zweiten Metatarsale sowie das Os cuboideum betroffen. Sollte die einwirkende Kraft den Vorfuß sagittal zwischen dem ersten und zweiten Strahl treffen, so resultiert bei maximal plantarflektiertem Fuß eine komplexe Luxationsfraktur nach dorsal, wobei der erste Strahl nach medial sowie die restlichen Mittelfußknochen nach lateral luxieren. Bei diesen Verletzungen finden sich gehäuft Abrißfrakturen des Os naviculare oder Os cuboideum [8, 19, 20, 30].

Einteilung. Der Einteilung der Luxationsfrakturen im Lisfranc'schen Gelenk liegen zahlreiche Untersuchungen über den Entstehungsmechanismus zugrunde. Diese Einteilungen geben zwar zum Teil sehr detaillierte Information über den mechanischen Hintergrund der Verletzung, einen Hinweis auf die entsprechende Behandlung und Prognose bieten diese Einteilungen jedoch nicht. Quènu und Küss (1909) [23] teilten die Verletzungen in die Gruppe der homolateralen, isolierten und divergenten Luxationen ein, ohne dabei jede Verschiebung einzeln zu klassifizieren. Diese Einteilung wurde von Hardcastle 1982 [12] modifiziert, wobei die Verschiebung der Mittelfußknochen nach plantar und medial sowie die Luxation aller vier Metatarsale nach lateral mit in die Einteilung aufgenommen wurde. Vorteil dieser Einteilung ist es, daß sie Information über Prognose und Behandlung der Verletzung gibt. Bei den homolateralen Luxationen kann eine komplette Inkongruenz des Lisfranc'schen Gelenkes, aber auch eine partielle Inkongruenz vorliegen. Die Verschiebung der Metatarsaleknochen erfolgt jedoch immer in nur einer Ebene. Bei der isolierten Luxation ist meist das erste Metatarsale betroffen, am seltensten kann das zweite Metatarsale isoliert luxieren. Diese Verletzung muß jedoch als absolute Rarität bezeichnet werden. Bei den divergenten Luxationen ist meistens der erste Strahl nach medial luxiert, während der zweite bis fünfte Strahl nach lateral verschoben ist. Hierbei liegt immer eine Verschiebung in mehreren Ebenen zugrunde, wobei zumeist eine partielle oder komplette Inkongruenz vorzufinden ist. Diese Einteilung erscheint nach wie vor am sinnvollsten, da sie die wesentlichsten Gesichtspunkte der gestörten Mechanik des Fußes widerspiegelt [12].

Ziel der Behandlung. Neben der funktionellen Bedeutung des Fußes spielen bei der Behandlung von Luxationsfrakturen auch kosmetische Gründe eine nicht unwesentliche Rolle. So wird eine übersehene Luxationsfraktur im Lisfranc-Bereich manchmal erst im Laufe der Zeit zu sekundären Problemen bei der Wahl des passenden Schuhwerkes führen. Insgesamt zeigen unbehandelte Luxationsfrakturen im Tarsometatarsalgelenk eine ausgeprägte Tendenz, im weiteren Verlauf zu chronischen Beschwerden zu führen. In der Literaturübersicht besteht Einigkeit darüber, daß die beste Behandlung darin besteht, das Gelenk möglichst exakt anatomisch zu rekonstruieren [1, 2, 3, 7, 8, 12, 19, 20]. Wir empfehlen Steinmann-Nägel für die temporäre Reposition und Retention der Luxationsfrakturen sowie die Schraubenosteosynthese als direkte Arthrodese einzelner Gelenkabschnitte. Bei den Ergebnissen nach Luxationsfrakturen im Lisfranc'schen-Gelenk zeigt sich übereinstimmend keine Korrelation zwischen dem Muster der Verletzung und dem entgültigem Resultat. Ein gutes postoperatives Spätergebnis war hauptsächlich von der Genauigkeit der Reposition abhängig. Sollte eine anatomische Retention der Luxationsfraktur erreicht werden, so ist in 80–95% der Fälle mit sehr guten Ergebnissen zu rechnen [20, 25, 28]. Bei insuffizienter Versorgung mit sekundärer Dislokation sinkt die Erfolgsrate jedoch drastisch ab. So ist der Grad der posttraumatischen Arthrose direkt proportional zum Knorpelschaden im betroffenen Gelenkabschnitt verbunden mit der Genauigkeit der Reposition.

Diagnostik. Neben der genauen Befragung über den Unfallmechanismus kann die gründliche körperliche Untersuchung bereits deutliche Hinweise auf das Vorliegen einer Luxationsfraktur liefern. Sollte eine offene Fraktur oder ein ausgedehnter Weichteilschaden vorliegen, werden die üblichen Schritte zur Behandlung von solchen Verletzungen eingeleitet. Besonders wichtig erscheint hierbei auch die vaskuläre und neurologische Überprüfung primär v. a. bei direkten Verletzungen, da diese primär häufig übersehen werden und später zu massiven Problemen führen können [20, 30]. Bei frischen Verletzungen sollte die betroffene Extremität in zwei orthograden und einer schrägen Ebene geröntgt werden. Spezielle Fragestellungen können eventuell durch Zielaufnahmen geklärt werden. Eine CT-Schnittbilddiagnostik sollte bei frischen Luxationsfrakturen stets durchgeführt werden. Bei veralteten oder persistierenden Schmerzzuständen nach Luxationsfrakturen oder Instabilitäten im Tarsometatarsalbereich können Aufnahmen im Stehen sehr behilflich sein [25, 28]. Bei Weichteilproblemen steht mit der Kernspintomographie eine weitere gute Untersuchungsmöglichkeit zur Verfügung.

Zeitpunkt der Operation. Bei einer frischen Verletzung sollte die Versorgung einer Luxationsfraktur möglichst schnell nach Diagnosestellung erfolgen. Da jedoch häufig diese Patienten polytraumatisiert sind, werden diese Frakturen nicht selten primär übersehen respektive die Wichtigkeit einer primären Versorgung nicht erkannt [23]. Sicher ist jedoch, daß eine Luxationsfraktur im Vorfußbereich als solche erkannt und wie jede andere Luxationsfraktur möglichst schnell reponiert und retiniert werden muß. Bei schweren offenen Frakturen erfolgt zunächst das chirurgische Debridement mit erster Beseitigung von groben Fehlstellungen, wobei im Regelfall auf definitive Osteosynthese verzichtet wird. Nach Abheilen der Weichteilsituation erfolgt danach die definitive Versorgung der Fraktur. Bei chronischen Subluxationszuständen ist meist trotz Vorliegen eindeutiger radiologischer Veränderungen in den seltensten Fällen eine operative Intervention angezeigt. Die Ergebnisse nach aggressiver chirurgischer Behandlung solcher Subluxationen zeigen kein besseres Abschneiden [20, 28, 30]. Bei schweren posttraumatischen Fehlstellungen verbunden mit arthrotischen Veränderungen im Lisfranc-Gelenk kann in seltenen Fällen eine Arthrodese zwischen den schmerzhaften Fußknöchelchen notwendig sein. Offene Frakturen zeigen in der Literatur deutlich schlechtere Ergebnisse als geschlossene. So stellen große Weichteilschäden vor allem mit Beteiligung der Subcutis ein massives Problem dar. Durch die damit notwendig gewordene Spalt- respektive Vollhauttransplantation wird nicht nur kosmetisch ein schlechtes Ergebnis erreicht, es kommt auch durch Narbenkontrakturbildung regelmäßig zu unterschiedlich ausgeprägter funktioneller Einschränkung. So werden Deformierungen der Zehen bis hin zur Bildung von Equinovarusfehlstellungen des Fußes beschrieben. Diese treten dann vor allem in Verbindung mit schweren direkten Verletzungen mit neurologischer Komplikation auf. Diese Verletzungen zeigen in ihrer weiteren Prognose einen sehr schlechten Verlauf. Insgesamt ist die Gesamtprognose der Verletzung maßgeblich abhängig von dem kompletten Abheilen der Weichteile. Im Regelfall sind Arthrodesen im Vorfußbereich selten notwendig. Da eine definitive Ausheilung der Verletzung nicht vor Ablauf von zwei Jahren nach der Verletzung zu erwarten ist, sollten vorzeitige Revisionseingriffe nur bei schweren Fehlstellungen der betroffenen Gelenkabschnitte erfolgen [12, 20, 30].

Operatives Vorgehen. Während in älteren Arbeiten [1, 23, 27] die geschlossene Reposition gefolgt von einer perkutanen Kirschnerdrahtfixation des ersten und fünften Strahles favorisiert wurde, so sehen die neueren Veröffentlichungen in der offenen Reposition gefolgt von interner Stabilisierung das Mittel der Wahl [19, 20, 25]. Dies begründet sich vor allem in der hohen Redislokationsrate der Kirschnerdrahtfixation mit daraus resultierender Re-Instabilität. Auch die fehlende Inspektion des betroffenen Gelenkes bei der Revision mit Entfernung möglicher osteochondraler Fragmente wird dabei als Vorteil der offenen Rekonstruktion angegeben. Hierbei erfolgt je nach Luxation im Regelfall eine Längsinzision intermetatarsal I und II mit Darstellung des Metatarsocuneiformen Gelenkes. Über diesen Zugang erfolgt die Eröffnung der Gelenkskapsel I und II mit Entleerung des Hämarthros und Revision bezüglich osteochondraler Frakturen. Kleinere Fragmente werden im Regelfall entfernt und nicht refixiert. Anschließend wird der erste Strahl im Metatarsalebereich dem Cuneiforme I medialseitig angeglichen und die Basis des II. Metatarsale in die laterale Begrenzung des Os cuneiforme I eingepaßt. Nach genauer Reposition der Luxation wird dann auf dem Mittelfußknochen I dorsalseits eine Nute angelegt, über die von distal dorsal nach proximal plantar mit einem 3,2 mm Bohrer in das erste Cuneiforme gezielt wird. Zur Osteosynthese werden 3,5 mm Kortikalisschrauben oder Malleolarschrauben verwendet [25, 27]. Im Regelfall wird mit der Fixation des ersten Strahles auch der zweite Strahl reponiert, dieser wird mit der gleichen Technik ebenfalls

fixiert. Sollte eine homolaterale Luxation der vier lateralen Mittelfußknochen vorliegen, erfolgt dann im vierten Intermetatarsalraum eine zweite Längsinzision, wobei das vierte und fünfte Tarsometatarsalgelenk damit eingesehen werden kann. In aller Regel ist höchstens eine Refixation des fünften Strahles notwendig, wobei wiederum von distal-cranial nach proximal-caudal in das Os cuboideum fixiert wird. Damit sollte eine Retention der Luxationsfrakturen auch des dritten und vierten Strahles möglich sein.

Nachbehandlung. Primär postoperativ sollten konsequent abschwellende Maßnahmen eingeleitet werden. Dies erfolgt zunächst durch Hochlagern in einer gespaltenen Gipsschiene zur Spitzfußprophylaxe, kompressive Kühlbehandlung sowie durch regelmäßige Gabe von nichtsteroidalen Antiphlogistika. Nach Röntgenausgangskontrolle und problemlosen lokalen Verhältnissen wird dem Patienten eine Teilbelastung von 20 kg während den nächsten sechs Wochen erlaubt [8, 12, 19, 20]. Danach wird ein Unterschenkelgehgips angelegt und der Patient darf nach Beschwerdemaßgabe für weitere vier bis sechs Wochen voll belasten. Abhängig von der Art der Verletzung und des Alters des Patienten dauert die Gesamtimmobilisierung zwischen neun und zwölf Wochen. Danach sollte in der Regel eine das Fußgewölbe abstützende Einlagen- respektive Schuhversorgung vorgenommen werden. Unter regelmäßiger radiologischer Kontrolle verbleibt die interne Fixation im Durchschnitt 16 Wochen, auf jeden Fall jedoch solange, bis Zeichen ossärer Konsolidation sichtbar werden.

Literatur

1. Aitken AP, Poulson D (1963) Dislocations of the Tarsometatarsal Joint. J Bone Joint Surg 45A:246–260
2. Arntz CT, Hansen ST Jr (1987) Dislocations and Fracture Dislocations of the Tarsometatarsal Joint. Orthop Clin North Am 18:105–114
3. Arntz CT, Veith RG, Hansen ST Jr (1988) Fractures and Fracture-Dislocations of the Tarsometatarsal Joint. J Bone Joint Surg 70A:173–181
4. Beck E (1991) Die Talusfraktur. Orthopäde 20:33–42
5. Bèzes H, Massart P, Fourquet J-P (1984) Die Osteosynthese der Calcaneusimpressionsfraktur, Indikation, Technik und Resultate bei 120 Fällen. Hefte Unfallheilkunde 87:363–368

6. Böhler L (1957) Technik der Knochenbruchbehandlung, Bd. 2; Teil 2, 12./13. Aufl. Maudrich, Wien, S 2145–2176
7. Braun C, Bauer M, Rose S, Bühren V (1992) Eine einfache Methode zur Reposition von Mittelfußfrakturen. Traumatologie 2:129–131
8. Brunet JA, Wiley JJ (1987) The late results of tarsometatarsal joint injuries. J Bone Joint Surg 69B:437–440
9. Brunner UH, Betz A, Halama R (1991) Die operative Behandlung der Calcaneusfraktur. Orthopädie 20:55–66
10. Crosby LA, Fitzgibbons T (1990) Computerized tomography scanning of acute intra-articular fractures of the calcaneus. A new classification system. J Bone Joint Surg 72A:852–859
11. Essex-Lopresti P (1952) The mechanism, reduction technique, and results in fractures of the os calcis. Br J Surg 39:395–419
12. Hardcastle PH, Reschauer R, Kutscha-Lissberg E, Schoffmann W (1982) Injuries of the Tarsometatarsal Joint. Incidence, classification and treatment. J Bone Joint Surg 64B:349–356
13. Imhoff A, Keydel M (1997) Klassifizierung, Klinik und aktuelle Therapie der Calcaneusfrakturen. Jahreskongreß der Landesinnung Bayern für Orthopädie Schuhtechnik, Garmisch Partenkirchen, in press
14. Isay M, Wolvins R, Ochsner PE (1992) Langzeitergebnisse nach Talusfrakturen. Unfallchirurg 85:12–18
15. Kuner EH, Münst P (1992) Talusfraktur. OP-Journal 2:9–16
16. Melcher G, Bereiter H, Leutenegger A, Rüedi T (1991) Results of operative treatment for intraarticular fractures of the calcaneus. J Trauma 31:234–238
17. Mutschler W (1988) Der Fersenbeinbruch – detaillierte Diagnostik, Klassifikation und Konsequenzen für die Therapie. Unfallchirurg 91:486–492
18. Müller ME, Allgöwer MS, Schneider R, Willenegger H (1992) Manual der Osteosynthese, AO-Technik. Springer, Berlin
19. Myerson M (1989) The Diagnosis and Treatment of Injuries to the Lisfranc Joint Complex. Orthop Clin North Am 20(4):655–664
20. Myerson M, Fisher RT, Burgess AR, Kenzona JE (1986) Fracture dislocation of the tarsometatarsal joints: endresults correlated with pathology and treatment. Foot Ankle 6(5):225–242
21. Paley D, Hall H (1993) Intra-articular Fractures of the calcaneus. J Bone Joint Surg 75A:342–354
22 Poigenfürst J, Buch J (1988) Behandlung der schweren Brüche des Fersenbeines durch Reposition und perkutane Bohrdrahtfixation. Unfallchirurg 91:493–501
23. Quènu E, Küss G (1909) Ètude sur les luxations du metatarse (luxations metatarsiennes) du diastasis entre le 1er et le 2e metatarsien. Rev Chir 39:281–336, 720–791, 1093–1134
24. Rowe CR, Sakellarises HT, Freeman PA, et al (1963) Fractures of the os calcis: a long-term follow-up study of 146 patients. JAMA 184:920–923
25. Shapiro MS, Wascher DC, Finerman GAM (1994) Rupture of Lisfranc's Ligament in Athletes. Am J Sports Med 22(5):687–691
26. Stephenson J (1987) Treatment of displaced intra-articular fractures of the calcaneus using medial and lateral approaches, internal fixation and early motion. J Bone Joint Surg 69A:115–126
27. Wiley JJ (1971) The mechanism of tarso-metatarsal joint injuries. J Bone Joint Surg 53B:474–482
28. Wilson DW (1972) Injuries of the tarso-metatarsal joints. J Bone Joint Surg 54B:677–686
29. Zwipp H, Tscherne H, Wülker N (1988) Osteosynthese dislozierter intraartikulärer Calcaneusfrakturen. Unfallchirurg 91:507–515
30. Zwipp H, Tscherne H, Berger A (1989) Rekonstruktive Fußchirurgie nach Komplextrauma des Fußes. Unfallchirurg 92(3):140–154
31. Zwipp H, Tscherne H, Wülker N, Grote R (1989) Der intraartikuläre Fersenbeinbruch, Klassifikation, Bewertung und Operationstaktik. Unfallchirurg 92:117–129

Kapitel 16

Aktuelle Trends in der Therapie der Achillessehnenruptur

K. Steinbrück

Zusammenfassung

Die Analyse von 715 in der Sportklinik Stuttgart (1984 bis 1998) behandelten Achillessehnenrupturen zeigt, daß 83% sportbedingt sind. In 88% handelte es sich um Männer. Das höchste relativprozentuale Risiko hatten Sportarten wie Badminton, Squash, Basketball oder Volleyball. Die konservative Therapie hat neben sehr guten Ergebnissen bei fehlendem Narkose-, OP- und Wundheilungsrisiko auch die größte Versagerquote. Insgesamt wurden 97% operativ versorgt. Ab 1993 wurde vor allem eine perkutane, minimalinvasive Nahttechnik angewandt. In fast allen Fällen haben wir eine funktionelle Nachbehandlung im Spezialschuh durchgeführt.

Einleitung

Die Therapie der frischen Achillessehnenruptur wird unverändert kontrovers diskutiert [4]. Die Verfechter der konservativen Therapie führen als Positiva vor allem das nicht vorhandene Narkose-, Operations- und Wundheilungsrisiko bei ambulanter Durchführbarkeit an [9, 10]. Vertreter der operativen Behandlung beschreiben als Vorteil die sichere Adaptation und damit die frühere Bewegungs- und Belastbarkeit und somit die Möglichkeit der funktionellen Nachbehandlung. Es werden im wesentlichen offene Verfahren oder die in den letzten Jahren verstärkt propagierte minimalinvasive perkutane Nahttechnik genannt [1–3, 5, 7]. Bezüglich der Nachbehandlung verläßt man immer mehr die ruhigstellende Behandlung im Oberschenkel- bzw. Unterschenkelgipsverband zugunsten einer funktionellen Therapie im Spezialschuh [6].

Epidemiologie

Die Auswertung von 34 742 in der Sportklinik (1972 bis 1997) behandelten Sportverletzungen ergibt 701 (2,0% Achillessehnenrupturen. Insgesamt wurden 715 Fälle ausgewertet. Vor allem die Ballsportarten wie Fußball (25%), Tennis (10,5%), Handball (7,7%), Volleyball (6,3%) oder Badminton (5%) sind absolutprozentual führend. Das relativprozentual höchste Risiko dagegen hatten Disziplinen wie Badminton, Squash, Basketball oder Volleyball (Abb. 1). In 88,3% handelte es sich um Männer. Nur 3,4% der Verletzten hatten ein direktes Trauma – rascher Antritt (37,1%), Verdrehen oder Sturz (24,7%), Laufen/Sprint (16,8%), Sprung (11,0%) oder Landen (7%) waren die häufigsten Verletzungsmechanismen (Abb. 2).

Therapie

Im Rahmen einer prospektiv randomisierten Studie haben wir mit der konservativen, der offenen operativen Rekonstruktion und der minimalinvasiven perkutanen Nahttechnik Erfahrungen gesammelt [8].

Konservative Behandlung. Diese hat den Vorteil des fehlenden Anästhesie- und OP- bzw. Wundheilungsstörungsrisiko bei teilweise sehr guten Ergebnissen. Dieses Verfahren hatte bei uns aber auch die größte Versagerquote. Vielfach fanden wir eine kräftige Auftreibung der rupturierten Sehen. Muskelatrophie und bei schlechteren Kontrollmöglichkeiten der Patienten eine relativ hohe Rate an Diastasen oder unzureichend verheilte Sehnenrupturen. Hieraus resultierte ein mangelhafter Abrollvorgang oder vor allem Sportunfähigkeit. Über 25% unserer konservativ behandelten Patienten mußten wir nachoperie-

Verletzungsfaktor		n = 570	
	ASR %	Sportler %	Faktor %
1. Badminton	4,9	0,1	49,0
2. Squash	2,4	0,1	42,0
3. Basketball	2,2	0,5	4,4
4. Volleyball	6,3	1,8	3,5
.			
.			
7. Fußball	24,5	24,8	0,9
8. Tennis	10,5	12,9	0,9

Abb. 1. Relativprozentuale sportartspezifische Häufigkeit von Achillessehnenrupturen

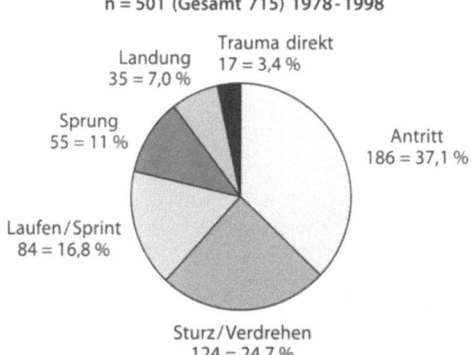

n = 501 (Gesamt 715) 1978-1998

Landung 35 = 7,0 %
Trauma direkt 17 = 3,4 %
Sprung 55 = 11 %
Antritt 186 = 37,1 %
Laufen/Sprint 84 = 16,8 %
Sturz/Verdrehen 124 = 24,7 %

Abb. 2. Verletzungsursache bei 501 Achillessehnenrupturen in der Sportklinik Stuttgart (Gesamt n = 715)

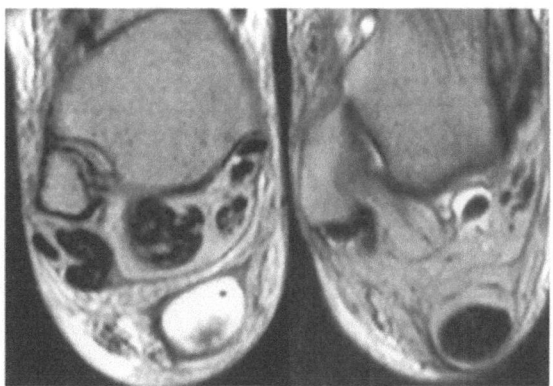

Abb. 3. MRI linke Achillessehne ruptuiert. Dehiszenz 5 Schichten (20 mm)

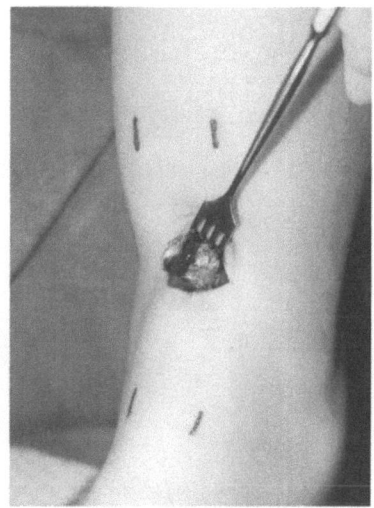

Abb. 4. Percutane Achillessehnennahttechnik

ren und sekundär mit einer viel aufwendigeren Umkipp-Plastik versorgen. Voraussetzung für eine erfolgreiche klinische und sonographische konservative Therapie sind bei günstigem Ausgangsbefund regelmäßige Kontrollen und eine sehr gute Compliance der Patienten.

Offene operative Rekonstruktion. Am gängigsten ist hier die direkte Sehnennaht nach Kessler-Kirchmeier. Dabei erfolgt eine mediale Hautinzission, Eröffnung des Peritendineum und nach Entnahme einer Probeexzision die Versorgung der rupturierten Sehne mittels Rahmennaht (z.B. Kessler oder Kirchmeier-Technik) mit zusätzlich feinen Adaptationsnähten. Vielfach wird bei stark degenerativ veränderter Sehne noch die in 90% vorhandene Plantarissehne von distal nach proximal durchflochten und danach entfaltet als Gleitschicht aufgesteppt. Häufig ergeben sich Schwierigkeiten beim Verschluß des Peritendineums. Die korrekte Operation ist relativ zeitaufwendig und hat als Risiko Wundheilungsstörungen, Infekte, Narbenprobleme, Parästhesien, Schwellneigung

und Wetterfühligkeit. Auch Phlebothrombosen werden beobachtet. Indikation ist eine sonographisch oder auch kernspintomographische größere Distanz (über 0,5 bis 1 cm) der rupturierten Sehnenanteile in Spitzfußstellung (Abb. 3) oder auch ein hochgeschnellter M. Soleus.

Perkutane Naht. Bei der perkutanen Nahttechnik führen wir eine ca. 1 cm quere Inzision in der Hautfalte über der Rupturstelle durch, spalten das Peritendineum längs und entnehmen eine PE. Danach werden ca. 5 cm proximal und distal davon jeweils medial und lateral der Achillessehne zwei Stichinzisionen – die proximal laterale etwas größer zur Darstellung des Nervus suralis – vorgenommen (Abb. 4). Eine 1,3 mm doppelarmierte PDS-Kordel (oder zwei 0,8 PDS-Fäden) wird zunächst proximal von lateral nach

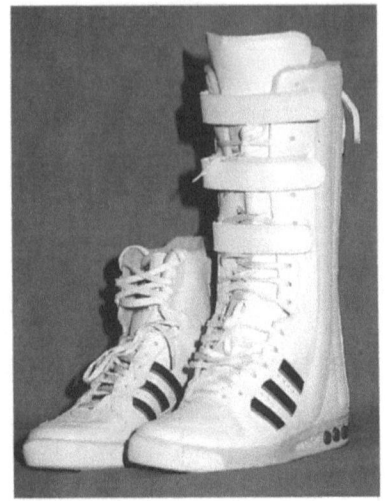

OP-Verfahren

1. Plastiken aus Aponeurose
   M. Gastrocnemius
   • Griffelschachtelplastik (M. Lange)
   • Umkehrplastik (Silfverskjöld)
   • Zwei-Lappen-Umkehrplastik (Lindholm)

2. Plastiken und Naht mit Eigensehne
   • Plantarissehne (Chigot)
   • Peroneus brevis (Trillat, Blauth)

Abb. 5. Veraltete Achillessehnenrupturen

Abb. 6. Adipromed-Variostabilschuh

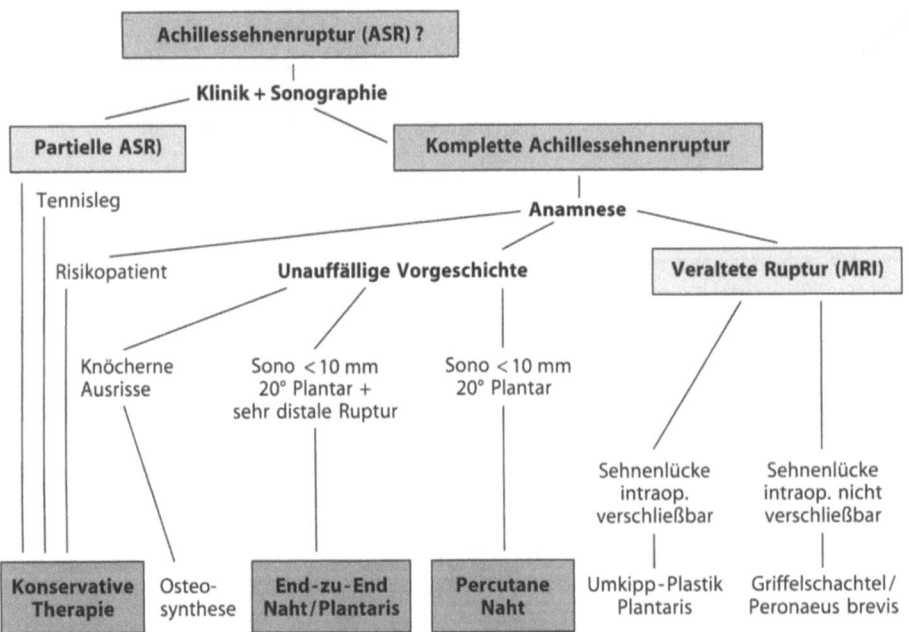

Abb. 7. Algorithmus zur Behandlung von Achillessehnenrupturen

medial geführt und in Kessler-Nahttechnik über die Inzision in Rupturhöhe ausgeleitet. Die proximal gut mit der Naht gefaßte Sehne wird kräftig nach distal gezogen. Die nach lateral geführte Nadel wird distal ausgeleitet, die Sehne in Kessler-Technik durchstochen und zur Inzisionstelle zurückgeführt (Achtertour). Wir verknoten die Kordel in Rupturhöhe in ca. 20° Spitzfußstellung auf der Medialseite, verschließen das Peritendineum über dem Knoten und legen eine kleine Redondrainage subcutan. Die OP-Zeit beträgt ca. 10 Minuten. Fehlerquellen können vor allem eine Nervus suralis-Irritation, proximal zu wenig gefaßte und damit durchschneidende Sehnenanteile, eine unzureichene Adaptation oder ein nicht ausreichend versenkter PDS-Knoten sein. Insgesamt handelt es sich um einen minimalinvasiven Eingriff mit sicherer Adaptation der Rupturenden, kleinen Hautinzisionen, minimalem Infektionsrisiko und gutem kosmetischem Resultat. Kontraindikation ist eine Distanz der Rupturenden über 1–2 cm in Spitzfußstellung.

Veraltete Achillessehnenrupturen oder Rezidivein-griffe sind viel aufwendiger und inbesondere bezüglich der Wundheilungsstörung oder einer Infektion viel risikoreicher. An Verfahren haben sich hierbei die Plastiken aus der gastrocnemius Aponeurose bzw. der Peronaeus brevis Ersatz bewährt (Abb. 5).

Nachbehandlung

Während früher vielfach zunächst ein Ober-schenkelliegegips und nach 2-3 Wochen ein Unterschenkelgips angelegt wurde, empfehlen wir heute die frühfunktionelle Nachbehandlung. Hierbei legen wir zunächst in der unmittelbar postoperativen Wundheilungsphase eine Gips-schale in 20° Spitzfußstellung oder einen Steig-bügelgips an. Zwischen 3. und 5. Tag wird ein Adipromed-Variostabilschuh (Abb. 6) mit 3 cm Fersenerhöhung angepaßt und die Belastung schmerz- und wundabhängig sukzessiv bis zur Vollbelastung gesteigert. Nachts sollte zunächst entweder der Schuh oder die Schale getragen wer-den. Nach 4 Wochen reduzieren wir die Einlagen-erhöhung wöchentlich um eine ½ cm dicke Plat-te. Die nach 8 Wochen erreichte Absatzerhöhung vom 1 cm belassen wird bis zur 12. Woche, wobei der Spezialschuh in den letzten 4 Wochen gekürzt werden kann. Dieser ist mit entsprechender Be-gründung verordnungsfähig. Ein detailliertes physiotherapeutisches Programm ergänzt diese Maßnahmen. Alle 4 Wochen führen wir routine-mäßig eine Ultraschalluntersuchung durch.

Zusammenfassend haben wir einen Algorithmus zur Behandlung der Achillessehnenrupturen in Abhängigkeit von Rupturart, Lokalisation und Risikofaktoren erstellt (Abb. 7).

Literatur

1. Bradley J, Tibone JE (1990) Percutaneous and open surgical repairs of achilles tendon ruptures. J Bone Jt Surg 18:188-195
2. Buchgraber A, Pässler HH (1997) Percutaneous repair of Achilles tendon rupture. Immobilation versus functional postoperative treatment. Clin Orthop Rel Res 341:113-122
3. FitzGibbons RE, Hefferon J, Hill J (1993) Percuta-neous Achilles tendon repair. Am J Sport Med 21 No. 2:724-727
4. Lill H, Moor C, Schmidt A, Echtermeyer V (1996) Aktueller Stand der Behandlung von Achillesseh-nenrupturen. Chirg 67:1160-1165
5. Ma GWC, Griffith TG (1977) Percutaneous Repair of Acute Closed Ruptured Achilles Tendon. A new Technique. Clin Orth Rel Res 128:247-255
6. Mandelbaum BR, Myerson MS, Forster R (1995) Achilles tendon ruptures. A new method of repair, early range of motion and functional rehabilita-tion. Am J Sport 23 No. 4:392-395
7. Pässler HH (1998) Die perkutane Achillessehnen-naht. Sportorthop – Sporttraumat 14;2:93-95
8. Schröder D, Lehmann M, Steinbrück K (!996) Treatment of acute achilles tendon ruptures: open vs. Percutaneous vs. conservative treatment. A pro-spective randomized study. In: Lake Buena; Ab-stract book, 2nd World Congress of Sports Trauma. Vista (Florida), p 584
9. Thermann H (1998) Die Behandlung der Achilles-sehnenruptur. Unfallchirurg 101; 4:299-314
10. Zwipp H, Thermann H, Südkamp N, Tscherne H, Milbradt H, Reimer P, Heintz P (1990) Ein innova-tives Konzept zur primärfunktonelle Behandlung der Achillessehnenruptur. Sportverletzung/Sport-schaden, Heft 1, VI. Jahrgang, S 29-35

Behandlungsalternativen der plantaren Fasziitis – Kritische Analyse und Literaturübersicht

J.-D. Rompe, C. Schöllner, Christiane Riedel

Pathophysiologie

Die plantare Fasziitis wird wie zum Beispiel auch die Epicondylopathia humeri radialis in der Regel als belastungs/überlastungsbedingte primäre Ansatzendopathie angesehen. Häufig liegen beim Fersenschmerz ungünstige anatomisch-fehlstatische Voraussetzungen – Knick-, Senk-, Hohlfuß, Bandinsuffizienz, Hypermobilität – vor. In welchem Ausmaß der knöcherne Fersensporn selbst für den Schmerz mitverantwortlich ist, bleibt fraglich (Rosenfeld 1985, Onuba und Ireland 1986, Forman und Green 1990; Kibler et al. 1991, Schepsis et al. 1991, Chandler und Kibler 1993, Prichasuk 1994, Smith et al. 1994). Bei beidseitigem Fersenschmerz sind daher differentialdiagnostische Überlegungen wichtig, die die rheumatoide Arthritis, die Spondylitis ankylosans, das Reiter-Syndrom, diabetische Angiopathien und HIV-Infektionen umfassen sollten (Mitchell et al. 1991; Greer Richardson 1992; Campbell und Lawton 1994).

Histopathologisch beschrieben wurden im Faszien-Sehnen-Ansatzbereich Auflockerungen der kollagenen Fasern, fibrinoide Verquellen, fibrotische Verdickungen, fettige Degeneration, Narbengewebe, Nekrosen, angiofibroblastische Hyperplasie, chondroide Metaplasie und Matrixverkalkungen (Leach et al. 1986, Schepsis et al. 1991).

Einige Autoren sprechen im Zusammenhang mit dem Fersenschmerz von einem Nervenengpaßsyndrom. In diesem Zusammenhang wurde eine Einengung der Nn. calcanei mediales oder des den M. abductor digiti minimi versorgenden Nervenastes beschrieben (Baxter und Thigpen 1984, Kenzora 1987, Davidson und Copoloff 1990).

Andere Untersucher vermuteten eine Ausdünnung des subcalcanealen Fettpolsters oder Risse der subkutanen fibrösen Septen mit Verlust der physiologischen Elastizität (Prichasuk 1994).

Nach szintigraphischen Untersuchungen wurde auch eine lokale Periostitis vermutet (Intenzo et al. 1991, Dasgupta und Bowles 1995, Tudor et al. 1988). Graham (1983) sowie Williams et al. (1987) betrachteten den Sporn aber eher als Ausdruck einer Kallusbildung im Rahmen einer abgelaufenen Frakturheilung.

Klinische Symptomatik

Klinisch imponiert der medial an der Ferse sitzende Belastungsschmerz mit Verstärkung beim Barfußgehen. Palpatorisch läßt sich typischerweise ein Druckschmerz über dem Tuberculum tibiale calcanei, etwas medial der Mitte, unter der Ferse auslösen. Dieser Druckpunkt am Ansatz der Plantaraponeurose veranlaßte Woolnough (1954) in Anlehnung an den Begriff „Tennisellenbogen" vom Krankheitsbild der „Tennisferse" zu sprechen. Entsprechend der Symptomatik verändern sich Schrittlänge und Auftrittsdruck, eine Varusfehlstellung der Ferse wird bevorzugt. In der Regel nehmen die Beschwerden beim Gehen zu und klingen nach Entlastung des Fußes wieder ab. Treten die Schmerzen bei Sportlern akut auf, so muß eine Ruptur der Plantarfaszie ausgeschlossen werden (Leach et al. 1986; Warren und Jones 1987). Inspektorisch finden sich Fußdeformitäten im Sinne von Platt- und Hohlfüßen. Die Prävalenz des Fersensporns wird mit bis zu 21% angegeben, es tritt jedoch nur bei etwa jedem zweiten die beschriebene typische schmerzhafte Gehbehinderung im Rahmen der plantaren Fasziitis ein. Betroffen sind überwiegend Patienten im Alter von über 40 Jahren. Die Geschlechtsverteilung wird unterschiedlich mitgeteilt (Lapidus und Guidotti 1965, Greer Richardson 1992, Barrett et al. 1995). Zusätzlich zu dem radiologisch nachweisbaren Fersensporn konnte bei den Patienten kernspintotomographisch und sonographisch eine Verdickung der Plantaraponeurose nachgewiesen werden (Berkowitz et al. 1991, Wall et al. 1993, Hall et al. 1996).

Konservative Therapie

Wie der Patient mit einem „Tennisellenbogen" benötigt auch der Patient mit einer „Tennisferse" und persistierenden subkalkanearen Schmerzzuständen (heel pain) nur ausnahmsweise einen operativen Eingriff. Kryotherapie, Einlagenversorgung mit Weichbettung der Ferse und Stützung des abgeflachten Fußgewölbes, Nachtlagerungsschienen, Fersenkappen, Dehnungsübungen, Laserbehandlung, oral NSAR und oder lokale Steroidinjektionen werden den meisten Patienten mit akuter Symptomatik helfen, ohne Anspruch auf einen kausalen Therapieansatz zu erheben. Für den Sportler ist eine Trainingspause empfehlenswert. Für die chronischen Fälle gibt es, wie bei der Epikondylopathie, nur empirische Erfahrungswert. Zum polypragmatischen Therapieregime gehören NSAR, Ultraschlall, Phonophorese, Iontophorese und Steroidinjektionen. Eine vorübergehende Gipsruhigstellung wird abgelehnt. Der Verlauf der Erkrankung ist oftmals protrahiert (Lapidus und Guidotti 1965, Crawford und Snaith 1996, Gudeman et al. 1997, Basford et al. 1998, Powell et al. 1998).

Die Strahlentherapie ist umstritten. Seegenschmiedt et al. (1996) behandelten 3 Patientengruppen mit 12, 5 oder 3 Gy. Die Erfolgsquote lag retrospektiv in allen Gruppen bei 70%, allerdings fehlte eine Kontrollgruppe.

Als Risiken, besonders der Steroidinjektion, wurden Weichteilverkalkungen, die Ruptur der Plantarfaszie und die Kalkaneusosteomyelitis beschrieben (Furey 1975, Baxter und Thigpen 1984, Kwong et al. 1988, Conti und Shinder 1991, Schepsis et al. 1991, Wapner und Sharkey 1991, Greer Richardson 1992, Davis et al. 1994, Sellman 1994, Wolgin et al. 1994, Prichasuk 1994, Miller et al. 1995.

Da prospektive Untersuchungen mit Kontrollgruppen fehlen, die Patientenzahlen zum Teil unter zehn liegen, die Nachuntersuchungsdauer oftmals 24 Wochen nicht überschreitet und keine einheitlichen Bewertungskriterien vorlie-

gen, sind die Erfolgsquoten zwischen 75% und 100% vorsichtig zu beurteilen. Sicherlich ist aber die nicht-operative Therapie das Verfahren der ersten Wahl.

Operative Therapie

Obwohl keine verläßlichen kontrollierten Studien vorliegen, kann die überwiegende Mehrheit der Patienten offenbar mit konservativen Methoden zufriedenstellend behandelt werden. Nur gelegentlich wird eine Operation erwogen werden, wenn der Patient unter den persistierenden Schmerzen sehr leidet und in seinen Alltagsaktivitäten eingeschränkt wird. Eine erfolglose konservative Behandlung über mindestens 6 Monate wird allgemein als Voraussetzung für einen chirurgischen Eingriff genannt. Schepsis et al. (1991) empfehlen sogar eine Wartezeit bis zu 1 Jahr, falls sich unter der konservativen Therapie auch nur zunächst eine leichte Besserung einstellen sollte.

Operative Verfahren umfassen die Anhebung des subkalkanearen Fettpolsters, die Neurolyse der Rr. calcanei mediales, die Calcaneusosteotomie, Exzision des medialen Tuberculums mit Entfernung des Fersensporns, die dekompressive Anbohrung des Kalkaneus sowie das Release der Plantaraponeurose. Kim und Voloshin (1995) wiesen in diesem Zusammenhang auf die Bedeutung der Plantarfaszie für die Belastbarkeit des Fußgewölbes hin und warnten vor einem zu ausgiebigen Release. Dessen Ausmaß ist gerade bei den endoskopischen Verfahren nur schwer abzuschätzen (Hawkins et al. 1995).

An Komplikationen wurden tiefe und oberflächliche Wundheilungsstörungen, Kalkaneusfrakturen, die Ausbildung eine hypertrophen und hyperpathischen Narbe, wochenlange Schwellneigung mit einer Häufigkeit zwischen 6% und 35% berichtet.

Die Zeitdauer bis zur Wiederaufnahme voller Belastung betrug zwischen 1 und 6 Monaten. Ausnahmen waren endoskopisch operierte Patienten, denen die sofortige Vollbelastung gestattet wurde. Die Patientenzahlen schwanken allerdings zwischen 12 und 527, die Nachuntersuchungszeit zwischen 3 Monaten und 8 Jahren, die Bewertungskriterien dieser retrospektiven Untersuchungen sind nicht vergleichbar. Die Erfolgsquoten liegen zwischen 50% und 95% (Tabelle 1).

Tabelle 1. Operative Behandlungsergebnisse beim plantaren kalkanearen Fersenschmerz

Autor	Patientenzahl	Operationsverfahren	Mindestens befriedigende Ergebnisse
Steindler und Smith 1938	22	Exzision Fersensporn	73
Michele und Krueger 1951	2	Kalkaneuskeilosteotomie	100
Du Vries 1957	37	Exzision Fersensporn	100
Hassab und El-Sherif 1974	68	Anbohren des Calcaneus	91
Snider et al. 1983	11	Release Plantarfaszie	100
Lester und Buchanan 1984	10	Release Plantarfaszie	100
Baxter und Thigpen 1984	34	Dekompression des motor. Astes des M. abd. dig. min	94
Savastano 1985	19	Dekompression R. calc. med.	84
Ward und Clippinger 1987	8	Release Plantarfaszie	100
Schepsis et al. 1991	25	Release Plantarfaszie+Glättung Kalkaneus	88
Daly et al. 1992	13	Fasziotomie	71
Kulthanan 1992	10	Fasziotomie	100
Self et al. 1993	35	Release Plantarfaszie	94
Perelman et al. 1995	50	Plantare Fasziotomie	91

Extrakorporale Stoßwellentherapie

Ohne die kausalen Zusammenhänge von Fersensporn und Fersenschmerz zu kennen, wird dem Patienten ein ganzes Arsenal konservativer Behandlungsmethoden angeboten, deren Wirksamkeit zumeist nur retrospektiv beschrieben wurde. Um Patienten mit chronischen Fersenschmerzen eine Alternative zu einem operativen Eingriff anbieten zu können, wurde die niedrigenergetische extrakorporale Stoßwellentherapie (ESWT) in das konservative Therapiespektrum aufgenommen.

Patienten und Methoden

Zur Überprüfung der Tauglichkeit der extrakorporalen Stoßwellentherapie als nichtinvasive Behandlungsform wurden 121 Patienten mit einer schmerzhaften Ferse und gleichzeitig vorliegendem Fersensporn innerhalb von 4 Jahren in 2 verschiedene Gruppen randomisiert und mit niedrig-energetischen Stoßwellen therapiert. Die Nachuntersuchungszeit liegt bei 1 Jahr. 21 Patienten ließen sich nicht in die Studie integrieren, so daß 100 Patienten die Studie beendeten. Vor Beginn der Behandlung mußte ein 6wöchiges therapiefreies Intervall absolviert werden. Konsekutiv wurden die Patienten auf die 2 Therapiegruppen randomisiert:

- Gruppe I (Behandlungsgruppe): 3000 Impulse der Energiedichte 0,08 mJ/mm^2: 50 Patienten: 24 Frauen und 26 Männer im Durchschnittsalter von 46,7±10,1 Jahren (20–64 Jahre) und einer mittleren Beschwerdedauer von 16,2± 8,6 Monaten (12–38 Monate).
- Gruppe II (Kontrollgruppe): 30 Impulse der Energiedichte 0,08 mJ/mm^2: 25 Patienten: 20 Frauen und 30 Männer im Durchschnittsalter von 51,3±7,2 Jahren (31–61 Jahre) und einer mittleren Beschwerdedauer von 14,9±9,4 Monaten (12–40 Monate).

Während des Kontrollzeitraumes sollte keine zusätzliche Behandlung erfolgen. Das Weitertragen einer Einlage wurde gestattet.

Einschlußkriterien waren:
- Radiologisch nachgewiesener, schmerzhafter plantarer Fersensporn seit 12 Monaten.
- Mindestens 6monatige erfolglose konservative Behandlung.

Ausschlußkriterien waren:
- Schmerzhafter Fersensporn beiderseits.
- Dysfunktionen (auch nichtorthopädische) im Sprunggelenk- und Fußbereich.
- Lokale Arthrose/Arthritis; rheumatoide Arthritis.
- Pathologische neurologische und/oder vaskuläre Befunde.
- Tarsaltunnelsyndrom.

- Alter unter 18 Jahren.
- Schwangerschaft.
- Gerinnungsstörungen.
- Infektionen.
- Tumorleiden.

Die extracorporale Stoßwellentherapie (ESWT) wurde mit dem Siemens Osteostar durchgeführt. Sobald der Fersensporn im Isozentrum des C-Bogens lokalisiert war, wurde konventionelles Ultraschallgel auf die Haut aufgebracht und die Wasservorlaufstrecke des Stoßwellengenerators an den Ferseninnenrand angekoppelt. Dreimal, in wöchentlichem Abstand, wurden 10 oder 1000 Impulse der Energiedichte 0,08 mJ/mm² mit einer Folgefrequenz von 2 Hz direkt auf den Fersensporn appliziert. Obwohl die Behandlung von einem großen Teil der Patienten schmerzhaft empfunden wurde, verzichteten wir auf die Infiltration mit einem Lokalanästhetikum, um additive Effekte auszuschließen.

Die Kontrolluntersuchungen erfolgten 3, 6, 24 und 52 Wochen nach der letzten ESWT unabhängig von dem behandelnden Arzt. Die Schmerzangaben der Patienten wurden mittels visueller Analogskala (VAS) erfaßt, wobei 0 keinen Schmerz, 100 unerträglichen Schmerz bedeutete. Erfragt wurden Nacht-, Ruhe- und Druckschmerzen. Zusätzlich wurde anhand einer digitalen Waage ermittelt, bei welcher Gewichtsbelastung Schmerzen an der Ferse auftraten. Pro Ferse wurden jeweils 5 Messungen durchgeführt, ohne daß der Patient die Werte sehen konnte. Anschließend wurde der Mittelwert bestimmt und mit der schmerzfreien Gegenseite verglichen. Die Klassifikation erfolgte in Anlehnung an Mucha und Wannske (1989). Darüber hinaus wurde die Gehdauer erfragt, nach der wegen der Fersenschmerzen eine Ruhepause eingelegt werden mußte. Am Ende der Studie wurden die Patienten um eine Einschätzung ihrer Schmerzsituation gebeten.

Die statistische Analyse wurde mittels des Statistical Analysis (SAS) im Institut für Medizinische Statistik und Dokumentation der Johannes Gutenberg-Universität Mainz durchgeführt. Zur Anwendung kam der Wilcoxon-Test für unverbundene Stichproben. Die Irrtumswahrscheinlichkeit betrug für jeden einzelnen Test 5%. Eine multiple Adjustierung fand nicht statt.

Ergebnisse

Nacht- und Ruheschmerzen. In beiden Kategorien von Nachtschmerz und Ruheschmerz konnte dieser Wert, bei großen interindividuellen Schwankungen, in der Behandlungsgruppe im Durchschnitt mehr als halbiert werden, während sich in der Kontrollgruppe keine Änderung zeigte (alle $p < 0,0001$).

Druckschmerz. Bei der lokalen Palpation konnten in der Regel heftige Schmerzen zwischen 70 und 80 auf der VAS ausgelöst werden. Diese wurden durch die ESWT in der Behandlungsgruppe auf unter 30 Punkte gedrückt. In der Kontrollgruppe blieben die Werte weitgehend identisch (alle $p < 0,0001$).

Schmerzfreie Belastbarkeit. Die Auswertung der noch schmerzfreien Belastbarkeit der Ferse anhand einer Digitalwaage, in die Punktwerte 1–4 untergliedert, zeigte folgendes Bild: Zu Beginn war in beiden Gruppen die Belastbarkeit auf unter 50% der Gegenseite reduziert. In der Behandlungsgruppe wurde dieser Wert auf unter 25% verbessert (alle $p < 0,05$), in der Kontrollgruppe wurde eine Tendenz zur Besserung beobachtet.

Gehdauer. Die subjektiv erfahrene Verbesserung wurde besonders deutlich bei der Einschätzung der ohne schmerzbedingte Pause möglichen Gehdauer. Vor der ESWT betrug diese einheitlich weniger als 30 min. In der Behandlungsgruppe konnte dieser Wert verdoppelt werden (alle $p < 0,001$).

Subjektive Bewertung. Die Bewertung der Schmerzsituation spiegelt den Erfolg der ESWT wieder. Während vor der Therapie sämtliche Patienten ihre Situation als schlecht bewerteten, sank die Quote in der Behandlungsgruppe auf zuletzt 12%, verglichen zu 66% in der Kontrollgruppe. In der Behandlungsgruppe schätzten nach einem Jahr 50% der Patienten ihre Situation als sehr gut oder gut ein, in der Kontrollgruppe lediglich 10%.

Diskussion

Zusammenfassend kann man feststellen, daß es bis heute keine kausalen und nur wenige Therapieformen mit einer in prospektiven, kontrollierten Studien nachgewiesenen Wirksamkeit bei chronischer Plantarfaciitis gibt. Keine einzige Studie erfüllte die aktuell immer wieder diskutierten Kriterien der „Evidence Based Medicine" oder der „Good Clinical Practice".

Die trifft auch auf die vorgestellte Untersuchung zur niedrigenergetischen ESWT zu. Zwar konnten wir eine sehr gute oder gute therapeutische Wirksamkeit im 50%-Bereich nachweisen. Dennoch waren die Ergebnisse damit schlechter als in den oben angeführten Publikationen zur konservativen Versorgung des Fersenschmerzes. Allerdings sind Patientenkollektive, Behandlungsmethoden, Follow-up und Bewertungskriterien so unterschiedlich, daß ein direkter Vergleich der verschiedenen Studien nicht statthaft ist. Immerhin gelang es uns aber, bei konservativ ausgereizten Patienten ein zumindest befriedigendes Ergebnis bei 88% zu erreichen. Dies entspricht in etwa den aus Tabelle 1 ablesbaren Erfolgsquoten chirurgischer Interventionen.

Aus unserer Sicht, und erste Ergebnisse von Loew et al. (1995) scheinen dies zu bestätigen, kann die Behandlung mit extrakorporalen Stoßwellen einem großen Teil eines kritisch ausgewählten Patientenguts mit therapieresistenten Fersenschmerzen einen ansonsten indizierten operativen Eingriff ersparen. Zur Zeit läuft eine vom Arbeitskreis „Stoßwellentherapie der DGOT initierte placebo-kontrolliere Multicenter-Studie zu dieser Fragestellung. Mit ersten Ergebnisse kann aber nicht vor dem Jahr 2001 gerechnet werden.

Literatur

Basford JR, Malanga GA, Krause DA, Harmsen WS (1998) A randomized controlled evaluation of low-intensity laser therapy: plantar fasciitis. Arch Phys Med Rehabil 79:249–254

Barrett SL, Day SV, Pignetti TT, Egly BR (1995) Endoscopic heel anatomy: analysis of 200 fresh frozen specimens. J Foot Ankle Surg 34:51–56

Baxter DE, Thigpen CM (1984) Heel pain: operative results. Foot Ankler 5:16–25

Berkowitz JF, Kier R, Rudicel S (1991) Plantar fasciitis: MR imaging. Radiology 179:665–667

Campbell P, Lawton JO (1994) Heel pain: diagnosis and management. Br J Hosp Med 52:380–385

Chandler TJ, Kibler WB (1993) A biomechancial approach to the prevention, treatment and rehabilitation of plantar fasciitiis. Sports Med 15:344–352

Conti RJ, Shinder M (1991) Soft tissue calcifications induced by local corticosteroid injection. J Foot Surg 30:34–37

Crawford F, Snaith M (1996) How effective is therapeutic ultrasound in the treatment of hell pain? Ann Rheum Dis 55:265–267

Daly PJ, Kitaoka HB, Chao EY (1992) Plantar fasciotomy for intractable plantar fasciitis: clinical results and biomechanical evaluation. Foot Anle 13:188–195

Dasqupta B, Bowles J (1995) Scintigraphic localization of steroid injection site in plantar fasciitis. Lancet 346:1400–1401

Davidson MR (1990) Neuromas of the heel. Clin Podiatr Med Surg 7:271–288

Davis PF, Severud E, Baxter DE (1994) Painful heel syndrome: results of non-operative treatment. Foot Anke Int 15:531–535

Du Vries HL (1957) Heel spur (calcaneal spur). Arch Surg 74:536–541

Forman WM, Green MA (1990) The role of intrinsic musculature in the formation of inferior calcaneal exostosis. Clin Podiatr Med Surg 7:217–223

Furey JG (1975) Plantar fasciitis: The painful heel syndrome. J Bone Joint Surg 57-A:672–677

Graham CE (1983) Painful heel syndrome: rationale and treatment. Foot Ankle 3:261–268

Greer Richardson E (1992) In: Crenshaw AH (ed) Campbell's Operative Orthopaedics. Mosby St. Louis, Vol 4, pp 2787–2792

Gudeman SD, Eisele SA, Heidt RS, Colosimo AJ, Stroupe AL (1997) Treatment of plantar fasciitis by iontophoresis of 0.4% dexamethasone. A randomized, double-blind, placebocontrolled study. Am J Sports Med 25:312–316

Hall RL, Erickson SJ, Shereff MJ, Johnson JE, Kneeland JB (1996) Magnetic resonance imaging in the evaluation of heel pain. Orthopedics 19:225–229

Hassab HK, El-Sherif AS (1974) Drilling of the os calcis for painful heel with calcaneal spur. Acta Orthop Scand 45:152–157

Hawkins BJ, Langermen RJ, Gibbons T, Calhoun JH (1995) An anatomic analysis of endoscopic plantar fascia release. Foot Ankle Int 16552–558

Intenzo CM, Wapner Kl, Park CH, Kim SM (1991) Evaluation of plantar fasciitis by three-phase bone scintigraphy. Clin nucl Med 16:325–328

Kenzora JE (1987) The painful heel syndrome: an entrapment neuropathy. Bull Hosp Jt Dis Ortho Inst 47:178–180

Kibler WB, Goldberg C, Chandler TJ (1991) Functional biomechanical deficitis in running atheletes with plantar fasciiits. AJ Sports Med 19:66–71

Kim W, Voloshin AS (1995) Role of plantar facia in the load bearing capacity of the human foot. J Biochem 28:1025–1033

Kulthanan T (1992) Operative treatment of plantar fasciitis. J Med Assoc Thai 75:337–340

Kwong PH, Kay D, Voner RT (1988) Plantar fasciitis. Mechanics and pathomechanics of treatment. Clin Sports Med 7:119–126

Lapidus PW, Guidotti FP (1965) Painful heel: Report of 323 patients with 364 painful heels. Clin Orthop 39:178–185

Leach RE, Seavay MS, Salter DK (1986) Results of surgery in athletes with plantar fasciitis. Foot Ankle 7:156–161

Lester DK, Buchanan JR (1984) Surgical treatment of plantar fasciitis. Clin Orthop 186:202–204

Loew M, Daecke W, Nitschmann K (1995) Extrakorporale Stoßwellenapplikation (ESWA) bei chronisch schmerzhaftem Fersensporn (Fasziitis plantaris). Ein vorläufiger Bericht. Forschungskolloquium der Orthopädischen Universitätsklinik Heidelberg, S 8

Michele AA, Krueger FJ (1951) Plantar heel pain treated by countersinking osteotomy. Milit Surg 109:26–36

Mitchell IR, Meyer C, Krueger W (1991) Deep fascia of the foot. Anatomical and clinical considerations. J Am Podiatr Med Assoc 81:373–378

Miller RA, Torres J, McGuire M (1995) Efficacy of first-time steroid injection for painful heel syndrome. Foot Ankle Int 16:610–612

Mucha C, Wannske M (1989) Ergebnisse einer kontrollierten Studie zur physikalischen Therapie der Epicondylopathia humeri. Z Phys Med Baln Med Klim 18:137–147

Onuba O, Ireland J (1986) Plantar fasciits. Ital J Orthop Traumatol 12:533–535

Perelman GK, Figura MA, Sandberg NS (1995) The medial instep plantar fasciotomy. J Foot Ankle Surg 34:447–457

Powell M, Post WR, Keener J, Wearden S (1998) Effective treatment of chronic plantar fasciitis with dorsiflexion night splints: a crossover prospective randomized outcome study. Foot Ankle Int 19:10–18

Prichasuk S (1994) The heel pad in plantar heel pain. J Bone Joint Surg 76-B:140–142

Rompe JD, Hopf C, Nafe B, Bürger R (1996) Low-energy extracorporal shock wave therapy for painful heel: a prospective controlled single-blind study. Arch Ortho Trauma Surg 115:75–79

Rompe JD, Küllmer K, Riehle H-M, Herbsthofer B, Eckardt A, Bürger R, Nafe B, Eysel P (1996) Effectiveness of low-energy extracorporal shock waves for chronic plantar fasciits. Foot Ankle Surg 2:215–221

Rosenfeld S (1985) Management of the heel spur (syndrome) J Am Podiatr Med Ass 75:315–316

Savastano AA (1985) Surgical neurectomy for the treatment of resistant painful heel. Rhode Island Med J 68:371

Schepsis AA, Leach RE, Gorzyca J (1991) Plantar fasciitis. Etiology, treatment, surgical results, and review of the literature. Clin Orthop 266:185–196

Seegenschmiedt MH, Keilholz L, Stecken A, Katalinic A, Sauer (1996) Radiotherapie beim plantaren Fersensporn. Indikation, Technik, klinische Ergebnisse bei unterschiedlichen Dosiskonzepten. Strahlenther Onkol 172:376–383

Seegenschmiedt MH, Keilholz L, Katalinic A, Stecken A, Sauer R (1996) Heel spur: radiation therapy for refractory pain – results with three treatment concepts. Radiology 200:271–276

tpSelf TC, Kunz RE, Young G (1993) Transverse plantar incision for heel spur surgery. Four-year follow-up survey of 35 patients. J Am Podiatr Med Assoc 259–262

Sellman JR (1994) Plantar fascia rupture associated with corticosteroid injection. Foot Ankle Int 15:376–381

Smith SD, Young Paden B, Smith SB, Ellis WN (1994) Fatigue pertubation of the os calcis. J Foot ankle Surg 33:402–410

Snider MP, Clancy WG, McBeath AA (1983) Plantar fascia release for chronic plantar fasciitis in runners. Am J Sports Med 11:2125–219

Steindler A, Smith AR (1938) Spures of the os calcis. Surg Gyncecol Obstet 66:663–669

Tudor GR, Finlay D, Allen MJ, Belton I (1997) The role of bone scintigraphy and plain radiography in intractable plantar fasciits. Nucl med Commun 18:853–856

Wall JR, Harkness MA, Crawford A (1993) Ultrasound diagnosis of plantar fasciits. Foot Ankle 14:465–470

Wapner KL, Sharkey PF (1991) The use of night splints for treatment of recalcitrant plantar fasciitis. Foot Ankle 12:135–137

Ward WG, Clippinger FW (1987) Proximal medial longitudinal arch incision for plantar fascia release. Foot Ankle 8:152–155

Warren BL, Jones CJ (1987) Predicting plantar fasciitis in runners. Med Sci Sports Exerc 19:71–73

Williams PL, Smibert JG, Cox R, Mitchell R, Klenerman L (1987) Imaging study of the painful heel syndrome. Foot Anke 7:345–349

Wolgin M, Cook C, Graham C, Mauldin D (1994) Conservative treatment of plantar heel pain: long-term follow-up. Foot Ankle Int 15:97–102

Woolnough J (1954) Tennis heel. Med J Aus 2:857–861

Diabetischer Fuß

KAPITEL 18

Die chirurgische Behandlung des diabetischen Fußes

H. H. Wetz

Einleitung

Die wesentlichen histologischen, biochemischen und biomechanischen Forschungsergebnisse zur Ätiopathogense der Fußveränderungen beim Diabetiker wurden in den letzten 40 Jahren publiziert (Jordan, Soto-Hall).

Verlust der protektiven Sensibilität, Fehlstatik, Veränderungen der neuromuskulären Koordination, inadäquates Schuhwerk und nicht selten Behandlungsfehler bei der Pedicure sind ursächlich für Hautverletzungen mit nachfolgenden schweren Infektverläufen anzusehen. Mit steigender Zahl diabeteskranker Menschen und höherer Lebenserwartung wird auch die Zahl jener Patienten steigen, bei denen sich die gefürchteten Spätkomplikationen, wie die sensomotorisch und autonome Neuropathie, Angiopathie und diabetisch neuropathische Osteoarthropathie (DNOAP) entwickeln. Ziel unseres Bemühens muß die Prävention von Fußschäden, so wie die Erfassung von Frühsignalen einer sich anbahnenden neuropathischen Osteoarthropathie sein.

Die Einsicht zur interdisziplinären Behandlung des diabetischen Fußes ist ein noch recht junges Anliegen und beschäftigt die internistische, orthopädische, neurologische, dermatologische und chirurgische Wissenschaft seit nunmehr 50 Jahren. Unsere grundlegenden Erkenntnisse über die biochemischen und biomechanischen Zusammenhänge, die zu den schweren Veränderungen bei den gefürchteten Spätkomplikationen des Diabetes am Fuße führen, sind weitgehend Gegenstand wissenschaftlicher Forschung und in wesentlichen Details noch unbekannt.

Die Erfassung und Behandlung nosokomialer Infektionen durch Infektiologen steht erst am Anfang.

Ätiopathogenese des diabetischen Fußes

Während die *sensomotorische Neuropathie* vorwiegend Veränderungen im Bereich der Haut verursacht und hier durch oberflächliche Ulzerationen bei Verlust der protektiven Sensibilität, das Entstehen des Malum perforans begünstigt, darf man nicht übersehen, daß die *autonome Neuropathie* auf der anderen Seite im Wesentlichen für das Zustandekommen der diabetisch neuropathischen Osteoarthropathie verantwortlich ist. Es zeichnet sich ab, daß ein wesentliches Gewicht auf Prophylaxe und Prävention von Fußschäden bei Diabetikern gelegt werden muß, um trophische Ulcera wie das Mal perforant du pied des Vorfußes oder des Rückfußes zu verhüten. Bei der Behandlung fortgeleiteter phlegmonöser Infekte offenbart sich die Gesamtproblematik wenn es gilt, einen Gliedmassenverlust zu verhindern.

Der Weichteilinfekt

Ein wesentliches Gewicht bei der ambulanten Sorge um den diabetischen Fuß ist auf die Verhütung sowie Beherrschung von Weichteilinfekten zu legen.

Umfangreiche Statistiken, wie die von Calhoun und Mader, in der von 1968–1988 1105 Diabetiker mit Fußinfektionen erfaßt wurden, zeigen tiefe Ulcera in 9%, oberflächliche Ulcera in 20%, Abszesse in 33%, eine Gangrän des gesamten Fußes in 7% und eine Vorfußgangrän in 27% aller Fälle. Greenwood beobachtete 1927 bei 500 Diabetikern 25% ernstzunehmende Infektionen der Haut. Neben der Gangrän drängt die Infektion des Fußes nicht selten zum frühen chirurgischen Einschreiten. Beide klinischen Bilder, die Gangrän und auch die Infektion entstehen auf dem gleichen Boden einer Zirkulationsstörung in Verbindung mit neuropathischen Veränderungen. Der Sauerstoffbedarf des infizierten Gewebes steigt und unter erhöhtem Gewebsdruck infolge interstitieller Ödeme entstehen lokale Thrombosen und Verschlüsse kleiner Gefäße. So ist die Wahl der geeigneten Therapie abhängig von der Dauer und Schwere des Krankheitsbildes, so wie Infektausbreitung und Erregerspektrum. Die frühe Inzision und Abszessdrainage in Verbindung mit Ruhigstellung der betroffenen Extremität und Einleitung einer resistenzgerechten Antibiotikagabe ist ein wichtiger Bestandteil der Gesamttherapie. Entscheidend ist, daß der erstbehandelnde Arzt die typischen Prodromi und Alarmsignale zu deuten weiß und eine frühe chirurgische Behandlung unter stationären Bedingungen veranlaßt. Wenn sich eine eitrige Infektion am Fuß des Diabetikers entwickelt, ist die Gefahr gegeben, daß sie sich schnell ausbreitet und je nach Erregerspektrum zu einer nekrotisierenden Fasziits führen kann (Abb. 1a, b). Die Fortleitung der Erreger einer nekrotisierenden Fasziitis erfolgt nach dem anatomisch präformierten Bahnen wie Sehnenscheiden und Muskelfaszien. Das Resultat ist eine flächige, chirurgisch schwer beherrschbare septische Muskelnekrose, bedingt durch die Interaktion von grampositiven und gramnegativen sowie aeroben und anaeroben Erregern. Als hierfür potenteste Erregerkombination gilt das Zusammenwirken von Bacteroides fragilis und Enterokokken (Bessmann). Ein wesentliches Argument für eine routinemäßig durchzuführende Abstrichkontrolle von infizierten Blasen, Abszeß- oder Wundsekret, ist das zunehmende Auftreten multiresistenter Keime, wie z. B. das zunehmend auch in den eigenen Statistiken gefundenen methicillin-oxacillin-resistenten S. aureus (MRSA). Zur Führung einer adäquaten antibiotischen Therapie ist die richtige Interpretation und Einschätzung von Virulenz und Pathogenität der gefundenen Erreger unabdingbar, so wie die kontinuierliche infektiologische statistische Erfassung des Keimspektrums.

Infizierte Blasen mechanischer Genese. Auftretende tangentiale Scherkräfte in nicht sachgemäß angepaßtem Schuhwerk führen zur Abscherung oberflächlicher Epidermisschichten von tiefergelegenen Hautanteilen (Abb. 2) (Laing). Einrisse führen zur Infektion und Ausbreitung der Erreger in die Tiefe. Je nach Lokalisation ist bei geringer Weichteildeckung die Gefahr einer knöcherne Mitbeteiligung und damit einer Osteomyelitis gegeben, was den Verlauf des Infektgeschehens deutlich verschlechtern kann, wenn die Infektion zusätzlich auf nekrotisch vorgeschädigte Knochensubstanz trifft.

Infizierte Schnittverletzungen. Unsachgemäß durchführte Pedicure kann zu oberflächlichen Schnittverletzungen im Bereich von Nagelbett und/oder Zehenkuppen führen und eröffnet somit Erregern den Zugang. Es ist darauf zu achten, daß die Fußpflege sachgemäß durchgeführt wird, zumal Fehler bei der Pedicure nicht selten zum späteren Zehen- oder Fußverlust führen können (Abb. 3).

Infizierte Stichverletzungen. Die Verletzung des diabetischen Fußes durch Fremdkörper wie Nägel, Dornen, Glasscherben ist keine Seltenheit. Es wird in der Literatur ein Zusammenhang zwischen getragenen Einlagen aus Kunststoffmaterial und gehäufter Keimbesiedlung von Stichwunden durch Pseudomonas aeroginosa gesehen (Siebarth, Greene, Johnson).

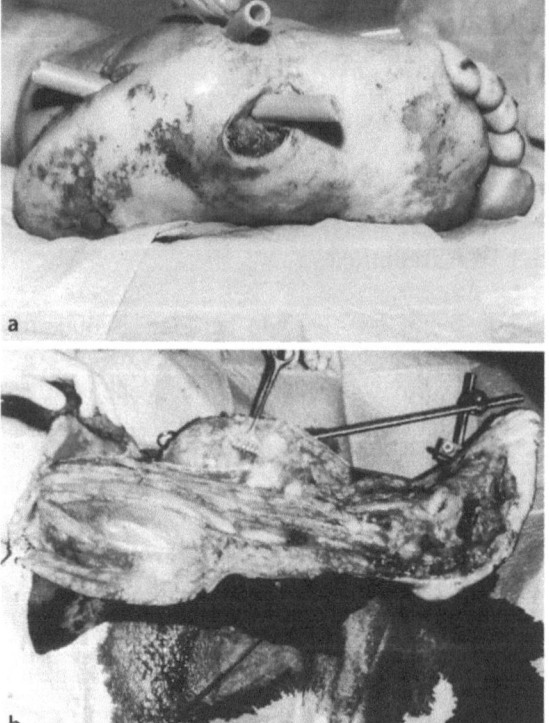

Abb. 1. a Abszeßdrainage bei nekrotisierender Fasziitis, ausgehend von einem plantaren Malum perforans; **b** nachfolgende Nekrosektomie, Faszienspaltung und Anlage eines Fixateur externe

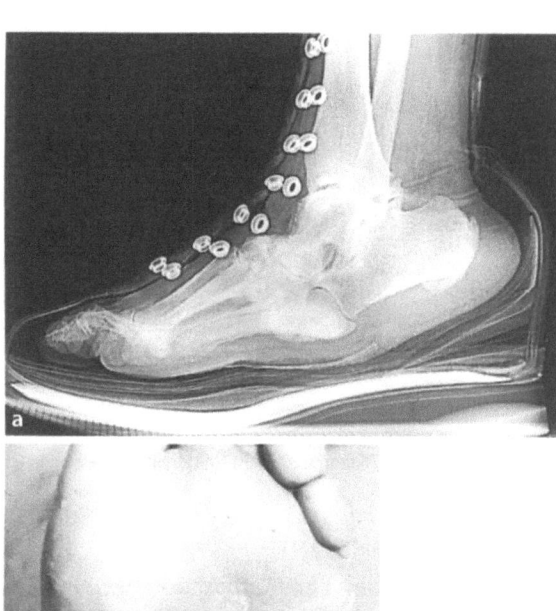

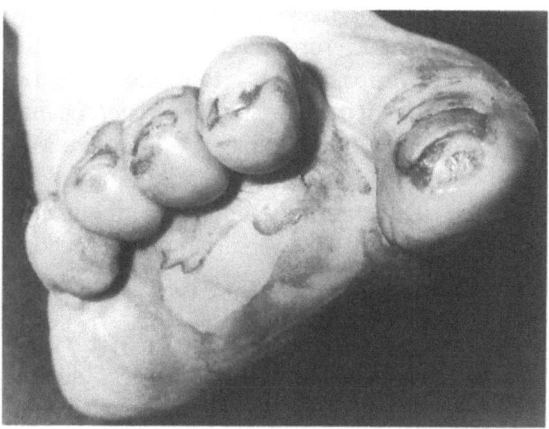

Abb. 3. Schnittverletzungen an den Zehenkuppen, verursacht durch fehlerhafte Pedicure kann Ursache für eine schwere Vorfußinfektion sein

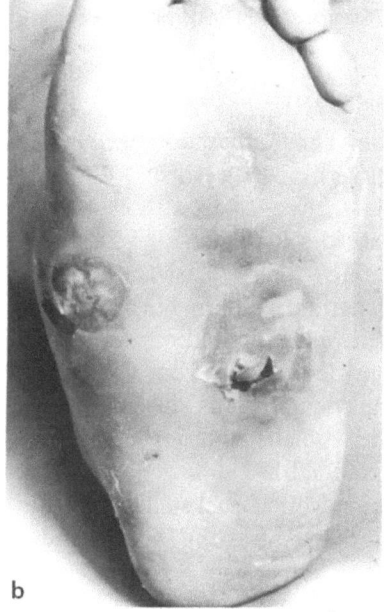

Abb. 2. Scherkräfte an mechanisch besonders beanspruchten Stellen, wie dargestellt über dem gesinterten Längsgewölbe verursachen beim neuropathischen Fuß in inadaequatem Schuhwerk und fehlerhafter Bettung eine tangentiale Abscherung der Epidermis und Ulzeration

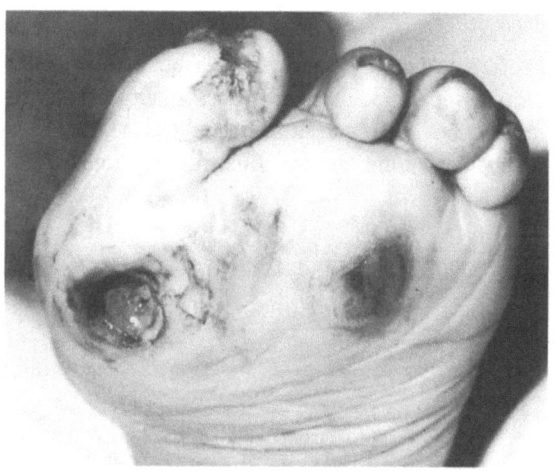

Abb. 4. Malum perforans Grad III n. Wagner über dem Metatarsale I Köpfchen

Infizierte Ulzera. Übermäßige Abtragung von Hyperkeratosen, mechanische Überbeanspruchung durch össäre Strukturen, wie Metatarsaleköpfchen oder nekrotische Anteile des gesinterten Rückfußes in Verbindung mit ungenügender Entlastung im Schuhwerk führen zum sogenannten Malum perforans, welches sekundär besiedelt Eintrittspforte für Erreger aller Art wird (Abb. 4).

Operative und konservative Behandlungsmöglichkeiten

Resektionen

Bei Malum perforans des Vorfußes. Wird das sich anbahnende Malum perforans durch sorgfältige Fußkontrollen zeitig entdeckt, so können Anpassungen von Fußbett und Schuhwerk, wie experimentell nachgewiesen wurde, Schlimmeres verhüten. In der Regel sieht der behandelnde orthopädische Chirurg den Patienten in der Behandlungskette von Hausarzt über Diabetologen zu spät und kann so auf die unerläßliche Prävention keinen Einfluß nehmen und wird erst zur Sanierung des fortgeschrittenen Ulkus hinzugezogen. Die Verordnung orthopädieschuhtechnischer Versorgungen erfolgt heute leider zunehmend in den Fußambulanzen der Diabetologen, die jedoch als Fachärzte für innere Medizin weder in der Wundbehandlung noch in der Kunst der Verordnung und Abnahme orthopädieschuhtechnischer Versorgungen ausgebildet wurden. Dieser Übelstand ist meines Erachtens dringend zu beheben.

Die chirurgische Behandlung der Wahl stellt die von Delbet eingeführte und von Baumgartner et al. weiterentwickelte *und* beschriebene isolierte 2/3 Entfernung des angrenzenden, für das Ulkus mechanisch mitverantwortlichen Metatarsale dar (Abb. 5a, b). Dieser Eingriff ist dann indiziert, wenn eine knöcherne Mitbeteiligung erwiesen ist oder das betroffene Metatarsale frei liegt (Abb. 6).

Nach diesem Eingriff, der auch bis zur 2/3-Entfernung aller Metatarsalia (Abb. 7a–g) ausgedehnt werden kann, kommt es nachgewiesenermaßen zur raschen Ausheilung des Malum perforans und eine weitere Ausbreitung des Infekt-

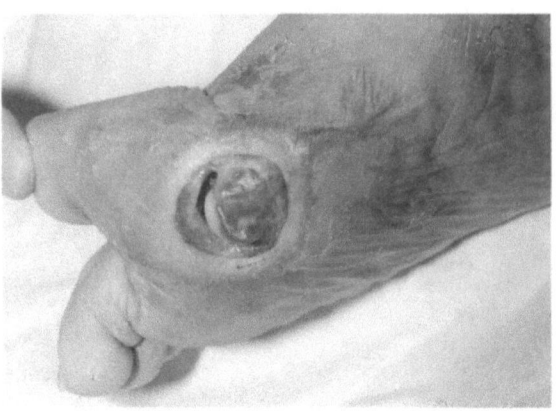

Abb. 6. Ausgeprägtes Malum perforans mit freiliegendem Köpfchen des Metatarsale I

geschehens bis hin zur Amputation des Fußes kann in der Regel verhindert werden.

Bei Malum perforans des Rückfußes. Bei Destruktionen im Bereich des Lisfranc-Gelenks (DNOAP Typ II) kommt es zum Einsinken des Längsgewölbes, zur Vorfußabduktion und damit zur mechanischen Exposition von Os cuneiforme I und Os naviculare, was durch den zusätzlichen Zug der tibialis anterior Sehne begünstigt wird (Abb. 8a, b).

Zur Vermeidung von Druckstellen ist die rechtzeitige operative Abtragung vorstehender Knochenstrukturen anzuraten. Finden sich plantare Ulcera bei Sinterungen des Chopart-Gelenks, so ist neben der Behandlung in der Orthese unter Vollkontakt in therapieresistenten Fällen eine plastische Deckung durch einen plantaren Verschiebelappen möglich. Auch diese Vorgehensweise sollte Ausnahmesituationen vorbehalten bleiben (Abb. 9a–d).

Bei infizierten interdigitalen Rhagaden. Interdigitale Rhagaden, oftmals zu wenig beachtet, bilden die Voraussetzungen für dramatische Infektverläufe. Nicht selten führen fehlendes Schmerzempfinden und mangelnde Krankheitseinsicht von Seiten des Patienten, so wie die Unterschätzung der sich anbahnenden Katastrophe durch den erstbehandelnden Arzt zu Notfallsituationen, in denen der Patient mit Zeichen der generalisierten Sepsis und entgleistem Diabetes zur Aufnahme kommt (Abb. 10a, b).

Die Inspektion des Interdigitalraumes offenbart den Ursprung des Geschehens. Die lokale Abtragung von Nekrosen ist vergebens, wenn bereits die Tiefe der Infektion sichtbar wird.

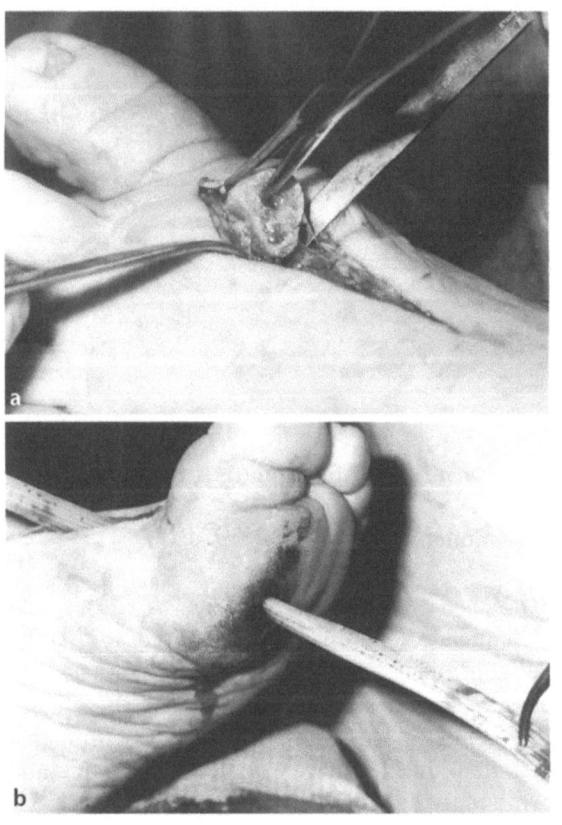

Abb. 5a, b. 2/3 Resektion des Metatarsale I nach Velpeau und Baumgartner zur mechanischen Entlastung des Malum Perforans

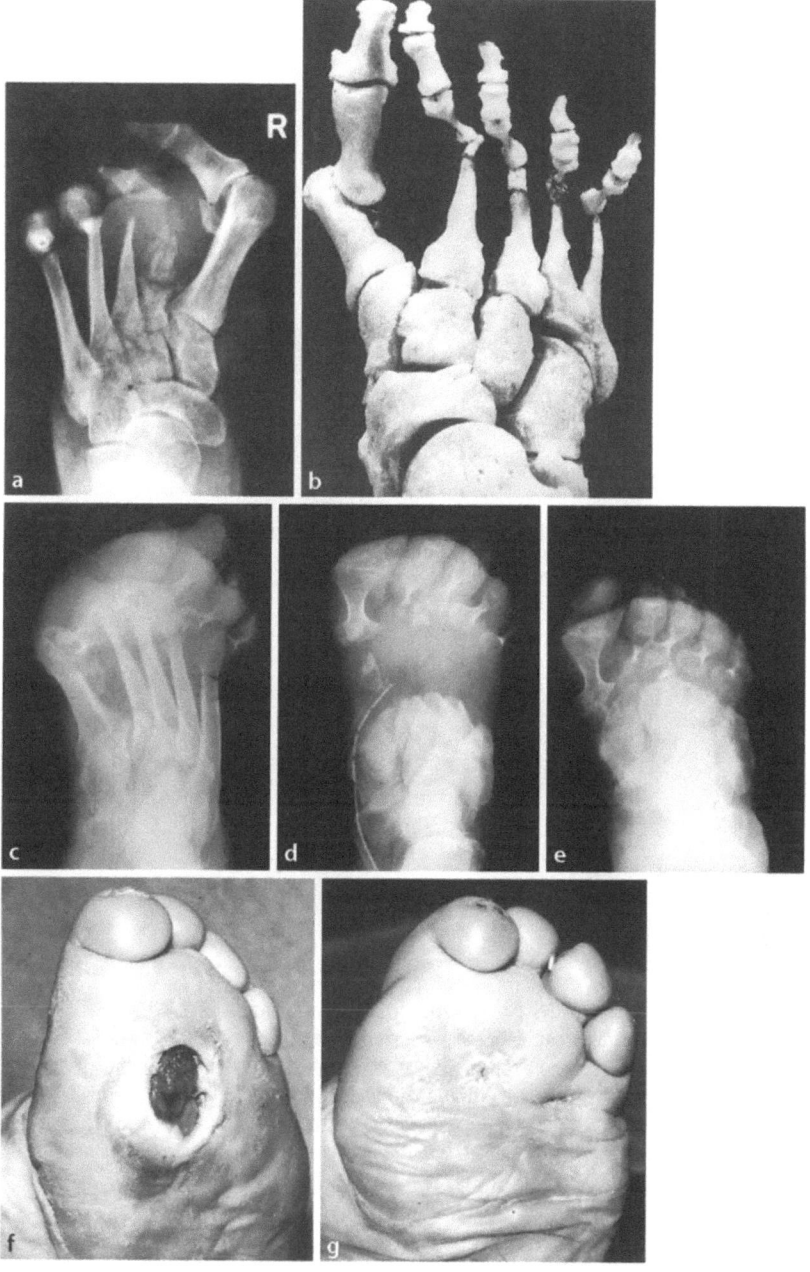

Abb. 7 a–g. Malum perforans bei schwerer Osteoarthropathie des Typ I mit Köpfchennekrose, *candy stick deformity*, und Luxation der Großzehe. Nach Resektion aller Metatarsalia retrahiert sich der Vorfuß und das Malum perforans ist nach durchschnittlich 6 Wochen abgeheilt

Wir bevorzugen die notfallmäßige keilförmige Inzision und Resektion des infizierten Areals nach Brunner und behandeln die infizierte Wunde postoperativ offen (Abb. 11 a, b).

Es kommt zu einem Abklingen des Infektgeschehens nach wenigen Tagen. Die Wunde retrahiert sich und ist nach 6–8 Wochen abgeheilt. Keilresektionen des 4. Strahls oder mehrerer Strahlen sind gegebenenfalls zweizeitig zu schließen (Abb. 12 a, b). Das Resultat ist stets ein Fuß mit erhaltener Länge, voll belastbar und mit Fußbettungen nach Maß in Verbindung mit Serienschuhwerk zu versorgen.

Repositionen

Bei Achsenabweichungen des Fußes infolge ausgeprägter Osteoarthropathie. Eine abgelaufene Osteoarthropathie hinterläßt in der Regel eine mehr oder weniger ausgeprägte Fehlstellung des Fußes (Abb. 13 a, b). Je nach Ausprägung ist

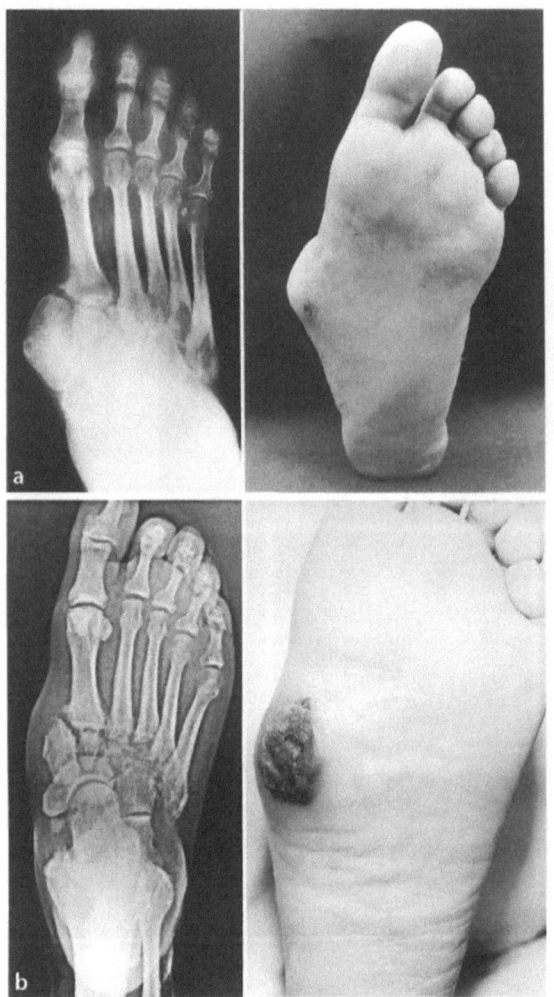

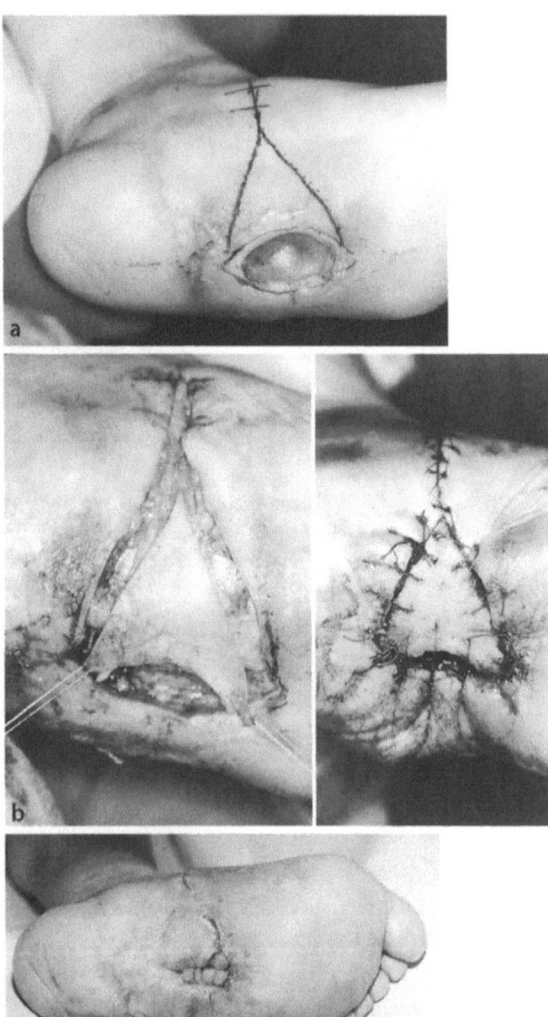

Abb. 8a, b. Nach Sinterung des Lisfranc-Gelenks bei DNOAP Typ II entstehen Knochenstrukturen, die mechanisch stören, und Ulcera an der Fußsohle verursachen können. **a** Pat. V. I, geb. 1939 mit Luxation des os cuneiforme I durch Zug der tib. ant. Sehne; **b** Pat. O. B. geb. 1932 mit Sinterung des Längsgewölbes, nachfolgender Vorfußabduktion und Ulceration über dem nekrotischen Os cuneiforme I

Abb. 9a–c. Pat. A. G. 1947, bei chronischer Ulceration ohne Heilungstendenz besteht die Indikation zur plastischen Deckung mittels Verschiebelappen. **a** Markieren der Schnittführung und Excision des Ulcus; **b** Präparation des V-förmigen Verschiebelappens; **c** Wundnaht unter dosierter Hautspannung und Ausheilung des Ulcus

eine orthopädietechnische oder orthopädieschuhtechnische Versorgung nicht möglich und es besteht die Gefahr der Ulzeration bei zusätzlich fehlender Sensibilität. In solchen Fällen ist es sinnvoll, eine operative Reposition und Stabilisierung mittels Fixateur externe vorzunehmen (Abb. 14a–j). Reposition und Ruhigstellung führen zum Abklingen von Infekt und Schwellung. Nach 6-wöchiger Ruhigstellungsphase erhält der Patient zum Belastungsaufbau eine stabilisierende Unterschenkelorthese aus Klarsichtmaterial.

Vor der Einbringung von Implantaten (Nägel, Schrauben) muß angesichts der schlechten Regenerationsfähigkeit neuropathischer Knochensubstanz ein Nachsintern unter Belastung und damit vor Materialbruch (Abb. 14c, 15) und einer erhöhten Infektgefahr gewarnt werden.

Amputationen

Das Risiko für eine isolierte auftretende Zehengangrän bei Diabetikern ist erhöht, wobei die Ursache dafür bis ins Letzte noch nicht geklärt ist. Inwieweit Leukozytenaggregationen, verminderte Erythrozytenplastizität oder Hypercholesterinämie oder Vaskulitiden für gangränöse Veränderungen verantwortlich sind, ist Gegenstand wissenschaftlicher Forschung. Eine favorisierte Hypothese ist die infektbedingte Throm-

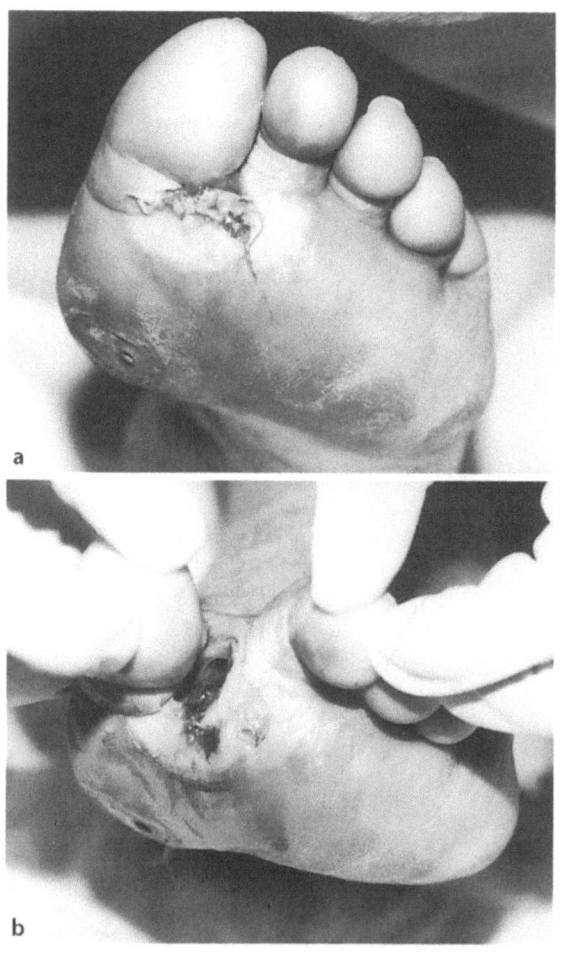

a

b

Abb. 10 a, b. Interdigitale Rhagaden sind oft Eintrittspforte für Erreger und der Beginn schwerer Infektverläufe

bose der Endarterien. Während Nekrosen im Rahmen einer generalisierten PAVK mit dopplersonographisch nachweisbaren Minderperfusionen einhergehen, ist dies bei der diabetischen Zehengangrän häufig nicht der Fall. Man findet einen fast normalen ABI (Ankle-Brachial-Index) von 1,0, bzw. intakte Fußpulse. Wird eine Gangrän der Zehen oder weiterer Teile des Fußes beobachtet, ist vor geplanten Amputationen stets die Möglichkeit einer durchblutungsverbessernden Intervention, sei es durch angioplastische oder gefäßchirurgische Maßnahmen zu prüfen. Der drohende Infekt zwingt bei bestehender Gangrän zur raschen Amputation des betroffenen Gewebes. Hier gilt bei der Durchführung des Eingriffs so extremitätenerhaltend wie möglich zu verfahren. Auch wenn die Wundheilung nicht per primam verläuft, sind lokale Debridements allzu raschen Nachamputationen vorzuziehen. Bei der im Vordergrund stehenden Infektsanierung ist dennoch auf die Bildung eines orthopädietechnisch oder orthopädieschuhtechnisch funktionell sinnvoll versorgbaren Amputationsstumpfes zu achten. Ist eine Amputation unumgänglich, so ist so extremitätenerhaltend wie gerade möglich vorzugehen. Aus diesem Grund erleben die alten operativen Alternativen und Rückzugsmöglichkeiten der Amputationen am Fuß ein erneutes erwachendes Interesse in der orthopädischen Chirurgie.

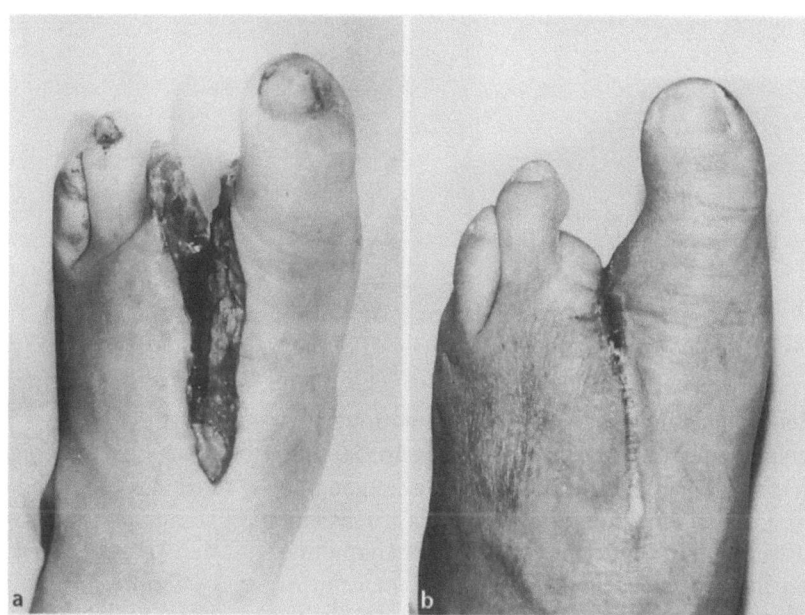

Abb. 11 a, b. Die Keilresektion phlegmonöser Vorschußbereiche führt zum raschen Abheilen der Infektion. Der Eingriff sollte schweren Infekten vorbehalten sein

a

b

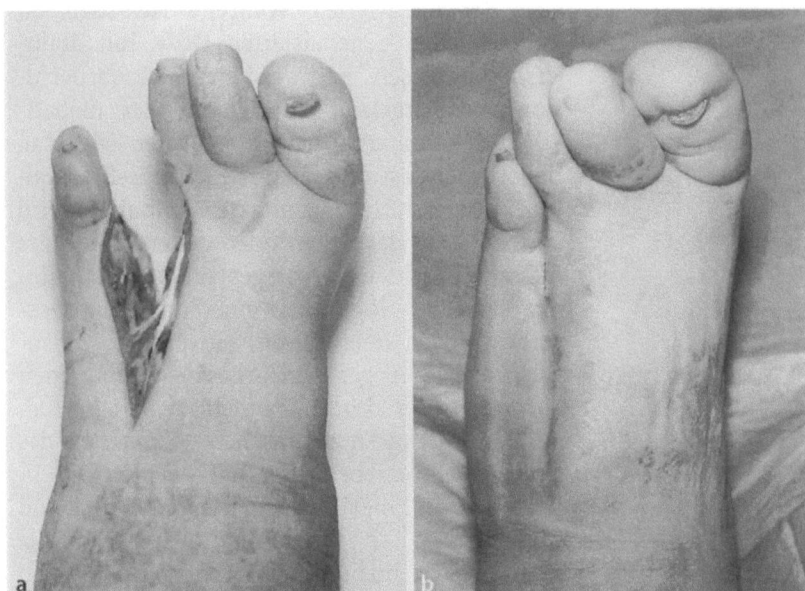

Abb. 12 a, b. Die Keilresektion des 4. Strahls verlangt den sekundären Verschluß der Wunde

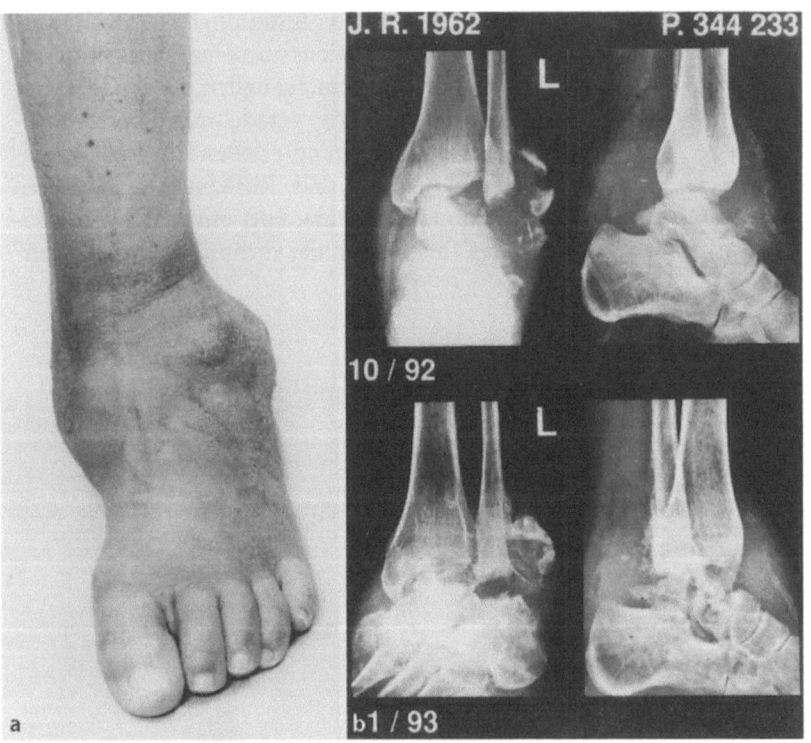

Abb. 13 a, b. Pat. J.R. – geb. 1962 – Klinische Bild einer schweren DNOAP Type IV mit vollständiger Luxation des Fußes nach ventrolateral

Zehenamputationen. Isolierte Amputationen einzelner oder mehrerer Zehen folgen in der Regel nach Unfällen oder bei Gefäßerkrankungen infolge Diabetes mellitus oder PAVK. Es macht einen wesentlichen Unterschied, ob die Zehenamputation nur einer einzelnen Zehe oder Zehen mit Anteilen des Metatarsus betrifft, wobei der Teilver-

lust des Vorfußes unter Erhalt des 1. Strahls biomechanisch weniger gravierend ist, als der Verlust des medialen Strahls, zumal die Hauptbelastung des Fußes während der Stützphase über den 1. und 2. Strahl läuft (H. v. Meyersche Linie).

Technik: Die Amputation einer Zehe erfolgt unter rackettförmiger Umschneidung der Grund-

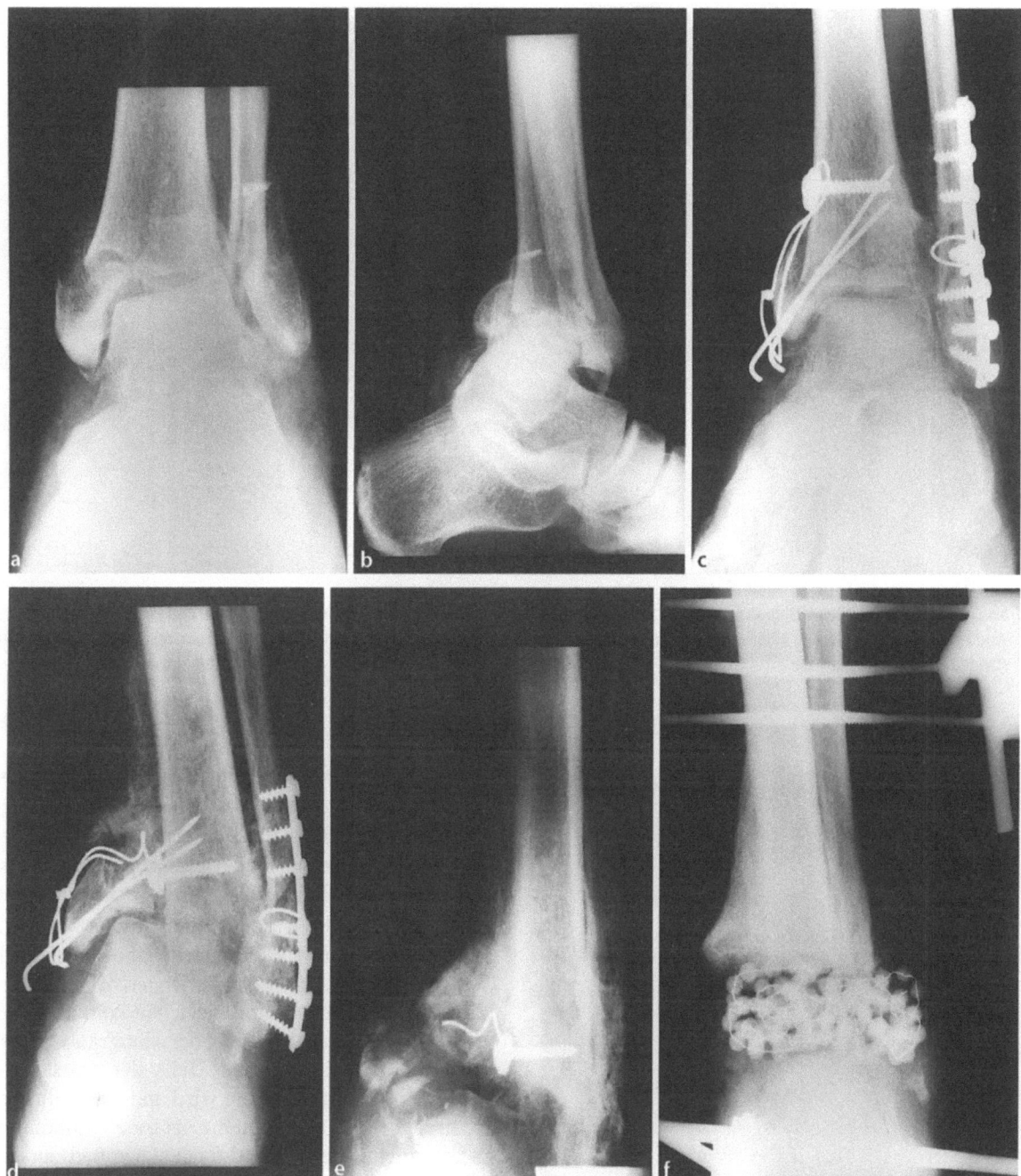

Abb. 14 a–j. Verlaufsdokumentation bei DNOAP Typ IV und falsch indizierter OSG-Osteosynthese: **a, b** der Befund ähnelt dem einer normalen trimall. Luxationsfraktur aber cave, es fehlten jedoch in der Vorgeschichte 1. Schmerz, 2. Hämatom und 3. ein adäquates Trauma; **c, d** die unvollständige Osteosynthese führte zur Beschleu-nigung der Osteoarthropathie mit Auslockern der Implantate und Nachsintern des OSG; **e, f** Lyse und Resorption der Malleolenga-bel nach Entfernen des Metalls sowie Luxation des Fußes nach medial. Reposition nach Ausräumen der Nekrosen PMMA-Ketten Einlage und Ruhigstellung mittels Hoffmann II Fixateur externe

phalanx und Verlängerung des Hautschnitts nach proximal (Abb. 16 a, b). Das Herauslösen der Zehe gelingt nach Durchtrennung der Seitenbänder. Wundschluß mit wenigen leicht adaptierenden Stichen (Baumgartner, Wetz). Ist eine Amputation der Großzehe erforderlich, empfiehlt sich bei Patienten mit Störungen der Hauttrophik, sei es bei Diabetikern oder Patienten mit Durchblutungsstörungen zur Vermeidung von Druckulzera im Bereich des Metatasale I-Köpfchens, die gleichzeitige 2/3 Resektion des 1. Strahls (Abb. 17).

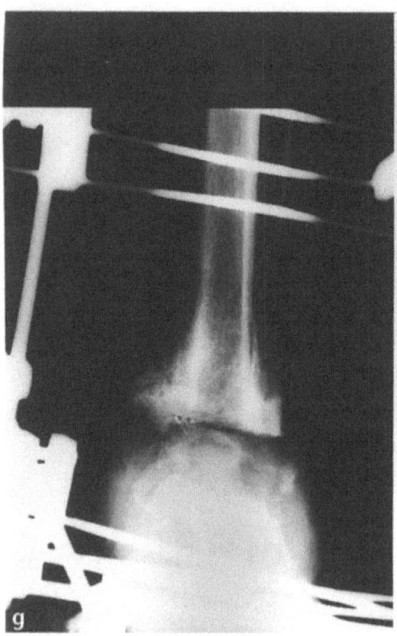
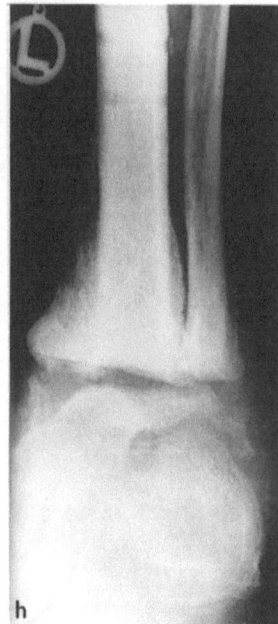
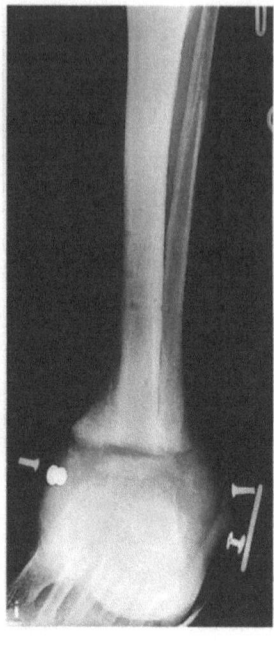
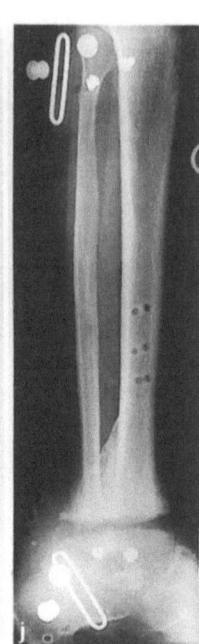

Abb. 14 g–j. Nach Kettenentfernung Einstellung des Fußes für 6 Wochen und anschließende Mobilisierung in einer nicht entlastenden Unterschenkelorthese.

Nach erfolgter operativer Reposition und Wiederherstellung der Beinachse führte die externe Fixation zur Kondsolidierung im Sinne einer straffen Pseudarthrose eine knöcherne Durchbauung gelang nur in 1 von 27 Fällen

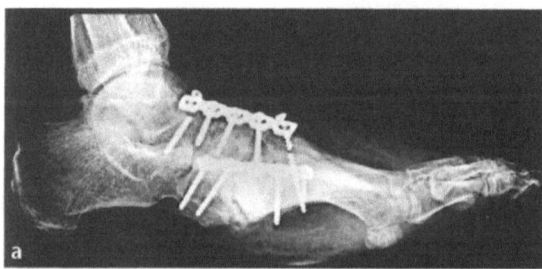
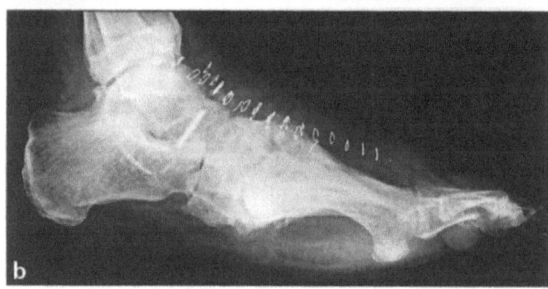

Abb. 15 a, b. Wegen des hohen Risikos der Nachsinterung einer DNOAP unter Belastung ist die Gefahr der Materiallockerung und des Materialbruchs gegeben, daher kann diese Methode nicht empfohlen werden. **a** von 9 Kleinfragmentschrauben waren 4 gebrochen und 3 locker; **b** die Materialentfernung mit dem Kronenbohrer führt zu einer weiteren Destruktion der Fußwurzel

Transmetatarsale Amputation des ganzen Vorfußes nach Sharp. Die Amputation im Bereich der Metatarsalknochen nach Sharp, die älteste beschriebene aller partiellen Fußamputationen, ist einer Exartikulation im Tarsometatarsalgelenk (Lisfranc), wenn immer möglich, vorzuziehen, weil sie eine längere Stützfläche und daher auch einen sicheren Gang gewährleistet. Als primäre Lösung ist sie selten indiziert. Sie kommt daher fast nur bei Verletzungen oder Gangrän der Zehen mit Beteiligung eines Teils der Dorsalhaut in Frage. Die Operation wird ganz analog der Lisfrancschen mit einem größeren plantaren und einem kleineren dorsalen Lappen ausgeführt. Bei ausgedehnter Verletzung oder fortschrittener Zehengangrän, die eine Absetzung der Zehen in ihren Grundgelenken nicht mehr zuläßt, erfolgt bei dieser Technik die Absetzung des Vorfußes an der Basis der Mittelfußknochen, zumal hier eine gute Weichteildeckung und Abrundung des Stumpfes im metaphysären Bereich möglich ist. Der Hautschnitt beginnt über dem Fußrücken proximal querverlaufend etwa auf Höhe des Lisfranc Gelenks, dann Fortführen des Hautschnitts nach plantar distal, wobei der plantare Anteil nahezu bis zur Zehenbasis intakt sein muß (Abb. 18 a). Nach Durchtrennen der Sehnen der Zehenextensoren erfolgt die

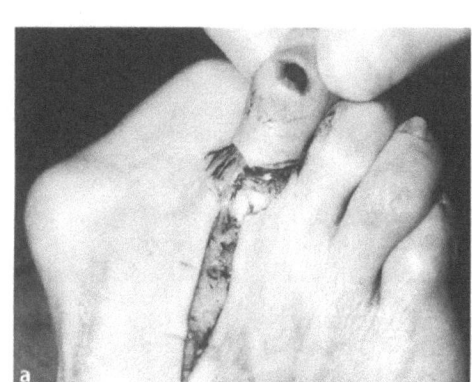
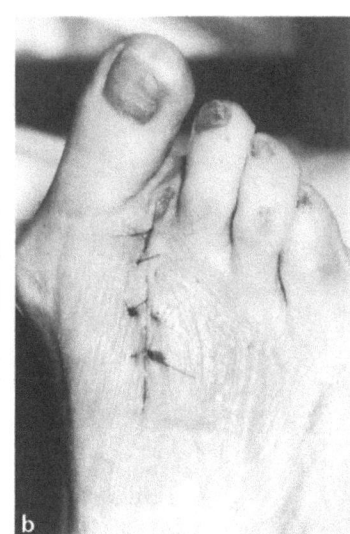

Abb. 16 a, b. Die Amputation einzelner Zehen beginnt nach rackettförmiger Umschneidung der Basis

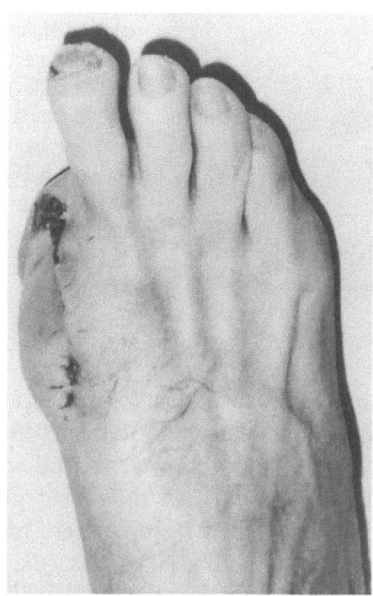

Abb. 17. Bei Amputationen im Bereich der Großzehe ist bei Risikopatienten die gleichzeitige subtotale Entfernung des Metatarsale I sinnvoll

Osteotomie der Metatarsalia basisnah unter Berücksichtigung der 45° Ebene. Die Metatarsalia werden mit dem Einzinkerhaken ventralisiert und der plantare Lappen entsteht durch zunächst knochennahes Ausschärfen. Nach Absetzen des Amputats erfolgt die probatorische Deckung des Stumpfes. Eine spannungsfreie Stumpfdeckung ist anzustreben. Zur Wunddrainage eignet sich ein easy flow drain als wirksame Alternative zur nicht immer zuverlässigen Redondrainage (Baumgartner, Wetz).

Lisfranc-Amputation (Exarticulatio tarso-metatarsea). Die Amputation geschieht in der Gelenklinie zwischen den Metatarsi einerseits, den drei Keilbeinen andererseits. Der Hautschnitt beginnt hier vor der Basis der V. Metatarsale und führt nach medial kurz proximal des cuneiforme I-Metatarsale I-Gelenks. Die Bildung des plantaren Lappens gelingt ähnlich wie bei der Chopart'schen Amputation durch laterales und mediales Fortführen des Hautschnitts nach ventral bis etwa auf Höhe der Metatarsale I–V Köpfchen, wo man medialen und lateralen Längsschnitt plantar verbindet. Unter Plantarflexion des Vorfußes eröffnet man zunächst das Gelenk des V. Metatarsus, welches nach schräg vorn verläuft. Dann eröffnet man das Gelenk des III. und IV. Metarsus, überspringt das Gelenk des Metatarsus II und eröffnet das Gelenk des Metatarsus I. Bei leichter Abduktion der Metatarsi kann man dasselbe leicht finden. Erst nach dessen Eröffnung durchtrennt man durch Längsschnitte zu beiden Seiten des Metatarsus II die Verbindung dieses Knochens mit dem I. und III. Keilbein und schneidet dann das zurückliegende Gelenk des II. Metatarsale quer auf. So gelingt die Durchtrennung der Ligg. interossea und plantaria sehr leicht. Unter weiterer Plantarflektion löst man nun durch knochennahe Präparation den plantaren Lappen vom Amputat.

Borchardt empfiehlt auch hier die Sehnen der Dorsalextensoren mit der Plantarfaszie zu verbinden. Die Funktion des Stumpfes ist sicher besser als nach der Chopartschen Amputation, jedoch muß auch hier mit eine Equinovarusfehlstellung gerechnet werden.

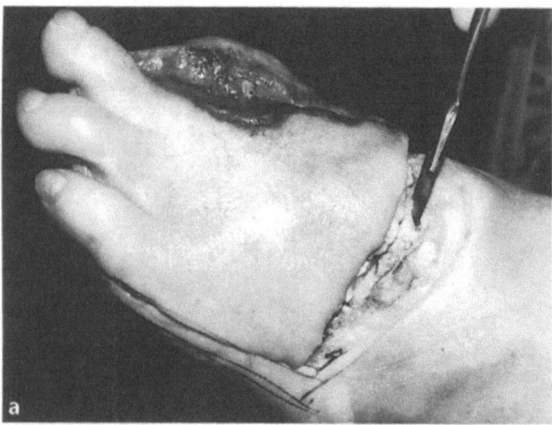
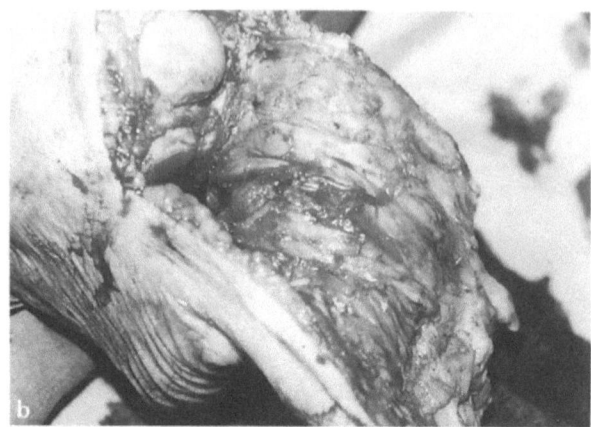
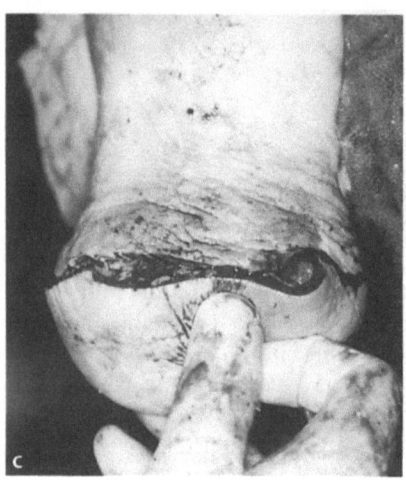
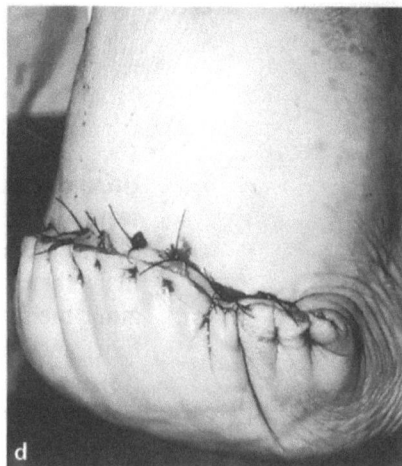

Abb. 18. Bei der Vorfuß-Mittelfuß und Rückfußamputation ist stets eine plantare Lappenbildung anzustreben. Die Abb. zeigt **a** die Schnittführung zur Lisfranc oder auch zur basisnahen Mittelfußamputation; **b** Blick auf den Talushals bei der Chopart-Amputation, **c** Prüfung der spannungsfreien Stumpfdeckung; **d** Bildung einer Hautnaht außerhalb der Belastungszone

Chopart-Amputation (Exartikulatio mediotarsea). Je nach Beschaffenheit der Fußsohle ist eine Mittelflußamputation nach Lisfranc oder Chopart noch möglich. In Ausnahmefällen bei mangelnder Durchblutung oder Zerstörung der Fußsohlenhaut und intakten Hautverhältnissen über dem Fußrücken, kann ein dorsaler Lappen zur Stumpfdeckung verwendet werden. Einschränkungen gebieten sich bei Patienten mit nachgewiesener sensomotorischer Neuropathie, sei es infolge des Diabetes mellitus oder neurologischer Grundleiden. Auch hier hängt die Indikationsstellung entscheidend von der Beschaffenheit der Weichteile ab. Die Lisfranc oder auch die Chopart Amputation stellt die nächste Rückzugsmöglichkeit nach einer transmetatarsalen Amputation dar. Die Exartikulation erfolgt in dem Gelenk zwischen Talus und Kalkaneus einerseits und Naviculare andererseits. Zur Dekkung des Stumpfes werden ein kleinerer dorsaler und ein größerer plantarer oder nur ein großer plantarer Lappen gebildet. Der Operateur steht vor dem Fuß. Der Hautschnitt beginnt co-

ronar auf Höhe des os naviculare und geht in einen medialen und lateralen Längsschnitt über, die sich plantar so weit ventral wie möglich verbinden, so daß ein möglichst großer plantarer Lappen entsteht. Dann fixiert man bei plantarflektiertem Fuß das os naviculare und eröffnet das Talonaviculargelenk, dann das Kalkaneuocoboidgelenk, indem man das Messer quer über den Fußrücken führt. Unter stärkerer Plantarflektion werden die seitlichen und plantaren Bänder durchtrennt. Dann wird das Skalpell hinter Naviculare und Cuboid eingesetzt und mit zügigen Schnitten knochennah nach ventral geführt, so daß die plantaren Sehnen und Muskeln in dem Lappen bleiben. Der Lappen muß so lang sein, daß ein spannungsfreier Wundschluß über den Fußrücken gelingt. Die zu unterbindenden Hauptgefäße sind die Art. dorsalis pedis und die Art. plantaris externa et interna.

Eine leichte Equinovarusstellung ist demnach, wenn sie nicht durch geeignete Prothesen verhindert wird, durchaus eine physiologische Erscheinung, die an und für sich, wenn sie

nicht durch fehlerhafte Nachbehandlung pathologisch gesteigert wird, bei gesunden Patienten
mit kräftiger Muskulatur die Tragfähigkeit des
Stumpfes nicht mindern.

Die wichtigsten Maßnahmen bei der Chopart-Amputation sind die Bildung eines ausreichend großen plantaren Lappens, der Erhalt der
aktiven Beweglichkeit, sowie Vernähen der Dor-
salflexoren mit der Plantarfaszie (Borchardt).
Helferich hat geraten, den Proc. ant. calcanei
abzutragen um die knöcherne Abrundung zu
verbessern (was sich durchaus bewährt hat)
und/oder eine primäre Arthrodese des oberen
Sprunggelenks vorzunehmen (was wir nicht für
erforderlich halten (Abb. 18 b).

**Die osteoplastische Amputation nach Pirogoff/
Spitzy.** Wir empfehlen diese Methode nicht bei
neuropathischen Fußveränderungen.

**Die Amputation nach Velpeau, Textor und Mal-
gaigne (Exartikulatio pedis sub talo).** Bei dieser
fast vergessenen Amputationsmethode soll der
gesamte Fuß mit Ausnahme des Talus entfernt
werden. Diese Methode fand vorwiegend während der 2. Hälfte des 19. Jhdts. in Frankreich
ihre Verbreitung und wurde vorwiegend bei
Zerstörung des Calcaneus durch Gangrän und
Nekrose angewandt. Zur Stumpfdeckung verwendete Malgaigne Haut vom Fußrücken. Nach
Textor beginnt man zunächst mit der Chopart'schen Exartikulation, in dem man einen
ausreichenden dorsalen Lappen bildet und die
Fußsohle quer durchtrennt. Volkmann und Far-
beuf verwendeten einen lateralen Lappen. Hancock und Bush empfehlen Teile des erhaltenen
Calcaneus unter den distal osteotomierten Talus
zu pflanzen (Abb. 19).

**Exartikulation des Fußes nach Syme (als Alternative
zur Pirogoffschen Amputation bei Neuropathien).**
Die ursprüngliche Originalmethode Symes ist
folgende:

Syme führt einen Steigbügelschnitt von der
Spitze des äußeren Knöchels bis etwa 12 mm unter die Spitze des inneren Knöchels (Abb. 20 a).
Dann löst er die Weichteile der Ferse durch knochennahe Präparation am Calcaneus ab. Hierauf
durchtrennt er die Weichteile des Fußrückens
durch einen Verbindungsschnitt und eröffnet
das obere Sprunggelenk, exartikuliert den Talus
vollständig nach Durchtrennen seiner Bandverbindungen und legt die obere Fläche des Calcaneus frei, durchtrennt die Achillessehne und der

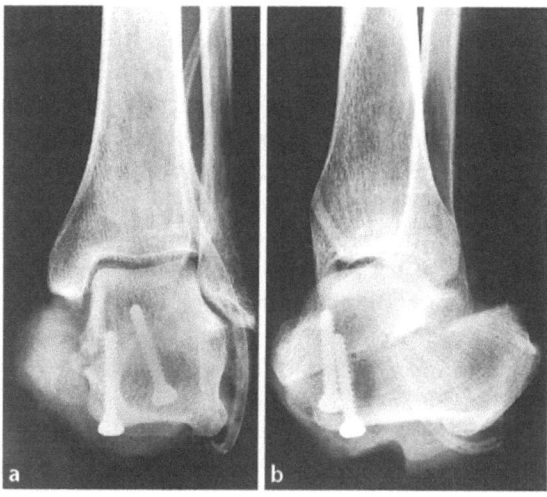

Abb. 19. Bei der Resektion und Rückfußamputation nach Hancock werden proximaler Talus und distaler Calcaneus verbunden.
Die Deckung des Stumpfes erfolgt durch einen medialen oder lateralen Lappen

Calcaneus kann leicht herausgenommen werden.
Die Malleolen werden präpariert und eine dünne
Knochenscheibe bestehend aus Malleolengabel
und distaler Tibia wird abgetrennt. Das Vernähen und Fixieren des Fersenlappens erfolgt unter Verwendung der Extensorsehnen, damit der
Stumpf beweglich bleibe (Codivilla).

Die Wunddrainage gelingt durch eine Inzision neben der Achillessehne, damit das Blut im
Liegen ablaufen kann.

Die Modifikation nach Linhart beinhaltet,
nach Anlegen des Steigbügelschnitts sofort die
Exartikulation im oberen Sprunggelenk auszu-
führen, dann unter starker Plantarflektion von
oben Talus und Calcaneus knochennah heraus-
zulösen. Diese Methode entspricht im Wesentlichen der aktuellen Vorgehensweise nach Baumgartner (Baumgartner, Botta).

Samters Modifikation besteht in einem einfachen Zirkelschnitt, Abschrägen der Malleolen
und Erhalt der tibialen Gelenkfläche.

Die Technik nach Syme entspricht einer Ex-
artikulation des Fußes im OSG. Die besondere
Schnittführung erlaubt die Erhaltung wesentli-
cher Teile der Fersenhaut und macht den
Stumpf damit endbelastbar. Das Nadelöhr der
Technik ist die Arteria tibialis posterior. Sie
muß erhalten sein, um die Durchblutung der
Stumpfkappe nicht zu gefährden.

Die Technik nach Syme unterlag in neuerer
Zeit einer Modifikation durch Wagner, was bedeutet, dass einerseits die Malleolengabel in er-

ster Sitzung, also primär und andererseits die
Malleolengabel in zweiter Sitzung, also sekun-
där reseziert wurde. Es zeichnet sich ab, diese
Modifikation nach Wagner wieder zu verlassen.
Sinn dieser Modifikation sollte die Verhinde-
rung fortgeleiteter Infekte bei problematischen
Weichteilverhältnissen sein.

**Aktuelle Technik der Syme Amputation, modifiziert
nach Linhart.** Die Schnittführung ist ähnlich der
bei der Pirogoff'schen Amputation, wobei hier
der Calcaneus nicht osteotomiert, sondern vollständig herausgelöst wird. Hierbei ist die Verletzung der A. tibialis posterior tunlichst zu vermeiden. Beim Herauslösen des Talus beginnt
man zunächst mit dem Durchtrennen des fibularen Bandapparats, um dann über den Sinus
tarsi die talocalcanearen Bandverbindungen zu
lösen. Mit Hilfe einer Knochenfaßzange kann
nun der Talus medial und dorsal mobilisiert
und vorsichtig herausgelöst werden. Die Entfernung des Calcaneus verlangt eine streng knochennahe Präparation von lateral, wobei die
Achillessehne vor ihrer Durchtrennung mit einer Kochersonde hinterfahren werden sollte, um
eine Perforation der Fersenhaut zu vermeiden.
Noch bestehende Bandverbindungen des lig.
deltoideum werden durchtrennt und der Calcaneus unter Schonung der Arteria tibialis posterior herausgelöst. Die überstehenden Sehnenen-
den werden proximal gekürzt. Ist mit einer fort-
geleiteten Infektion zu rechnen, empfiehlt sich
die Vorgehensweise nach Wagner. Bei dieser
Technik wird die Malleolengabel und tibiale Gelenkfläche belassen und erst gemeinsam mit
überstehenden Weichteilen in zweiter Sitzung
reseziert. Die eher übliche Vorgehensweise ist
die primäre Abtragung von Malleolengabel und
tibialer Gelenkfläche, so wie deren Abrundung
(Abb. 20a, b).

Das Einlegen von Redondrains ist bei durch-
blutungsgefährdeten Stümpfen problematisch,
zumal sich die Stumpfkuppe über dem ensnte-
henden Unterdruck nach innen einstülpt, was
dann zu einem Untergang der Stumpfdeckung
führt. Es empfiehlt sich daher das Einlegen einer Penrose-Lasche oder eines easy flow Drains.
Nach einschichtiger Hautnaht ist ein gut gepol-
ster Watteverband unerläßlich (Abb. 20c).

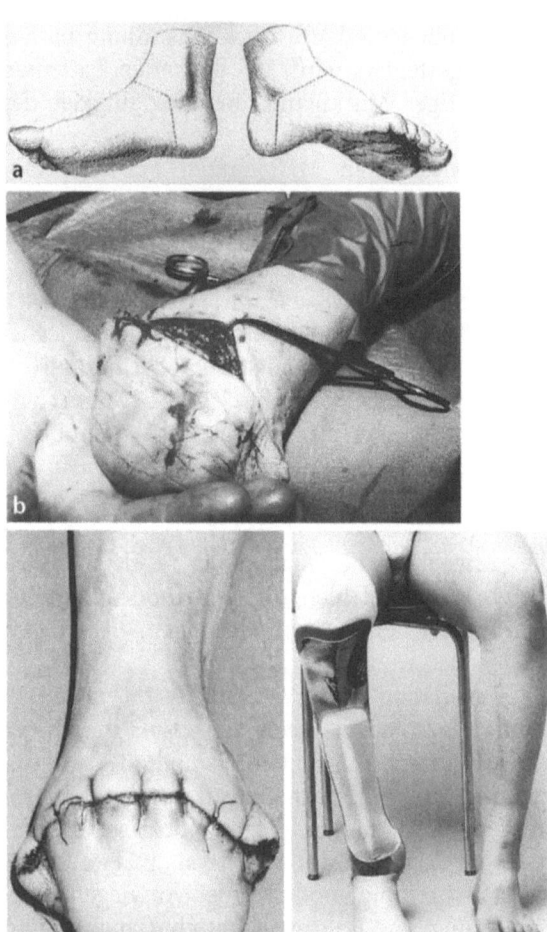

Abb. 20a–d. Syme Amputation: **a** Schnittführung und **b** probatorische Deckung. Die endbelastbare Fersenhaut **c** deckt die tibiale Gelenkfläche; **d** Syme Prothese in Gießharz-Technik

Allgemeine Orthopädische Beurteilung des Amputationsstumpfes am Fuß und Verordnung der orthopädietechnischen und orthopädieschuhtechnischen Versorgung

Amputationen am Fuß verdienen eine besondere Würdigung, zumal auch 1999 immer noch,
meist aus Unkenntnis und mangelndem Können, bei isolierter Zehengangrän Amputationen
im Unterschenkel oder sogar im Oberschenkel
erfolgten. Die vielfach noch anzutreffende Meinung, die Amputation sei eine Anfängeroperati-
on ist ein schwerwiegender Irrtum.

Die Ergebnisse der vorliegenden klinischen
Untersuchung zeigen, daß sowohl für traumati-
sche Amputationen als auch für Amputationen
bei Diabetikern eine Nachamputationsrate von
gut 50% gilt. Diese Zahl wird durch neue Ergebnisse im Rahmen einer Dissertation, die 100

Amputationen am Fuß von 1988–1997 erfaßte, an der Klinik für Technische Orthopädie Münster bestätigt (Fiedler).

Bei Beurteilung des Aktivitätsgrades fanden sich über 80% der Patienten, die ihre selbständige Gehfähigkeit auch außerhalb der eigenen Wohnung beibehalten konnten.

Der Erfolg der operativen Behandlung steht und fällt wie bei vielen orthopädischen Therapieverfahren mit dem funktionierenden Team bestehend aus Orthopäden, Orthopädieschuhmachern und Orthopädietechnikern. Dem orthopädischen Arzt obliegt die Verordnung und Qualitätskontrolle für das erforderliche Hilfsmittel zur funktionellen Wiederherstellung einer amputierten Gliedmaße.

So sei in diesem letzten Abschnitt auf die wichtigsten Gesichtspunkte zur Hilfsmittelversorgung hingewiesen.

Versorgung bei Zehenamputationen. Die geringste funktionelle Einbuße erfährt der Fuß bei Amputationen im Bereich der Zehen. Grenz- bzw. Teilamputationen sind nur am Großzehen erlaubt. Für den Zehen II–V gilt stets die völlige Exartikulation im Grundgelenk wie oben beschrieben. Muß neben der Großzehe ein Teil des 1. Strahls mitentfernt werden, ist die funktionelle Einbuße weit bedeutender, als wenn der 4. oder 5. Strahl entfernt werden müßte, zumal die Abwicklung des Fußes beim Gehen über den 1. und 2. Strahl erfolgt (H. v. Meiersche Linie).

Bei Diabetikern und Gefäßpatienten ist im Bereich der Metatarsaleköpfchen stets mit Druckulzera zu rechnen, daher ist wesentlicher Bestandteil der Verordnung eine vorfußentlastende Schuhzurichtung bestehend aus einer Fußbettung nach Maß mit retrokapitaler Abstützung und als Schuhzurichtung eine auf die Bettung abgestimmte Ballenrolle. Das verwendete Schuhwerk muß einlagengerecht und frei von störenden Nähten sein.

Versorgung bei Teilresektion einzelner oder aller Metatarsalia bei trophischen Ulcera im Bereich der Fußsohle. Die Teilresektion einzelner oder aller Metatarsalia unter Erhalt der Zehen ist funktionell einer transmetatarsalen Amputation vergleichbar wobei jedoch der stigmatisierende Effekt einer vollständigen Amputation vermieden wird.

Die Schuhversorgung kann aus einlagengerechtem Schuhwerk bei der Teilresektion einzelner Strahlen bestehen, muß jedoch maßgefertigt sein bei der Versorgung von Teilresektionen aller Strahlen sein. Der Maßschuh sollte in diesem Fall hochschaftig sein.

Mit dem Fußbett nach Maß ist eine gute Fersenfassung anzustreben. Ferner muß eine mittel- bis vorfußentlastende Schuhzurichtung, bestehend aus Mittelfußrolle bzw. rückverlagerter Mittelfußrolle verordnet werden.

Versorgung bei transmetatarsaler Vorfußamputation. Transmetatarsale Vorfußstümpfe in der Technik nach Sharp sind funktionell gute Stümpfe. Die Unterstützungsfläche ist noch ausreichend.

Die Versorgung reicht von einfachem Defektausgleich mit Taschentüchern bis zum Fußbett nach Maß und integriertem Defektausgleich zu einlagengerechtem Schuhwerk und als Schuhzurichtung zur Vermeidung von Gehfalten über dem Stumpfende ist eine Mittelflußrolle mit ausreichender Spitzensprengung so wie eine Teilversteifung des Bodens erforderlich. Ferner sollte zur Dämpfung der Schritteinleitung ein Pufferabsatz angebracht werden.

Versorgung bei Mittelfußamputation nach Lisfranc. Lisfrancstümpfe müssen, um gut versorgbar zu sein, modifiziert werden. Die einfache Exartikulation des Vorfußes genügt nicht, um eine kantenfreie knöcherne Amputationslinie zu schaffen. Der Lisfranc- wie der Chopart-Stumpf neigen zur Spitzfuß-Supinationsfehlstellung, so daß eine rechtzeitige Versorgung und physiotherapeutische Frühbehandlung erforderlich sind. Die orthopädietechnische Versorgung besteht in der Regel in einer Vor- und Mittelfußprothese nach Bellmann. Diese Vorfußprothese soll es ermöglichen, einlagengerechtes Serienschuhwerk zu tragen. Die Anpassung dieser Prothese setzt von Seiten des Handwerkers Sorgfalt, Geschick und Erfahrung voraus, und ist umsomehr ein Argument dafür, Amputationen am Fuß nur in Anwesenheit eines kompetenten Orthopädietechnikers oder Orthopädieschuhtechnikers durchzuführen. Als Arbeiten am Schuh sind neben Pufferabsatz und Mittelfußrolle stets eine Versteifung des Bodens zu verordnen.

Versorgung bei Mittelfußamputation nach Chopart. Ein wesentlicher Grund, der immer wiederkehrende Kritik an diesem Amputationniveau aufkommen läßt, ist die Tendenz zu Spitzfüßigkeit und Varusfehlstellung, was schließendlich die prothetische Versorgung erheblich erschweren kann.

Diese Probleme können vermieden werden, wenn mit rechtzeitiger Mobilisation des Patienten und prothetischer Versorgung begonnen wird. Die durch die Amputation eingetretene muskuläre Dysbalance führt in der Regel über kurz oder lang zum „Umkippen" des Stumpfes, was bei der Amputation bedacht werden muß.

Die klassische Versorgung eines Chopart Stumpfes besteht aus einem sogenannten Mobilisator, einem Innenschuh mit Vorfußersatz, der funktionell besser ist als sein Ruf. Eine elegantere Lösung stellt jedoch die Vorfußprothese nach Bellmann und Botta dar (Baumgartner, Botta), wobei jedoch sichergestellt sein muß, daß der Handwerker über genügend praktische Erfahrung mit dieser nicht ganz einfachen Technik besitzt. Findet sich ein Rückfußvarus in Verbindung mit einer Spitzfußkontraktur bei gleichzeitiger Druckgefährdung des Stumpfes ist auf eine stumpfentlastende, kondylenabgestützte Vorfußprothese mit Giesharzschaft auszuweichen. Nachteil dieser Versorgung ist die Aufhebung der OSG-Beweglichkeit. Die zur Prothese gehörende Schuhversorgung darf den Effekt der Vorfußprothese nicht aufheben. Eine Vorfußprothese nach Bellmann, aber auch ein Mobilisator können in einlagengerechtem Serienschuhwerk getragen werden. Für eine kondylenabgestützte Version gilt im Prinzip das gleiche. Die rein orthopädieschuhtechnische Versorgung des Chopart- oder Bona Jäger Stumpfes gelingt, von einigen Ausnahmen abgesehen, nur in hochschaftigen Schuhen, was den kosmetischen Vorstellungen unserer Patienten oftmals recht abträglich ist.

Versorgung bei Rückfußamputation nach Syme. Vorteil des Syme Stumpfes ist die erhaltene Endbelastbarkeit durch Verwendung der Fersenhaut. Nachteilig gegenüber allen anderen Amputationen am Fuß ist der Verlust von Beinlänge durch die vollständige Exartikulation des Fußes. Das Längendefizit beträgt ca. 5–7 cm und verlangt bei der Versorgung einen entsprechenden Verkürzungsausgleich durch Anbringen eines Prothesenfußes. Bei der Wahl des Prothesenfußes sollte beachtet werden, daß es sich hierbei um einen sogenannten elastischen energiespeichernden Fuß handelt. Die Verwendung sogenannter starrer Prothesenfüße zieht nach eigenen Auswertungen häufiger Reparaturen an der Schaftaufhängung nach sich, außerdem können nur so neben einer entsprechenden Schuhzurichtung übermäßige Druckbelastungen der Schienbeinvorderkante vermieden werden.

Bei der Schaftmodellierung ist auf den anatomischen Querschnitt des Unterschenkels zu achten und der horizontalen Resektionfläche an der Tibia Rechnung zu tragen. Eine Kondylenabstützung ist nicht zwingend erforderlich, es sei denn, eine Stumpfentlastung wird gewünscht.

Literatur

Baumgartner R, Botta P (1989) Amputation und Prothesenversorgung der unteren Extermität. Enke, Stuttgart

Baumgartner R, Wetz HH (1991) Amputationen am Vorfuß. Operat Orthop Traumatol 3:203–212

Baumgartner R, Wetz HH (1991) Forefoot Amputations. Operat Orthop Traumatol 1:68–77

Bardenheuer F (1899) Zbl Chir, S 1329

Bessmann AN, Sapico FL, Tabatabi MF, Montgomery JZ (1986) Persistence of polymicrobial abscesses in the poorly controlled diabetic host. Diabetes 36:448

Borchardt F (1899) Zentralbl Chir, S 154

Bush A, Hancock I (1866) A course of lectures on the anatomy and surgery of the human foot. The Lancet, Vol II:116

Brunner UV (1999) Diabetic foot infection. In: Hafner J, Ramelet A-A, Schmeller W, Brunner UV; Management of leg ulcers. Curr Probl Dermatol 27:252–258

Codivilla A (1910) Società med chir die Bolognà. Jan

Delbet T (1892) Traite des resections Paris

Calhoun JH, Valdez R, Mader JT et al (1989) Microbiology of diabetic foot infections. Wagner classifications and trends. American Academy of Orthopaedic Surgeons, 56th Annual Meeting, Las Vegas February 8

Fiedler R (1997) Amputatinen am Fuß an der Klinik für Technische Orthopädie und Rehabilitation Münster von 1988–1997. Diss Uni Münster in Arbeit

Greene NE, Bruno J (1980) Pseudomonas infections of the foot after puncture wounds. So Med J 73:146

Greenwood AM (1927) A study of the skin in five hundred cases of diabetes. JAMA 89:774–776

Hornberg C, Gerth S, Kipp F, Wetz HH (1999) Erfassung und Charakterisierung von Infektionen des diabetischen Fußes als Mittel der Qualitätssicherung. Med Orth Tech 119:16–21

Helferich A (1902) Über die Zulässigkeit der Chopartschen Exartikulation. Langenb Arch Bd 39:732

Jordan WR (1936) Neuritic manifestations in diabetes. Arch Intern Med 57:307

Johnson PH (1968) Pseudomonas infections of the foot following puncture wound. JAMA 204:170

Kramer DW (1930) Early or warning signs of impending gangraene in diabetes. Med J Rec 132:338–342

Kipp F, Mathys W, Junge-Mathys E, Hafkemeyer U, Wetz HH (1997) Spezifische Probleme bei der Erfassung nosokomialer Infektionen in Technischer Orthopädie und Rehabilitation. Hygiene und Mikrobiologie, 49. Jahreskongreß 5.–9.10.97 Jena. Abstracts 1:117

Laing P, Cogley D, Cerand S et al (1991) The Liverpool shear transducer. In: Abstracts of the first international Symposium on the diabetic foot. Amsterdam, May 3–4

Linhart A (1874) Kompendium der chir. operationslehre

Lisfranc Ch (1815) Nouvelle methode operatoire pour l'amputation du pied, Paris

Malgaigne E, Marlier A (1890) De l'mputation sous-astrgalienne. Gaz hebdom, p 210; et Journ de chirugie T IV, p 97

Pirogoff W (1854) Klin Chir Hefte, Leipzig

Samter A (1902) Arch klin Chir 68:558

Sharp CS, Bessmann AN, Wagner FW et al (1979) Microbiology of superficial and deep tissues in infected diabetic gangraene. Surg Gynecol Obstet 149:217

Siebarth WT, Dewan S, Williams TW (1982) Pseudomonas puncture wound osteomyelitis in adults. Am J Med Scie 283:83

Soto-Hall R (1940) The diagnosis of neuropathic joint diesease, an analysis of 40 cases. JAMA 114:2076

Syme J (1861) Observations and clinical surgery. Edinburgh

v. Textor Caj (1850) Über Exartikulation des Fußes zwischen Sprung- und Fersenbein. Verh de phys med Gesellsch Würzburg, Bd 1, S 11

Velpeau F (1890) De l'amputation sous astragalienne. Gaz hebdom, p 210

Wagner FW JR (1977) Amputations of the foot and ankle: current status. Clin Orthop 122:62

Wetz HH, Baumgartner R (1990) Diabetische Osteoarthropathie und Malum Perforans. Z All Med 66:453–457

Wetz HH (1998) Diabetisch-neuropatische Osteoarthropathie. Behandlungsergebnisse und orthopädisch-chirurgische Aspekte. Dt Ärztebl 95:A-2701–2705 (Heft 43)

Wetz HH, Böni T, Fiedler R, Kipp (1999) Die orthopädisch-chirurgische Behandlung des infizierten diabetischen Fußes. Med Orth Tech 119:2–10

Wetz HH, Fortmann A, Fiedler R (1999) Neue Behandlungsergebnisse der diabetisch neuropathischen Osteoarthropathie. Med Orth Tech 119:11–15

Wetz HH (1999) Orthopedic Aspects in Diabetic Neuropathic Osteoarthropathy. In: Hafner J, Ramelet A-A, Schmeller W, Brunner UV; Management of leg ulcers. Curr Probl Dermatol 27:242–251

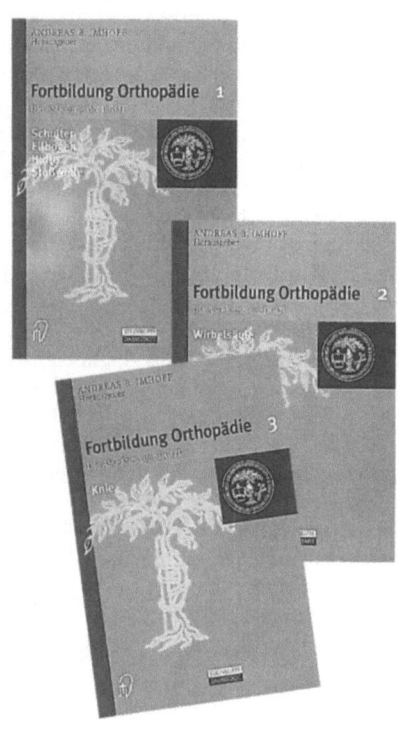

A. B. Imhoff (Hrsg.)

Fortbildung Orthopädie

Die ASG-Kurse der DGOT

In dieser Reihe sind bereits erschienen:

Band 1
**Schulter / Ellbogen / Hüfte /
Stoßwelle**
1999. 267 Seiten. 169 Abb. 31 Tab. broschiert
DM 98,–; öS 716,–; sFr 89,50
DM 79,–; öS 577,–; sFr 72,20 (Subskriptionspreis)
ISBN 3-7985-1148-9

Band 2
Wirbelsäule
1999. 136 Seiten. 72 Abb. 120 Tab. broschiert
DM 98,–; öS 716,–; sFr 89,50
DM 79,–; öS 577,–; sFr 72,20 (Subskriptionspreis)
ISBN 3-7985-1149-7

Band 3
Knie
2000. 172 Seiten. 136 Abb. 10 Tab. broschiert
DM 98,–; öS 716,–; sFr 89,50
DM 79,–; öS 577,–; sFr 72,20 (Subskriptionspreis)
ISBN 3-7985-1181-0

Band 4
Fuß
2000. ca. 170 Seiten. 110 Abb. broschiert
DM 98,–; öS 716,–; sFr 89,50
DM 79,–; öS 577,–; sFr 72,20 (Subskriptionspreis)
ISBN 3-7985-1182-9

Weitere Bände sind in Vorbereitung:

Band 5
Mai 2001
ca. DM 98,–; öS 716,–; sFr 89,50
ISBN 3-7985-1183-7

Band 6
Oktober 2001
ca. DM 98,–; öS 716,–; sFr 89,50
ISBN 3-7985-1184-5

**Subskriptionspreis bei Bestellung der gesamten Reihe: ca. 20 % Nachlaß
auf den Ladenpreis**

Besuchen Sie unsere Homepage: www.steinkopff.springer.de

STEINKOPFF
DARMSTADT

Steinkopff Darmstadt, Postfach 100462, D-64204 Darmstadt

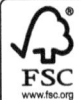